자연, 정원, 동물, 식물과의 교감이 주는 바이오필리아 효과
바이오필릭 라이프

바이오필릭 라이프 자연, 정원, 동물, 식물과의 교감이 주는 바이오필리아 효과

지은이 클레멘스 G. 아르베이(Clemens G. Arvay)
옮긴이 안세라, 조순익
디자인 김수연, 최용호
펴낸이 김정은

펴낸곳 차밍시티(서울프라퍼티인사이트)
주소 서울특별시 중구 세종대로 136, 3층
등록번호 제2022-000136호 **등록일자** 2022년 08월 22일
전화 02-857-4875 **팩스** 02-6442-4871 **전자우편** charmingcity@seoulpi.co.kr
홈페이지 https://seoulpi.co.kr
초판1쇄 발행 2023년 11월 23일

 값 22,000원
ISBN 979-11-979966-1-0 (03400)

해당 책 판매를 통한 차밍시티의 순수익 10%는 도시의 문제 해결을 위해 기부됩니다.

DER BIOPHILIA EFFEKT: HEILUNG AUS DEM WALD by CLEMENS G. ARVAY
Copyright © 2016 edition a, Vienna, www.edition-a.at.
Korean Translation Copyright © 2023 by CharmingCity
Korean edition is published by arrangement with Agence Schweiger through Duran Kim Agency.

이 책의 한국어판 저작권은 듀란킴 에이전시를 통한 Agence Schweiger와의 독점 계약으로 차밍시티에 있습니다.
저작권법에 의해 한국 내에서 보호를 받는 저작물이므로 무단 전재와 복제를 금합니다.

자연, 정원, 동물, 식물과의 교감이 주는 바이오필리아 효과
바이오필릭 라이프

클레멘스 G. 아르베이 지음
안세라, 조순익 옮김

차밍시티

차례

한국어판 서문　11
영어판 서문　15
독일어판 서문　20
서론　29
감사의 글　33

1장　37
힐데가르트 폰 빙엔이 알 수 없었던 것

속삭이는 나뭇잎: 소통의 달인, 식물 40
식물이 면역 체계에 미치는 영향:
　더 많은 자연살해세포와 항암 보호 46
숲에서 면역 체계를 강화하는 방법 56
숲의 공기 + 상상력 = 강력한 면역 체계 60

2장 73
자연과 인간의 무의식적 마음

원시적인 두뇌 구조로부터 81
진화의 와일드 카드:
　파충류 뇌에서 스트레스 해소하기 86
대초원 효과 95
영혼을 위한 장소로서 숲 102
자연에 맡기는 전일적인 이완 106
자연에 매료되기:
　두뇌를 새로운 상태로 전환하기 112
자연 명상: 집중과 주의 122

3장 133
의사이자 심리 치료사인 자연

생태심신의학 135
당뇨병을 치유하는 숲 139
통증 완화 및 회복 속도와 자연의 관계 141
자연 체험을 통한 스트레스 감소 144
나무, 심장, 혈압: 심장병 전문의, 자연 148
황야에서의 교훈: 자연 치료법 149

사회에서 잠시 떠나 자연에서 머물기: 치유 154

산과 달이 나에게 교훈을 주었을 때 161

다른 사람들과 함께 황야 치유 경험하기 167

성과 땅: 성생활 치료사로서의 자연 185

녹색 소파 201

자연 치료사: 강 205

집에서 경험하는 바이오필리아 효과 211

4장 217
당신의 정원, 당신의 치유자

정원: 영감과 행복, 건강의 원천 219

경력을 정원과 맞바꾸다:
　한 여성은 어떻게 자신의 삶을 바꾸었는가 225

인간과 정원 식물: 1만 년 동안 맺어온 관계 229

아이들을 위한 집이자 놀이터로서 정원 239

므두셀라의 오아시스: 노년층을 위한 정원 249

항암 정원: 집에서 만나는 치유의 숲 255

또 다른 세계로 가는 다리로서 정원:
　정원에서 이승과 작별하기 272

찾아보기 281

바이오필릭 라이프 실습

숲에서 전신 호흡하기 58

상상력의 숨겨진 힘을 숲에서 활성화시키는 방법 64

자연 속의 자율 훈련법 107

주의력과 집중력을 끌어올리기 위한 자연 명상 125

상징적 힘을 가진 동물과의 만남 212

박으로 악기 만들기 245

치유의 숲 복제하기, 항암 정원 가이드 256

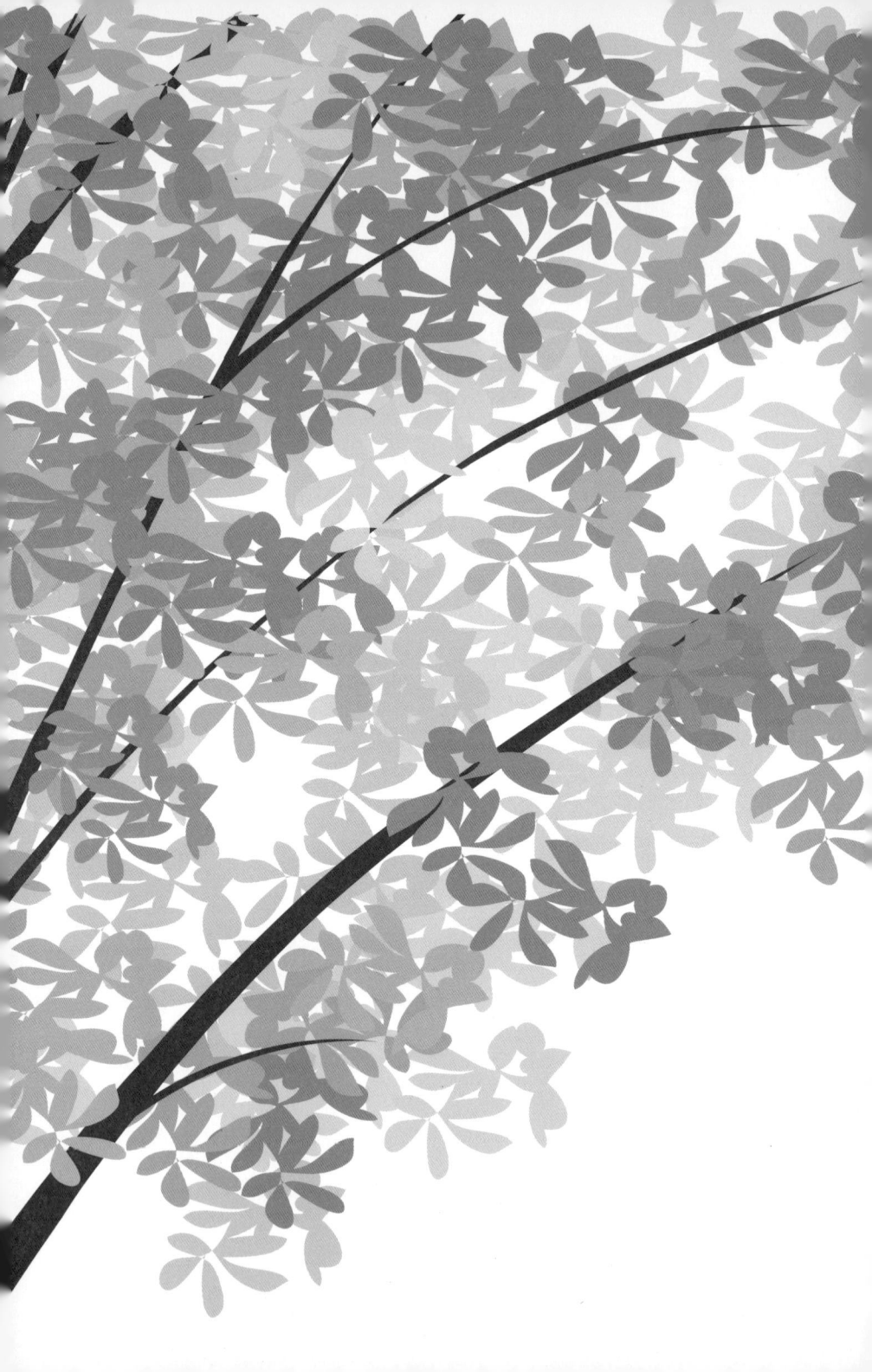

한국어판 서문

조철민

바이오필릭 시티, *바이오필릭 디자인*에 이어 *바이오필릭 라이프*를 출간하게 되었습니다. 티모시 비틀리의 *바이오필릭 시티: 자연과 인간이 공존하는 지속가능한 도시*를 출간했을 당시만 해도 "바이오필리아"는 국내에서 생소한 단어였습니다. 일부 진화생물학자들 사이에서 제한적으로 사용되는 단어였습니다. 그런데 지난 몇 년간 놀라운 변화가 있었습니다. 기후 변화, 코로나, ESG 등과 맞물리면서 많은 이들이 찾는 단어가 되었습니다. TV 아파트 브랜드 광고에서, 전문 학회에서, 예방 의학에서, 도시 계획에서, 건축에서, 친환경 제품 등에서 바이오필리아가 심심치 않게 들립니다.

바이오필리아 단어가 국내에 알려지는 데 차밍시티가 작은 기여를 했다는 사실에 보람을 느낍니다. *바이오필릭 시티* 출간을 기획했다는 이유로 많은 곳에서 불러주셨습니다. 서울시립대학교, 충북대학교, 서울사이버대학교, 고려대학교 등의 대학에서 초청을 받았습니다. 인간식물환경학회, 대한병원협회, 서울환경연합, 간삼건축 등에서 초청을 받았습니다. 한국조경신문에 여러 차례 칼럼을 기고했습니다. 특히 현재 한국섬진흥원 연구위원으로 계신 이태겸 박사님의 소개로 많은 곳에서 바이오필리아를 알릴 수 있는 기회를 가졌습니다. 지면을 빌어 기회를 주신 분들께 감사를 전합니다.

바이오필리아를 알리는 일을 하면서, 계량적 접근에 대한 목마름이 있었습니다. 자연이 인간에게 이롭기 때문에 일상에 자연을 가져와야 한다는 주장이 당위적 호소를 넘어, 산업 전반에 적용되기 위해서는 숫자 형태의 논리 체계가 필요했습니다. 이론의 체계적 발전을 위해서, 정책 입안 및 투자 의사결정에 고려되기 위해서, 그리고 사회적 합의를 위해서는 숫자의 형태로 표현될 수 있어야 합니다. 계량화되지 않은 의견은 개인의 기호 차원을 넘기 어렵습니다. 자연이 인간에게 미치는 영향을 계량적으로 파악하기 위해 고민하다 보니 자연스럽게 인지과학에 관심을 갖게 되었습니다. 이번 책 바이오필릭 라이프: 자연, 정원, 동물, 식물과의 교감이 주는 바이오필리아 효과는 이러한 노력의 일환입니다.

바이오필리아 효과는 과거 수많은 시인, 철학자, 종교인, 의사들이 이야기했습니다. 우리 모두는 직관적으로, 본능적으로 자연이 이로운 것을 알고 있습니다. 하지만 말 그대로 직관의 영역에 있습니다. 직관은 현상의 본질을 이해하는 데 그 무엇보다 강력하게 작동하기도 하지만 지식의 구조화와 논리의 전달 측면에서 제한이 있습니다. 직관을 통해 세운 가설을 실증적 연구로 입증해야 합니다. 자연과 인간의 관계에 대한 실증 연구가 시작된 것은 비교적 최근의 일입니다. 로저 울리크 박사가 1984년 출간한 논문, 창문을 통해 자연이 보이는 병실이 환자의 수술 후 회복력에 미치는 영향 (*View Through a Window May Influence Recovery from Surgery*)

을 실증 연구의 시작으로 보고 있습니다. 과거에는 사람과 자연 간의 관계를 실험하기 위해 도시 환경의 변수들을 통제하고 데이터를 수집하는 데 어려움이 있었습니다. 하지만 최근에는 스마트폰의 대중화, 사물인터넷의 보급, 비정형 데이터의 수집/저장, 알고리즘의 발전, 인지과학의 발전 등이 맞물려 여러 분야에 걸쳐 실증 연구들이 진행되고 있습니다. 건축, 도시, 환경 분야 뿐만 아니라 보건 행정, 의학, 경영학 등 여러 분야에서 관련 연구가 이루어지고 있습니다. 도시의 지속가능성이 윤리적 차원이 아닌 생존의 차원으로 받아들여지면서 앞으로 더 많은 이들이 해당 분야를 연구할 것이라 기대됩니다. 과거 2,000년 동안의 연구 결과보다, 앞으로 1년 동안 더 많은 연구 결과가 나올 것입니다.

상업용 부동산 친환경 인증 제도도 기존의 '친환경 건축물 인증'을 넘어 '웰니스 건축물 인증'으로 넘어가고 있습니다. 웰니스 건축물은 단순히 탄소 배출량을 줄이는 것을 넘어 인간에게 이로운 지속가능한 공간을 고려합니다. 지속가능성을 친환경이라고 설명하는 것은 상당히 제한적인 해석입니다. 지속가능성은 경제성, 환경성, 사회성을 종합적으로 고려해야 하며 그것의 목적과 대상인 인간과 생태계에 대한 성찰이 필요합니다.

바이오필리아는 오늘날 인류가 처한 지속가능성 문제들을 해결하기 위한 철학적 원리로 작동할 수 있습니다. '인간은 자연에서 진화하여 본능적으로 자연을 사랑한다'는 추상적 원리를 도시 계획에 접목하였을 때, 단순히 정원이 많은 도시를 만드는 것을 넘어 도시 인프라 자체를 정원으로 만든다는 "정원 속 도시" 개념이 나올 수 있습니다. 정원이 많은 도시와 정원 속 도시는 완전히 다른 차원의 이야기입니다. 정원 속 도시가 상대적으로 더 높은 차원의 담론입니다. 추상적 원리를 근간으로 현실의 구체적인 문제를 해결하기 위한 정책, 도시 계획, 건축, 부동산 개발, 교육 등이 나와야 합니다. 문제의 해결은 실행에서 나옵니다. 실행을 통해 일상의 구체적인 문제들을 해결하는 것은 관련 전문가, 정책 입안자, 그리고 도시에서 일상을 살아가는 도시민들 모두의 몫입니다.

바이오필리아 주제의 양서를 시리즈로 출간하게 되어 기쁩니다. *바이오필릭 라이프: 자연, 정원, 동물, 식물과의 교감이 주는 바이오필리아 효과*가 우리가 살아가는 도시의 지속가능성에 이바지하면서 인간의 신체적, 정신적 건강에도 도움이 될 수 있기를 기대합니다.

조철민은 SPI의 APAC 대표이며, *바이오필릭 시티*와 *바이오필릭 디자인*에 이어 *바이오필릭 라이프*를 기획하고 한국에 소개한 바이오필리아 예찬론자이다.

영어판 서문

마크 베코프 박사

인간은 타고난 바이오필리아인:
자연에 주의를 기울이는 것은 우리 자신에게 주의를 기울이는 것

밖으로 나가서 자연을 즐기라고 설득하지 않아도 대부분의 사람은 그렇게 하기를 좋아한다. 우리는 본능적으로 자연 세계에 이끌린다. 즉, 타고난 바이오필리아인biophiliacs이다. 인간의 유전자에는 자연 세계를 매력적으로 느끼는 것이 들어 있다. 밖에 나가서 걸을 때면 기분이 훨씬 더 좋아지는 것을 바로 알아챈다.

나는 '자연과 연결하는 것'을 재야생화rewilding라고 부르는데, 이는 우리의 정신과 행복을 좋아지게 만드는 것 이상의 의미를 갖는다. 동물과 식물, 숲과 녹지, 강과 호수, 산과 바위, 사막과 사바나와의 연결은 인간의 장기와 세포에 긍정적인 영향을 미치는데, 클레멘스 아르베이는 이것을 바이오필리아 효과biophilia effect라고 부른다.

클레멘스 아르베이가 이 책에서 진행한 연구에 따르면 숲의 공기에는 매우 많은 생물의학 물질이 섞여 있으며, 우리는 이들 물질을 흡입하거나 피부를 통해 흡수한다. 그리고 숲의 식물은 테르펜terpene이라는 휘발성 화합물을 방출하며, 이는 우리의 면역 기능 향상에 크게 영향을 미친다. 테르펜은 천연 항암 메커니즘을 활성화하며, 이를 통해 이미 종양이 된 세포뿐만 아니라 위험 세포를 제거한다. 게다가 나무와 관목이 있는 초원을 걷거나 숲에 머물 경우 우리의 부신이 자극되어 DHEA라는 생체 분자가 우리의 혈액으로 더 많이 방출되고, 이는 심장병 예방과 치료에 도움이 된다.

바로 앞에 나무들이 드문드문 서 있고 저 멀리 광활하게 펼쳐져 있는 푸른 풍경은 만성 스트레스, 우울증, 소진 증후군을 예방하고, 심혈관 질환 환자의 혈압을 낮추는 데 도움이 된다. 우리가 특정 풍경 요소와 나무 모양을 선호하는 것은 인간 진화 역사로 설명될 수 있다. 풍경에 대한 이러한 기억은 고대에 인간의 무의식 속에 각인되었으며, 이에 대한 기억은 세대를 거쳐서 계속 전해진다. 클레멘스 아르베이는 사람들이 강, 호수, 나무가 있는 곳, 심지어 사막에서 황야를 경험하는 개인적인 재야생화를 할 경우 불안 장애, 공황 발작, 현실감 상실(비현실적인 존재라고 느끼거나 비현실 세계에 살고 있는 것처럼 느끼는 것) 같은 만성 정신 질환을 치료할 수 있다고 한다.

개인 각자의 재야생화는 다른 존재가 누구인지 무엇인지, 설혹 그것이 인간인지 인간이 아닌지에도 관계 없이 그 존재를 받아들이고, 존중하고, 감사하는 것을 의미한다. 이것은 개인적으로 연결되는 것을 기뻐하는 것을 의미하며, 이러한 연결은 개인 각자에게 매우 필요한 일이다. 자연은 모든 사람과 모든 것이 경제적인 가치를 가져야 하는 상업화된 사회의 영향으로부터 떨어져 지낼 수 있는 공간을 제공한다. 외모에 대한 고정 관념과 상업적인 성형이 만연한 인간 사회와 달리 동물과 식물은 우리의 외모가 어떤지 우리가 누구인지를 보고 우리를 판단하지 않는다. 다른 동물과 모든 생태계를 우리 마음속으로 가져오는 데 중점을 둔 개인적인 여행과 혁신적인 탐험을 하는 것은 모두에게 윈윈이 된다.

나는 콜로라도 주 볼더(Boulder) 외곽의 산악 지역에서 35년 동안 살았다. 나는 호기심 많고 아름다운 동물들(일부는 위험하고 일부는 위험하지 않음)과 공존할 수 있는 것이 축복이라는 것을 항상 느꼈다. 나를 찾아온 동물 중에는 퓨마도 있었고 흑곰도 있었다. 우연히 몇 미터 거리에서 야생 퓨마와 흑곰을 만난 적이 있었지만 아무 일도 일어나지는 않았다. 이런 유형의 만남이 다시 일어나지 않기를 바라면서 다치지 않고 벗어날 수 있어서 행운이었다는 것을 알고 있다. 그리고 이렇게 멋진 동물들에 대해 많은 것을 배웠고 그들 가까이에서 살 수 있는 것에 스릴감을 느꼈다. 그 동물들이 가까이에 있다는 것을 아는 것만으로도 나는 그 동물들을 포함해서 다른 자연에 더 가까워진 느낌을 받았다. 그리고 사람들과 떨어져 사는 이러한 경험이 나의 개인적인 재야생화에 필수라는 것도 알고 있었다. 나는 운이 좋게도 내가 '바이오필리아인'이라는 것을 마음속으로 알고 있다.

생물학자인 클레멘스 아르베이는 오스트리아의 한 산림 관리인의 손자로 숲 근처에서 자랐다. 그는 이 책에서 건강에 도움이 되는 자연환경에서 세포, 신체 기관, 영혼을 목욕시킬 수 있는 방법을 설명하고, 자연이 주는 바이오필리아 효과를 강화하는 휴식 및 호흡 기법을 다수 제안한다. 식물은 우리가 숨을 쉬는 공기 중으로 건강한 화합물을 방출하는데 이와 관련하여 어떤 나무들이 특별히 더 활발하게 활동하는지를 설명하고, 집에 정원을 두기만 하면 자연이 주는 치유하는 힘을 집으로 가져올 수 있다는 것도 이야기한다.

풍부한 내용과 감동을 주는 이 책을 통해 여러분 자신의 재야생화를 이끌 수 있다. 많은 시간을 자연에서 보낼 수 있는 바이오필릭 라이프를 실현할 수 있는 구체적인 방법을 얻을 수 있다. 그리고 이 책에서는 주의력과 집중력을 향상시키기 위한 명상 방법, 항암 정원을 가꾸기 위한 세부적인 계획, 뒷마당에 오두막을 짓는 방법, 황야 수련회 진행 방법을 설명한다.

자연이 우리의 정신과 육체에 큰 영향을 미치는 것만으로 바이오필리아 효과가 이렇게 중요하다고 말하는 것은 아니다. 바이오필리아 효과는 지구의 미래와 관련해서 중요한 사실을 우리에게 상기시키는데, 인간이라는 존재 자체는 자연의 모든 요소와 다양하고 웅장한 자연 풍경에 세심한 주의를 기울이는 것과 깊은 관련이 있다. 인간은 거대하고 서로 연결되어 있는 생물망 커뮤니티의 구성원이다. 클레멘스 아르베이는 인간과 자연이 이렇게 상호 연결되어 있는 것을 힐링 본드healing bond라고 부른다. 다른 종들과 맺고 있는 관계와 우리가 속해 있는 생태계가 치유되지 않고는 인간의 정신, 영혼, 신체는 치유될 수 없다. 이와 비슷하게 우리 자신을 치유하지 않고는 지구 치유도 일어날 수 없다. 자연에 있는 모든 것은 다른 모든 것과 연결되어 있다. 자연의 각 부분은 다른 모든 부분에 의존한다.

이 책은 우리 자신의 건강이 지구의 건강과 지구에 존재하는 생물과 무생물을 포함한 모든 존재와 얼마나 깊이 연결되어 있는지를 보여줌으로써 여러분 각자의 재야생화 및 사회의 재야생화에 크게 기여할 것이다.

매력적이고 진심을 다해 쓰인 이 책을 읽으면 알겠지만 풍요로움과 다양성이 충만한 자연은 섬세하고 개인적인 방식으로 여러분 각자에게 영향을 미친다. 자연은 여러분을 희망과 영감으로 가득 채울 수 있다. 이 책에 제시되어 있는 말들에 주의를 기울이기 바란다. 나의 저서 *Rewilding our Hearts*에서 다루었듯이 자연에 주의를 기울이는 것은 우리 자신에게 주의를 기울이는 것과 밀접하게 관련되어 있다. 알버트 아인슈타인Albert Einstein은 다음과 같이 말했다. "인간은 우리가 우주Universe라고 부르는 전체의 일부이고, 시공간의 제한을 받는 한 부분이다. 인간은 자신, 자신의 생각, 자신의 느낌을 우주의 나머지와 분리된 어떤 것으로 경험한다." 아인슈타인은 이어서 계속 말했다. "이러한 망상은 우리에게 일종의 감옥이다. < 중략 > 우리가 할 일은 이 감옥에서 우리 자신을 해방시키는 것이다. 이를 위해 연민의 범위를 넓혀서, 모든 생명체와 자연 전체를 그 아름다움 안에서 끌어안아야 한다."

마크 베코프Marc Bekoff 박사는 콜로라도 대학교 볼더 캠퍼스의 생태학/진화생물학 명예 교수다.

독일어판 서문

뤼디거 달케

바이오필리아!

나는 이 훌륭한 책을 읽을 때만큼 놀라고, 많이 배우고, 기쁨을 느껴본 적이 거의 없다. 클레멘스 아르베이가 내 삶의 너무도 많은 것을 과학적으로 증명할 수 있다는 사실에 정말 놀랐다. 나는 숲속이나 테라스와 같은 바깥에서 자주 잠을 자곤 했다. 내 책의 대부분을 훌륭한 야외에서 초록 식물들에 둘러싸인 채 썼는데, 그 식물들을 응시하며 이리저리 생각을 굴려보곤 했다. 나는 발리에 있는 나의 거실을 사랑한다. 그곳은 천국에 있는 것만 같은 열대 식물로 아늑하게 장식되고 온통 초록으로만 가득한 정원이다. 오스트리아의 슈타이어마르크주 남부에 있는 우리의 건강 센터인 타만가TamanGa는 '정원 가'라는 뜻이고, 여기서 '가Ga'는 오스트리아의 지방자치단체인 감리츠Gamlitz의 줄임말이다. 나는 어렸을 때 정원사가 되고 싶었고 늘 식물의 생명에 치유력이 있을 수 있겠다고 느꼈다. 초록 식물의 스무디smoothie에서 그런 치유력을 느끼고 맛보았었는데, 이제 그 효과는 과학적으로도 증명되었다. 그래서 나는 대단히 행복하며, 클레멘스 아르베이에게 감사를 전하고 싶다. 생물학자로서 과학적인 명상을 활용하는 그는 초록 식물의 이 수많은 놀라운 혜택들을 능숙하게 종합하여 독자들에게 열의를 다해 공유한다.

1984년에 로저 울리크 교수의 한 연구가 세계 최고의 과학 저널 사이언스에 게재되었을 때, 33살의 의사였던 나는 울리크가 얼마나 옳았고 나의 진료는 얼마나 틀렸는지를 직관적으로 느꼈다. 울리크는 병원 창문으로 초록 식물과 나무들이 보이는 단순한 광경이 수술 후 회복 속도를 상당히 높인다는 사실을 보여줬다. 과학적으로 유의미한 결과가 나왔기 때문에 울리크는 계속 연구를 진행했다. '나무가 보이는 그룹'에 속한 환자들은 수술 후 진통제가 훨씬 덜 필요했고, 필요한 경우에도 더 적은 양을 섭취하면 되었으며, 환자들의 수술 후 합병증이 더 적어서 진통제의 효과도 더 오래 지속될 수 있었다.

심지어 방 안에 식물을 두어도 수술 후 치료 효과가 더 좋아지고 진통제의 필요성은 줄어든다. 물론 우리의 병원들은 위생적인 이유로 식물 반입을 허용하지 않고 있지만 말이다. 울리크는 자연에 관한 영화나 이미지를 보는 것만으로도 환자들에게 유익한 영향을 미치고 고통을 완화시켜 준다는 점도 밝혀냈다.

전 세계의 병원 직원들도 비슷한 관찰을 해왔는데, 특히 노인 병동에서 그러했다. 노인 환자들은 정원을 방문할 수 있을 때 진통제와 항우울제를 더 적게 필요로 했다. 하지만 병원 측에서는 터무니없는 논거들을 언급하며 통상의 방식을 유지하자고 주장했다.

하지만 이제는 희망이 있다. 이 책의 저자가 훌륭하게 설명하는 산림 의학 교수 리 칭Qing Li 덕분이다. 나는 울리크의 연구가 이윤 극대화와 대형 제약사 중심의 관습적인 의료 시스템에서 길을 잃고 영영 묻혀 버릴까봐 걱정했었지만, 리 칭 교수는 소변 표본을 분석함으로써 숲 공기를 마신 환자들에게서 스트레스 호르몬인 코르티솔과 아드레날린 수치가 일관되게 낮아지는 효과를 증명할 수 있었다. 숲속에서 하루를 보내고 난 뒤 남성의 아드레날린 수치는 거의 30퍼센트 떨어졌고, 이틀을 보내고 나서는 35퍼센트까지 떨어졌다. 여성의 아드레날린 수치는 첫날 50퍼센트 넘게 떨어졌고, 둘째 날에는 원래 수치보다 75퍼센트 넘게 떨어졌다. 어떤 심리 치료약이 이런 일을 할 수 있는가? 이에 비해 수많은 약들을 쇼핑한 환자들은 아무 효과도 보지 못했다.

게다가 이제는 숲 공기가 침착함과 재생을 관장하는 신경인 미주(迷走) 신경을 활성화한다는 사실이 밝혀졌다. 그리고 국지적인 산림욕 전통을 연구하는 일본 과학자들은 내장 신경 및 스트레스 호르몬과 관련된 숲의 스트레스 해소 효과가 정신적 효과일 뿐만 아니라 식물들이 소통을 위해 활용하는 테르펜을 통한 효과라고도 가정한다.

아마도 나는 늘 식물들이 자기들끼리도, 우리와도 소통할 수 있지만 오직 정신적 의미에서만 그럴 뿐이라고 생각하지 않았나 싶다. 수년 전 타만가의 우리 정원사 폴 브레너Paul Brenner가 그의 부인 게르티Gerti와 함께 식물 공동체와 의식적으로 소통하는 법을 우리에게 말해줬을 때, 그는 그 재배 식물들이 두 부부에게 구체적으로 필요한 게 뭔지도 아는 것처럼 여긴다고 말했다. 나는 그때 그 말을 믿었다. 이 정도로 우리가 원예 과정에서 과일 및 채소와 좋은 관계를 맺으면 건강하고 영양가 높은 채식 생활로 가는 아주 기본적인 단계가 될 테니까. 그리고 나는 브레너 부부가 타만가 정원에서 식물과 함께 일하며 확실히 행복해지고 좋은 건강을 유지하는 걸 보았지만, 과학적인 부분에서는 여전히 회의를 품고 있었다. 스코틀랜드의 핀드혼 정원에서도 마찬가지였다. 나는 그곳의 식물들이 '신', 말하자면 '식물의 영혼'들과 소통하기 때문에 끔찍이도 부적당한 모래 토양에서도 비상하게 크고 아름답게 자란 것을 볼 수 있었는데도 과학적인 회의감은 버리지 못했다.

나는 소위 쿠란데로curandero라고 불리는 페루의 주술사를 만나 향정신성 알칼로이드인 차크루나chacruna가 위에서 파괴되지 않게 하려면 아야와스카ayahuasca라는 모노아민 산화 효소 억제제를 첨가해야 한다는 것을 어떻게 알았는지 물어본 적도 있다. 그러자 그는 꽤 자연스럽고 순진하게, 그 식물들한테 물어봤다고 대답했다. 아하! 그는 나더러 밀림으로 가서 나만의 환각 여정을 위한 치료용 식물 몇 가지를 따오라면서, 그 식물이 나를 불러낼 거라고 장담을 했다. 하지만 내가 두려움을 느낀 만큼, 내게 말을 거는 식물은 없었다.

바이오필리아 효과에 관한 이 책을 읽고 나니 이제는 적어도 식물들이 일종의 향수인 페로몬으로 소통하고 (인간에게는 들리지 않는 소리로) 그들의 뿌리를 딸각거리기도 한다는 사실을, 게다가 숲은 끊임없이 소통하는 하나의 응집력 있는 창조물임도 알게 되었다. 나는 종종 밀림에서 했던 경험을 다시 생각하는데, 그럴 때면 오직 과학만 믿는 내과 의사에게 어떤 지적인 식물이 말을 걸려고 할지가 궁금해진다.

살아 있는 존재들이 치유 효과를 낼 수 있음은 잘 알려진 사실이다. 파라켈수스Paracelsus는 인간적인 존재들과 그들의 사랑이 인류에게 가장 중요한 치료법이라고 믿었다. 예컨대 나는 우리의 대기실에서 '근무한' 치료 고양이 롤라가 환자들의 병든 부분에 달라붙어 크게 가르랑거리기 시작했을 때, 동물이 어떻게 인간의 치료를 도울 수 있는지를 경험했다. 그리고 미국의 연구자 제임스 린치James Lynch는 개들이 고혈압 환자들에게 이상적인 치료법임을 오래 전에 정식화했다.

이제 우리는 한국과 일본의 과학자들이 진행한 연구를 통해 소통하는 창조물인 '숲'도 그와 같은 치료를 할 수 있음을 알고 있다. 왜냐하면 그 과학자들은 숲에서 걷기 또는 어떤 식으로든 자연을 경험하는 것이 혈압을 줄이고 심박수도 낮춰 준다는 사실을 입증했기 때문이다. 한편 도시적인 경험들은 혈압을 높이는 경향이 있었는데, 이 책은 그 이유를 설명해 준다.

그리고 과학적으로 입증된 기적들의 목록은 계속된다. 힐데가르트 폰 빙엔Hildegard von Bingen을 늘 전율케 했던 '푸르게 하는 힘greening power'의 치유 효과는 이제 현대 연구에서 주목받고 있다. 숲속에서 시간을 보내면 우리의 면역 체계가 강화된다는 사실도 입증되었는데, 일례로 숲속에서는 자연 살해세포의 수가 늘어날 뿐더러 더 활성화되기도 한다는 것이다.

자연 의학은 식물에 치유 효과가 있다는 사실을 수년간 인식해 왔다. 우리는 고기나 우유가 없는 식품인 피스 푸드peace food가 암과 심장 질환 같은 가장 심각한 질병들을 비롯하여 아주 많은 질병들을 개선해 주고 때로는 치료까지 할 수 있음을 6년간 경험하고 있는 중이다. 하지만 나는 클레멘스 아르베이의 책을 열심히 읽고 나서야 비로소 우리가 섭취하지 않은 식물들도 우리를 치유할 수 있음을 알게 되었다. 물론 그럴 거라는 암시를 방향 요법에서 받기는 했었지만 말이다. 아르베이는 이렇게 치유하는 생물학적 소통을 다양한 수준에서, 말하자면 무의식뿐만 아니라 면역 체계에서도 정식화한다. 식물은 분자들을 통해 우리와 소통한다.

심지어 나는 그런 사실을 이해하진 못했어도 경험한 적이 있는데, 우리의 크리스마스트리를 파낸 뒤 다시 심었을 때였다. 나는 언젠가 아무도 원하지 않는 두 개의 줄기가 있는 나무 한 그루를 선택했고, 휴일이 끝나고 우리의 정원에 심어 두었었다. 그런데 1년이 지나자, 정말 놀랍게도 줄기 하나가 옆으로 자라 가지로 변해 있는 것이었다. 줄기가 갈라지는 부분보다 4피트 높은 위치에 있는 세포들에게 누가 진짜 가문비나무는 줄기가 하나뿐이라고 말해줬는지, 그것들이 옆으로 굽어 가지가 되어 있던 것에 나는 놀라움을 금할 수 없었다. 그게 형태발생령morphogenetic field이든 아니든, 나는 당시에 식물들이 뭔가를 볼 수는 없다고 믿었다. 이제는 식물들이 적어도 자기들만의 방식으로 코 없이 냄새를 맡을 수도 있음을 알고 있다. 이런 식으로 식물들은 서로에게 적들이 다가오는 중이고 그게 어떤 종류의 적들인지 알려줌으로써 적절한 억지력을 만들어낼 수 있다. 심지어는 그런 공격자를 먹어치우도록 동물들에게 도움을 요청할 수도 있음을 이 책에서 우리는 알 수 있다.

클레멘스 아르베이의 책은 가장 매혹적인 미스터리들이 담긴 진정한 금광이다. 독자들은 숲 치료를 발견하고, 나무갓이 송신소임을, 숲 공기에 함유된 '항암 테르펜'의 항암 및 면역 강화 효과를, 그리고 그걸 들이마시는 게 치유의 묘약을 섭취하는 것과 같음을 알게 된다. 숲 지대에서 단 하루만 있어도 혈액 내 자연살해세포의 수가 거의 평균 40퍼센트만큼 늘어난다.

나는 한 명의 의사로서 이런 사실을 읽었을 때 깜짝 놀랐다. 다른 어떤 치료법이 이런 효과를 낼 수 있단 말인가? 숲속에서 이틀 연속 머무르면 자연살해세포의 수를 50퍼센트 넘게 늘릴 수 있다. 숲속에서 하루만 머물러도 이후 7일간은 평상시보다 혈액 내 자연살해세포의 수가 더 많다. 이틀에서 사흘간 작은 '숲 휴가'를 보내고 나면, 이후 무려 30일간 자연살해세포의 수가 평상시보다 높은 수준을 유지한다. 자연살해세포들이 할 수 있는 모든 것을 고려해볼 때, 또한 숲 치료가 그런 세포들의 수만 늘리는 게 아니라 그 역량까지 키운다는 점을 고려해 보면, 그야말로 대단하다! 이렇게 숲에서 도움을 받아 더 많아지고 강해진 자연살해세포들은 우리 몸에서 더 많은 바이러스를 제거하고, 더 효율적으로 암세포를 공격하며 기존의 종양들과 싸울 수 있다. 여기서 떠오르는 표현이 '마술적인 숲'이다. 그리고 나는 이 글을 나의 작은 열대 숲에 앉아서 쓰고 있기에 특히 행복하다.

따라서 숲 공기가 놀라운 의료이자 우리가 아는 가장 자연스러운 의료임은 과학적으로 소명되었다. 이제 우리는 숲이 없는 지역보다 숲 지대에서 암으로 죽는 사람이 훨씬 적다는 숲 연구자들의 입증에 더 이상 놀라지 않으리라.

아르베이의 책은 우리의 심리가 어떻게 우리의 면역 체계와 긴밀하게 상호 연결되고 그것에 영향을 미치는지도 묘사한다. 이는 수년 전에 입증된 사실이다. 우리는 인간의 상상과 '영혼-이미지 세계'가 면역 체계에 미치는 효과를 오랫동안 그림자 심리 치료shadow psychotherapy라는 개념으로 연구해 왔지만, 앞으로는 우리의 연구를 숲에 적용하면서 대자연을 심리 치료사로 인식해야 할 것이다.

게다가 저자는 서문 하나에 다 언급할 수 없을 만큼, 식물과 자연이 우리에게 제공하는 다른 아주 많은 놀라운 가능성들까지 보여주고 있다. 이 수많은 정보 끝에는 중요한 조언과 실습 과제가 담긴 괜찮은 자습 안내 및 자연 치료가 기다리고 있다. 돌아보면 우리가 독일에서 가장 빽빽한 숲 지대인 로탈인의 요하니스키르헨에 치유 센터를 지었고, 자연과 문화가 함께 어우러지는 독특한 곳인 이른바 '슈타이어마르크의 토스카나'에 타만가를 지었기 때문에 나는 흐뭇하다. 이 책은 그 어느 때보다 더 지금 내게 나무 위의 집을 짓고 싶게 만들었다.

이 책은 나의 책 *Peace Food*에서 희망했듯이 의료의 혁명을 가져올 것이다. 하지만 그 중간에는 의료와 정치, 미디어에 근거지를 마련한 기업 권력이 버티고 서 있다. 그럼에도 피스 푸드는 수많은 독자들을 통해 사람들에게 다가갔고, 그들은 자기 갈 길을 찾고 있다. 건강한 식사를 위해 의사가 필요하지는 않다. 오직 건강에 좋은 채식만 하면 된다. 그리고 숲 공기에서 나오는 테르펜을 처방하는 데 의사가 필요하지도 않다. 그냥 원할 때 숲속으로 하이킹을 가면 된다. 특허를 낼 수 있어서 제약 업계의 흥미를 자극하는 단순한 알칼로이드보다도 식물에 더 많은 게 존재함을 개인적으로 확신한다. 마찬가지로, 숲에는 발견된 테르펜보다 훨씬 더 많은 게 있다. 내가 해 온 연구의 한 가지 핵심은 전체가 늘 부분들의 합보다 크다는 것이다. 숲의 생명 에너지는 우리를 아주 강하게 만들어 준다. 언젠가는 우리가 야생 환경에서, 원시림에서 보낸 시간이 크리스마스트리 농장에서 보낸 시간보다 얼마나 더 행복한지 측정할 수 있게 될 것이다.

그리고 어느 시점이 되면, 우리는 대자연이 좋은 일을 하고 있음을 실감하게 될 것이고 그러한 자연을 방문하면서 거기에 귀 기울일 필요가 있을 것이다. 그 모든 것의 아름다움은 자연이 늘 우리를 위해 무조건적으로 존재하며 우리에게 풍요롭게 적셔 든다는 사실에 있다. 자연은 대단히 똑똑하고 성스러운 성향을 지녔을 뿐만 아니라 아름답고 기적을 비롯한 모든 것을 행할 수 있는 최고의 의사다.

나는 이 책이 숲속에 있는 나무들만큼, 그리고 이 지구상에 있는 지각 있는 존재들만큼 큰 성공을 거두기를 바란다!

뤼디거 달케 박사는 38년간 내과 의사이자 세미나 디렉터, 트레이너로 활동해 왔다. 무엇보다도 그는 건강에 관한 수많은 책을 집필한 저자이자 전일론적 심신의학의 창설자로, www.dahlke.at을 운영하고 있다.

서론

우리에게는 뿌리가 있고, 이것이 시멘트에서 자라지 않는 것은 분명하다.

안드레아스 단처[1]

"저는 그 나무를 저의 아낌없이 주는 나무라고 불렀어요. 왜냐하면 저에게 영감을 주었기 때문이에요"라고 마이클 잭슨은 말했다. 팝의 황제는 영국 TV 채널 ITV2에서 그의 사유지를 구경시켜 주었다. 그는 계속해서 말했다. "제가 원래 나무에 오르는 것을 좋아하지만 이 나무는 제가 가장 좋아하는 나무예요. 높은 곳에 올라가서 이 가지들을 내려다보면 그냥 너무 좋아요... 정말 많은 아이디어들이 떠올라요. 이 나무에서 많은 곡을 썼어요. 'Heal the World', 'Will You Be There', 'Black or White', 'Childhood'를 이 나무에서 썼죠." 얘기하는 동안 팝의 황제의 눈은 반짝였다.

리포터는 의심쩍게 그 거대한 나무를 올려다보며, 믿을 수 없다는 듯이

---

[1] 안드레아스 단처Andreas Danzer는 음악가이자 저널리스트이다. 2015년 1월 저자와의 토론 중에서.

물었다. "정말로 저 나무를 올랐다는 말인가요?"

마이클 잭슨은 수관을 가리키며 말했다. "저 위까지 쭉 올라갔어요. 마치 갑판 아니면 침대 같죠." 그리고 잭슨은 자리를 뜨더니 웃으며 어린아이처럼 민첩하게 나무에 올랐다. 그는 수심에 찬 얼굴로 나무 위 높은 곳에 앉아 커다란 나뭇가지 사이로 푸른 잔디밭을 내려다보았다.[2]

거친 나무껍질을 가진 이 위용 있는 고목은 우리 시대의 가장 유명한 팝 클래식 음악가에게 영감을 주었다. 자연은 마이클 잭슨을 매료시켰고, 감동시켰고, 그의 마음속 무언가가 나무와의 접촉을 갈망했다.

음악가, 저널리스트이자 오스트리아의 록 스타 게오르크 단처Georg Danzer의 아들인 안드레아스 단처Andreas Danzer 역시 자연에서 영감을 받는 것에 익숙하다. 그는 2015년 1월에 그 경험들을 내게 들려주었다. 그는 어린 시절에 휴식을 위해 종종 찾곤 했던 스페인 해안의 한 장소를 기억하고 있다고 했는데, 그곳의 절벽에서 바다 건너 모로코 본토까지 볼 수 있었다고 한다. "평온과 고요가 필요하거나 위기가 있을 때 그곳에 가서 앉아 있었어요. 절벽의 거대한 면은 바다를 가파르게 향했어요." 다른 사람들이 스트레스를 해소하기 위해 심호흡을 하거나 열까지 셀 때 안드레아스는 어린 시절의 그 장소를 생각한다고 한다. 그는 절벽의 모든 세세한 부분들을 여전히 기억하고 있으며, 매번 도움이 되었다고 한다.

2011년, 안드레아스가 병에 걸렸을 때, 그는 자연의 치유력의 도움을 받았다. 그는 폐결핵으로 반년 동안 병원에 있었다. 처음에는 병실에서 나

---

2) 2003년 2월 3일 ITV2에서 방영된 마이클 잭슨Michael Jackson과 미딘 바시르Martin Bashir의 인터뷰 중에서. 인터뷰 원고 전문: mjadvocate.blogspot.com/2010/11/living-with-michael-jackson-part-2-of-9.html.

가는 것이 허락되지 않았는데 몸이 너무 약해 어차피 나갈 수 없었다. 하지만 의사들이 나가는 것을 허락하자마자 매일 가까운 자연을 방문하기 시작했다. 그는 매번 숲 가장자리에 있는 한 오래된 나무 그루터기에 앉았다. "거기엔 항상 사슴 가족이 있었어요"라고 그는 말했다. "처음에는 안전한 거리를 유지했지만, 1~2주 후에는 제 존재를 받아들이고 더 가까이 다가왔어요. 저는 그들 한가운데에 앉았는데, 마치 정글 속의 고릴라(Gorillas in the Mist)의 다이안 포시Dian Fossey가 된 것 같았어요."

안드레아스는 숲에 있는 사슴 가족을 방문할 때마다 병으로 인한 우울감이 줄어든다는 것을 알아챘다. "저는 다시 희망을 가질 용기를 냈고, 병을 이겨낼 수 있는 힘이 꾸준히 커졌어요. 동물과 숲에 매료되니 제 신체 증상에서 벗어날 수 있었어요. 신선한 공기는 제 폐에 유익했고, 병원 침대에서 많은 시간을 보낸 후에 그렇게 움직이는 것은 근육을 키우는 데 도움이 되었어요. 산에 올라가면 약에서 나온 독소가 땀으로 빠져나갔고, 부작용도 줄어들었어요. 저와 사슴 가족 사이에 관계가 형성되면서 몸과 정신에도 힘이 붙었어요."

안드레아스 단처는 자신을 자연의 일부이자 성장하는 삶의 전체 과정의 일부로 인식했다. 그는 "모든 사람은 자연과 가까이 있어야 할 필요를 마음속 깊이 느끼고 있어요. 우리에게는 뿌리가 있고, 그것이 시멘트에서 자라지 않는다는 것은 확실해요"라고 말했다.

유명한 독일계 미국인 정신 분석학자이자 철학자인 에리히 프롬Erich Fromm(1900-1980)은 자연에 대한 이러한 그리움을 바이오필리아biophilia라고 불렀다. 이것은 사람들의 자연에 대한 사랑, 생명체에 대한 사랑이다.

'바이오필리아'라는 용어는 그리스어에서 유래했고 문자 그대로 '생명 또는 살아있는 생명체에 대한 사랑'을 의미한다.

에리히 프롬이 죽고난 후, 진화 생물학자이자 하버드 대학교 교수인 에드워드 O. 윌슨$^{\text{Edward O. Wilson}}$은 이 용어를 채택하여 바이오필리아 가설$^{\text{biophilia hypothesis}}$을 소개했다. 윌슨은 '다른 형태의 생명체와 함께하고자 하는 인간의 욕구', 다시 말해서 우리와 자연과의 유대에 대해 이야기했다. 이 유대는 수백만 년에 걸쳐 진화해 왔다. 인간은 자연으로부터 왔다. 우리는 자연과의 상호작용에서 형성되었다. 그러므로 우리는 다른 모든 생명체와 마찬가지로 자연의 한 부분으로 여겨져야 한다. 우리 안에 있는 생명력은 동물과 식물에게 동일하게 작용한다. 우리는 윌슨이 표현했듯이 생물망$^{\text{web of life}}$의 일부이다.

내가 '바이오필리아 효과'라고 부르는 것은 우리가 우리의 뿌리와 연결될 때 일어난다. 안드레아스 단처가 매우 간단명료하게 말했듯이, 그 뿌리는 시멘트에서 자라지 않는다. 바이오필리아 효과는 황야와 자연에 대한 이해, 자연미와 미학, 자유로움과 치유로 대표된다. 그것이 바로 이 책의 내용이다.

감사의 글

클레멘스 아르베이

진심으로 감사드립니다. 빼어난 서문을 작성해 준 콜로라도 대학교 명예교수인 마크 베코프 박사에게 진심으로 감사드립니다. 그는 우리 사회를 바이오필릭 세계로 만들고, 동물들이 더 나은 생을 살 수 있도록 많은 헌신을 하였습니다. 제가 알고 있기로, 마크를 대표하는 단어는 재야생화rewilding이며, 이 단어는 저의 인생에서 제가 하려는 일이기도 합니다. 저는 기쁜 마음으로 그의 영문판 서문을 받았으며, 그의 서문은 이 책을 풍성하게 해 주었습니다.

원고를 검토하고 도움이 되는 피드백을 준 리처드 루브, 마이클 하너, 앤드류 웨일에게 감사의 말을 전합니다.

의사이자 작가인 뤼디거 달케 박사의 서문도 이 책을 풍성하게 했습니다. 저는 그의 서문을 기쁘게 받았으며, 온 마음을 다해 감사의 뜻을 전합니다.

민족 식물학자이자 저자인 울프-디터 스톨 박사에게도 감사의 말을 전하고 싶습니다. 그는 나를 환대해 주었고, 그와의 대화는 나에게 영감을 주었으며, 이 책의 원고에 대해서도 소중한 피드백을 보내 왔습니다.

오스트리아 빈 농업/환경 교육학 대학 총장인 토마스 하세 박사에게 감사를 드립니다. 그는 이 책 원고를 보면서 도움이 되는 피드백을 주었고, 인쇄하기 직전에 원고를 검토해 주었습니다.

출판사, Sounds True의 모든 직원에게 감사 인사를 전합니다. 책에 대한 여러분의 헌신과 기여에 감사드립니다. 여러분들과 함께 일한 것은 큰 즐거움이었습니다.

인터뷰에 응해 주신 모든 이들에게 진심으로 고맙다는 말씀을 전합니다. 자연 경험에 대한 그들의 진실된 말은 이 책을 더욱 풍성하게 해 주었습니다.

마지막으로, 저를 믿고 이 책을 읽어 주신 독자분들에게 감사의 말씀을 드립니다. 저는 여러분이 그것을 즐겼기를 바랍니다.

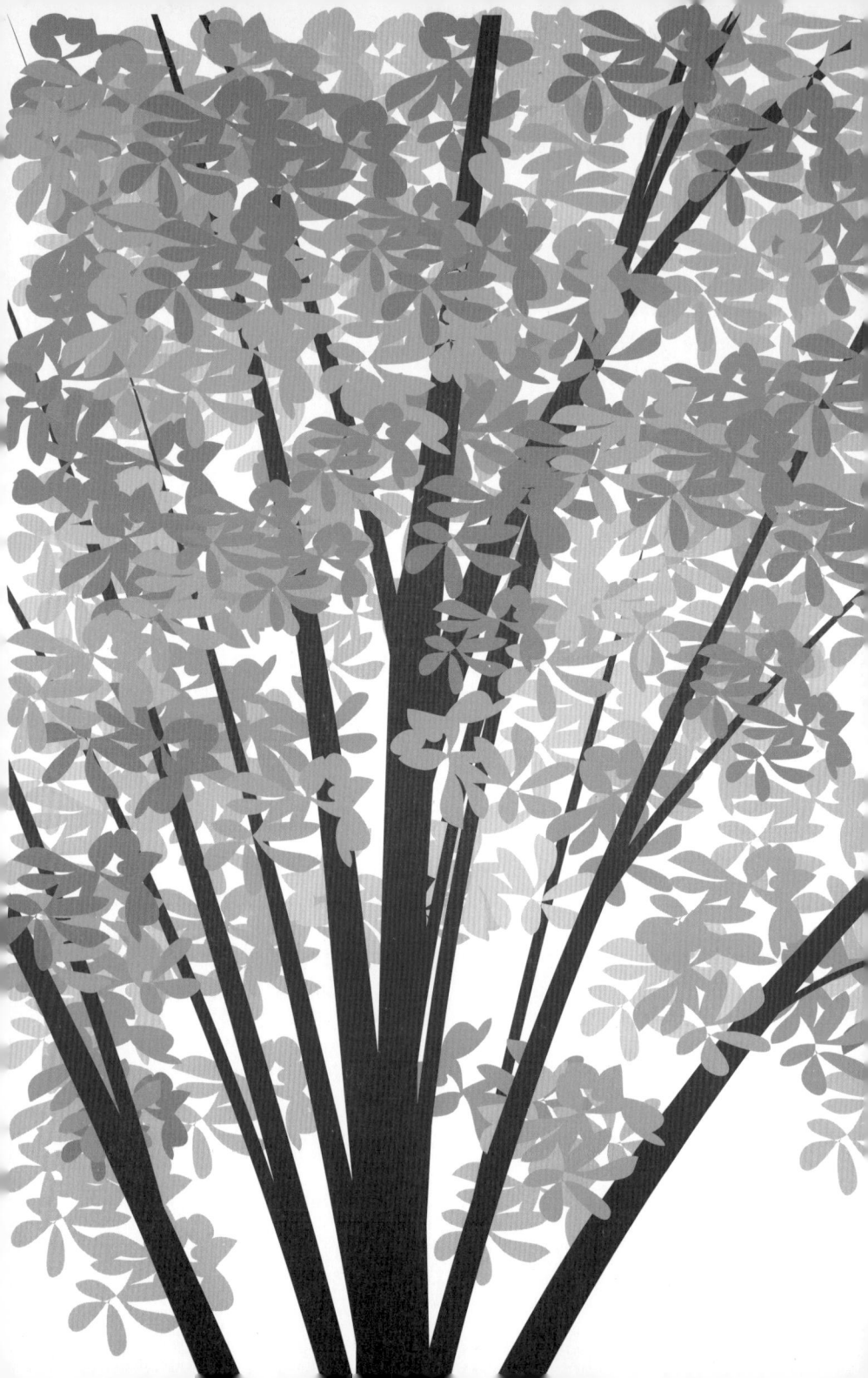

1장

힐데가르트 폰 빙엔이 알 수 없었던 것

인간의 면역 체계와 소통하여
인간의 건강에 영향을 미치는 식물

영원성에는 힘이 있고 그것은 녹색이다. 힐데가르트 폰 빙엔[1]

---

1) Hildegard von Bingen, quoted in *Das große Buch der Hildegard von Bingen: Bewährtes Heilwissen für Gesundheit und Wohlbefinden* (Cologne: Komet Verlag, 2011), 35. 힐데가르트 폰 빙엔(1098-1179)은 베네딕토회 수녀원장이자 신학자, 환상가, 음악 작곡가, 영적 지도자, 생물학자, 과학 저술가였다.

12세기에 독일의 베네딕토회 수녀원장이자 학자인 힐데가르트 폰 빙엔은 그녀가 발견한 식물의 치유성에 대해 기록했다. 거의 900년이 지난 후에도, 많은 사람들은 여전히 그녀의 이름을 약초학herbal medicine과 밀접하게 연관시킨다. 그녀는 식물과 다른 모든 생명체가 가진 힘을 '푸르게 하는 힘 greening power'이라고 불렀다. 힐데가르트 폰 빙엔은 본인이 얻게 된 지식의 많은 부분을 가르쳐 준 중세의 농부들처럼 인간과 자연 사이의 치유적 유대 관계에 대해 알고 있었다. 오늘날, 과학자들은 힐데가르트가 알 수 없었던 깜짝 놀랄만한 세세한 부분과 사실들을 발견했다. 그녀를 그렇게 매혹시켰던 식물들이 직접적인 접촉을 통해서만 우리에게 영향을 미치는 것은 아니다. 오늘날, 현대의 연구는 힐데가르트 폰 빙엔이 의심에만 머물렀을 것을 연구했고 그것들을 신비의 영역에서 과학의 영역으로 끌어냈다.

생물학적 소통

식물을 만질 필요도, 하물며 삼킬 필요도 없이 식물은 우리의 면역 체계나 무의식과 직접 소통한다. 인간과 식물 사이의 이 매혹적인 상호 작용은 의학과 심리 치료에 매우 중요하며 과학에 의해 이제 막 이해되기 시작했다. 식물은 우리를 육체적으로나 정신적으로 건강하게 해 주고 병 예방에 도움을 준다. 미래에는 식물과의 접촉이 신체적 질병과 정신 질환 치료에 중요한 역할을 해야 한다. 정원이 없거나 초원과 숲에 접근할 수 없는 치료 시설, 초목이 없는 새로운 주택, 야생이 없는 도시가 있어서는 안 된다.

식물은 차, 크림, 에센스, 추출물, 오일, 향수 또는 액체와 알약으로 가공되지 않아도 치유 효과를 낸다. 그리고 우리의 면역 체계와 무의식이 이해하는 생물학적 소통을 통해 우리를 치유한다.

이 개념은 힐데가르트의 상상을 초월했을지도 모른다. 하지만 그녀는 상당히 불리한 입장에 있었다. 그녀는 신경 과학, 분자 생물학, 면역학의 시대에 살지 않았다.

이번 장은 우리의 면역 체계와 소통하는 식물들에 초점을 맞출 것이다. 우리의 무의식에 대해서는 조금 후에 논의할 것이다.

속삭이는 나뭇잎: 소통의 달인, 식물

식물은 동맹을 맺고 그들끼리 소통한다. 플로리안 쾨힐린[2]

이 책을 처음 쓰기 시작할 때 앞에서 언급한 힐데가르트 폰 빙엔에 관한 글을 페이스북에 올렸다. 그것이 독자들에게 어떤 영향을 미치는지 미리 알아보고 싶었다. 관심와 호기심을 보이는 사람들도 있었지만 회의적인 의견에 주목했다. 예전에 출간한 나의 논픽션 책의 독자였던 한스피터[Hanspeter]는 책의 내용을 추측하고 다음과 같이 썼다. "음. 이 책은 당신 책이 아니죠? 제가 뭔가를 놓쳤나요? 그래요, 저는 식물이 저를 건드리지도 않고 제 면역체계나 무의식과 소통한다고 주장하는 책을 읽고 싶지 않아요. 난해한 헛소리고 더 이상 고려할 가치가 없네요."

난해한 헛소리? 더 고려할 가치가 없다? 한스피터는 완전히 틀렸다. 나는 과학적 사실들을 언급한 것이다. 그리고 그것들은 더 고려할 가치가 확실히 있다. 그것들은 우리가 의료 서비스에 접근하는 방식에 근본적인 혁신을 가져올 수 있다.

페이스북에서 사람들 사이에 열띤 토론이 벌어졌고, 불과 2시간 만에 거의 200개의 댓글이 달렸다. '좋아요'는 거의 매초마다 받고 있었다. 대부

---

[2] Florianne Koechlin, "Interview mit Florianne Koechlin: Pflanzen bilden Allianzen und kommunizieren untereinander" by Helga Willer, *Ökologie und Landbau* 4 (2012): 36. 플로리안 쾨힐린은 스위스의 생물학자, 화학자, 과학 저널리스트이다.

분의 사용자는 식물에 대해 소통communication이라는 용어를 사용하는 데 문제가 없었다. 하지만 한스피터와 소수의 일부는 식물과의 소통에 대해 계속 반기를 들었다. 그들의 논평의 요지는 식물이 다른 식물과 또는 인체와 소통할 수 있다고 주장하는 사람은 순진하고 신뢰할 수 없거나 언론의 관심을 원한다는 것이었다. 하지만 그게 정말 맞을까?

한스피터와 그의 지지자들은 자신들이 지극히 정상적이고 아무도 그들에게 대항할 수 없다는 근본적인 오류에 빠진 건지도 모른다. 우리는 일상생활에서 사람들 사이의 대화를 언급할 때 일반적으로 '소통'이라는 용어를 사용한다. 우리는 서로 이야기하고, 이메일과 편지를 쓰고, 가끔 이웃과 잡담을 즐긴다. 언어를 사용하는 이러한 사회적이고, 인간 사이의 교류만을 소통과 연관 짓는다면 식물들이 소통할 수 있는 능력을 가지고 있다고 주장하는 것은 의심할 여지없이 무모해 보일 수 있다. 한스피터는 아마도 내가 개와 고양이가 그들끼리 그리고 사람들과 소통할 수 있다는 것을 페이스북에 올리면 반대하지 않았을 것이다. 고양이와 개는 인간의 언어로 말을 할 수 없을지는 몰라도, 대개 그들의 필요와 기분을 우리에게 전달할 방법을 찾는다. 개와 고양이를 키우는 대부분의 사람들이 확실히 확인할 수 있듯이, 이 비언어적 의사소통은 정말 잘 된다.

동물과는 상상할 수 있는 것이 식물과는 불가능해 보인다. 식물에는 개처럼 소리로 표현하는 언어나 소리를 낼 수 있는 발성 기관이 없다. 식물에게는 자아성찰의 모습을 보여줄 눈이 없고 우리가 어떻게든 해석할 수 있는 얼굴 표정도 없다. 대부분의 식물은 전혀 활동적으로 움직일 수 없고 항상 같은 곳에 뿌리박혀 있다. 다른 것도 아니고 식물과의 소통에 대해 말하는 사람과는 말할 가치가 없다고 생각하는 한스피터를 누가 비난할 수 있을까?

문제를 쉽게 짚어낼 수 있다. 그것은 소통에 대한 우리의 이해가 너무 제한적이라는 점이다. 모든 복잡함 속의 세상을 이해하기 위해서는 바뀔 필요가 있다. 계속 개를 예로 들자면, 소통은 단순히 함께 이야기하거나 서로에게 꼬리를 흔드는 것 이상이다. 주요 심리학 사전은 소통을 발신자와 수신자 사이의 정보의 전달로 정의한다.[3] 이것은 자명하다. 한 사람이 정보를 보내고, 다른 사람이 정보를 받아 해독한다. 그리고 식물은 이것을 아주 잘할 수 있다. 식물은 정보를 보내고, 받고, 해독하는 데 있어 진정한 달인이다. 그리고 그것이 식물을 소통의 달인으로 만든다. 소통을 할 수 있으려면 정보가 어떻게든 코딩되어야 한다. 우리 인간은 이것을 언어를 통해서 한다. 예를 들어 특정한 단어들은 특정한 의미를 가지고 있다. 그리고 우리 모두는 그 의미에 동의하는 것처럼 보인다. 왜냐하면 일상생활에서 언어적 의사소통이 잘 되기 때문이다. 그러나 우리가 서로에게 보내는 정보는 완전히 다른 방식으로 코딩될 수 있다. 예를 들어 컴퓨터는 끝없이 이어져 있는 0과 1로 통신한다. 그러면 우리의 녹색 친구들은 어떻게 할까?

식물은 곤충처럼 화학 물질을 사용해서 의사소통을 한다. 식물은 분자를 내보내는데, 분자는 원자로 구성된 물질들의 아주 작은 화학 단위이다. 이 분자들은 확실히 인간의 언어와 비견될 수 있다. 왜냐하면 우리의 말처럼 분자는 식물 세계에서 특정한 의미를 가지고 있다. 따라서 분자는 식물

---

3) Hartmut Häcker, Kurt-Hermann Stampf, and Friedrich Dorsch, *Psychologisches Wörterbuch* (Bern: Hans Huber Verlag, 2014).

에게 있어 정보, 즉 식물 어휘plant vocabulary가 된다. 이런 분자를 만드는 식물은 발신자이고, 분자를 받아서 '이해'하는 식물은 수신자가 된다. 여기서 '이해'란 '식물이 메시지를 받고 무엇을 해야 할지 안다는 것'을 의미한다. 식물은 그 메시지가 무엇을 의미하는지 알고 메시지에 따라 적당하게 반응할 수 있다. 이러한 절차는 '소통'의 정의가 요구하는 모든 기준을 충족한다.

이 물질들은 그냥 우연히 식물에서 빠져나온 것이 아니다. 식물은 특정한 목표물을 향해 통제된 방식으로 그들의 소통 분자를 방출한다. 만약 해충이 그들을 공격한다면 많은 식물들은 주변의 다른 식물들에게 경보를 울리는 물질을 방출한다. 곧 알게 되겠지만 이 물질들은 적에 대한 정확한 데이터뿐만 아니라 "주의해라, 포식자다!"라는 정보를 전달한다. 메시지를 받은 주변의 놀란 식물들은 스스로 해충과 접촉하지 않고도 특정한 해충에 대한 방어 체계를 생성하기 시작한다. 식물의 면역 체계는 메시지에 반응하고 활성화된다. 그러나 이게 끝이 아니다. 똑같은 소통 분자는 다른 식물들에게 경고할 뿐만 아니라 해충의 천적을 유인한다. 이 익충들이 와서 해충 진수성찬을 즐긴다. 이런 식으로 식물들은 그들끼리 그리고 곤충들과 소통을 한다. 아직 더 있다. 식물들의 화학적 메시지에는 공격자의 종류와 공격 범위에 대한 정보도 포함되어 있다. 메시지 수신자는 그에 따라 적절하게 대응한다. 다른 식물들은 이 특별한 상황에 필요한 정확한 항체를 생산하고, 익충 집단은 위험에 처한 식물들의 필요에 따라 무리를 모은다.

카를스루에 대학교University of Karlsruhe의 유기화학과 교수이자 막스 플랑크 화학생태학연구소Max Planck Institute for Chemical Ecology의 빌헬름 볼랜드Wilhelm Boland는 독일 잡지 슈피겔Der Spiegel에서 "식물은 향기를 사용하여 엄청나게 복잡한 정보를 보내고 교환할 수 있어요"라고 주장했다.[4] 그는 이어서, "우리는 이 언어를 해독할 수 있기를 바랍니다"라고 말했다. 그는 "식물은 자신이 다쳤다고 말할 뿐만 아니라 심지어 누가 다치게 했는지도 구체적으로 말한다"는 사실을 특별히 강조해서 설명했다. 스위스 생물학자, 화학자, 과학 저널리스트인 플로리안 쾨힐린은 *외콜로기 운 란트바우*^{*Ökologie und Landbau*} 저널과의 인터뷰에서 식물의 의사소통을 평가했다. 그녀는 "지금까지 우리는 900개의 식물 과로부터 2,000개의 향기 단어를 알아냈습니다"라고 이야기했다.[5] 우리는 과학이 수많은 다른 식물 단어들을 해독할 것이라고 기대할 수 있다. 이러한 화학적 '단어'들 중 대부분은 테르펜^{terpene} 그룹의 물질에 속한다. 이 그룹은 수많은 다른 기능을 수행하는 4만여 개의 종류로 구성된 매우 큰 2차 식물 화합물 그룹이다.[6]

테르펜은 에센셜 오일에서 추가적으로 발견되며, 심지어 간혹 눈에 보이기도 한다. 날씨가 아주 더울 때 숲 위로 푸른 안개가 피어오르는 것을 보았을 수 있다. 날씨가 더울 때 나무는 직사광선으로부터 스스로를 보호한다. 식물들은 자외선을 차단하기 위해 테르펜을 배출할 뿐만 아니라 곤충이나 다른 동물들이 필요할 때 그들을 유인하거나, 다른 식물들에게 해충을 경고하여 면역 체계를 동원하기 위해서도 테르펜을 배출한다. 또한 해충을 적극적으로 퇴치하기 위한 독소나 포식자들을 막기 위해 독소로서 테르펜을 생산하기도 한다. 심지어 자신의 생장과 관련 없는 다른 식물들을

---

4) Philip Bethge, "Die Pflanzenflüsterer," *Der Spiegel* 26, 2006. spiegel.de/spiegel/print/d-47360762.html

5) Florianne Koechlin, "Interview mit Florianne Koechlin: Pflanzen bilden Allianzen und kommunizieren untereinander" by Helga Willer, *Ökologie und Landbau* 4 (2012): 37.

6) Andreas Bresinsky, et al., *Strasburger: Lehrbuch der Botanik* (Heidelberg: Springer Verlag, 2008), 358-62. 과학자들에게: 엄밀히 말해서 3만 개의 테르페노이드와 약 8천 개의 테르펜이다.

'경쟁'에서 내쫓기 위해 테르펜을 사용하기도 한다. 또한 버섯은 자신의 생식체가 적절한 짝에게 찾아가도록 소통하기 위해 테르펜을 사용한다.

이런 점들을 고려할 때 식물은 소통을 할 수 있다. 이 점은 이제 명백하다. 그러나 이 소통이 인간의 의식과 유사한 의식으로 연결되어 있다는 것은 아니다. 예를 들어 우리는 우리의 장기들이 서로 그리고 우리의 뇌와 소통한다는 것을 알고 있다. 그렇다. 우리 몸의 모든 세포는 이웃한 세포들과 소통한다. 그럼에도 불구하고, 그런 목적을 위해 우리는 장기에 의식을 둘 필요가 없다. 식물의 의식이 필요하지 않은 고도로 복잡한 자연의 규제 회로 역시 식물들 간의 소통을 제어한다. 자연의 지능이 작용하는 셈이다. 아마도 그것은 힐데가르트 폰 빙엔이 '푸르게 하는 힘'이라고 생각했던 것과 비슷할 것이다.

그 후로 생물학자들이 발견한 또 다른 흥미로운 사실은 식물들이 뿌리로 딸깍거리는 소리를 만들어 서로 소통한다는 것이다. 하지만 이러한 생체 음향 신호는 아직 해독되지 않았다. 지금쯤이면 한스피터가 페이스북의 내 게시물들에 반대하는 횟수를 줄였을 것이다. 식물은 소통을 할 수 있고, 이에 테르펜을 사용한다. 하지만 아까 내가 질문했듯이, 이것이 우리의 면역 체계와 무슨 관계가 있을까? 우리가 식물을 만지거나, 먹거나, 약으로 복용하지 않고도 식물이 인간의 신체 시스템과 소통한다고 믿는 것은 그저 또 하나의 미신일까? 일본의 한 전통과 함께 이 주제에 대한 이야기를 시작하려 한다.

식물이 면역 체계에 미치는 영향: 더 많은 자연살해세포와 항암 보호

우리는 우리의 면역 체계가 분별하고, 소통하고, 행동할 수 있는
감각 시스템이라는 놀라운 사실에 직면했다. 조엘 딤스데일[7]

우리는 현재 급격한 변화의 시대에 살고 있다. 과학자들은 우리의 면역 체계에 대해 계속해서 획기적인 발견을 하고 있다. 인간이 환경과 얼마나 깊이 연결되어 있는지 조금씩 명확해지고 있다. 과학적으로 말하자면, 우리는 자연환경과 분리된 인간의 몸을 마치 그것이 기계인 것처럼 관찰하는 것이 맞지 않다는 것을 오래전에 깨달았다. 인간의 몸이 자연환경과 분리되었다는 개념은 종지부를 찍었으며, 이러한 변화에 면역학이 아주 크게 기여한다.

캘리포니아 대학교 샌디에고University of California, San Diego의 정신과 명예교수이자 연구 교수인 조엘 딤스데일은 "면역 체계는 감염성이나 자가 면역성 질환뿐만 아니라 동맥 경화, 암, 우울증 등 거의 모든 질병에 영향을 미친다"라고 했다.[8] 이러한 면역 체계는 건강한 삶의 핵심이다.

현재의 연구 결과에 의하면 분별하고, 소통하고, 행동할 수 있는 감각

---

[7] Joel E. Dimsdale, foreword to *Psychoneuroimmunologie und Psychotherapie*, ed. Christian Schubert (Stuttgart: Schattauer Verlag, 2011), v. 조엘 딤스데일은 캘리포니아 대학교 샌디에고 캠퍼스의 정신과 교수이다.

[8] Ibid.

기관으로 밝혀진 면역 체계는 매우 복잡하고 미스터리에 쌓여 있어 어디서부터 시작해야 할지 결정하기가 힘들다. 일단 일본의 신린요쿠shinrin-yoku부터 시작해 보자. 신린요쿠는 영어로는 forest bathing이고 한글로는 산림욕이라는 뜻의 일본 전통이다. bathing이라는 용어가 숲속 호수에서 수영하는 것을 의미하지는 않지만 꽤 적절한 비유이다. 우리가 호수에서 수영하는 것처럼 우리의 모든 감각과 함께 숲으로 뛰어들 수 있다. 일본 작가들은 보통 신린요쿠를 '숲의 공기를 들이마시는 것'으로 번역한다. 1982년에 일본 농림수산성은 대중에게 신린요쿠를 광고하고 홍보하기 시작했다. 오늘날 일본에서 숲의 공기를 들이마시는 것은 질병을 예방하는 공식적 방법일 뿐만 아니라 치료의 보조 역할로 여겨진다. 일본 국립보건원은 신린요쿠를 홍보하고, 대학들은 이를 연구하고, 병원은 이를 실제로 치료에 활용한다.

숲에서 우리의 의사소통 면역 체계는 나무와 다른 식물들과 소통함으로써 작동한다. 숲에 있으면 반드시 어떤 일이 일어날 것이라고 상상할 수 있다. 숲에서 나무나 다른 식물들과 만날 때 생기는 건강상의 잠재적인 이득은 매우 커서 2012년에 일본 대학들은 산림 의학이라는 독립적인 의학 연구 학과를 만들었다. 얼마 지나지 않아 전 세계의 과학자들이 이 연구에 참여하기 시작했다.

잠깐 다른 시선으로 숲을 바라보자. 숲을 수천만의 생물들이 서로 소통하는 크고 복잡한 서식지로 보자. 나무의 수관은 일종의 라디오 방송국으로, 공기를 통해 식물의 메시지를 사방으로 전파한다. 관목, 덤불, 덩굴, 초본 식물의 잎들이 전하는 식물 어휘는 다른 식물과 동물에게 전달된다. 뿌리는 땅 속에서 메시지를 담은 물질을 방출하고 인간의 귀로는 들을 수 없는 딸깍거리는 소리를 낸다. 식물은 이러한 소리를 물리적인 지하의 진동으로 감지한다. 숲은 다른 자연 서식지와 마찬가지로 활발한 토론의 장소이며 소통으로 가득하다. 사방에서 윙윙거리는 분자에는 다른 생물들이 해독할 수 있는 정보가 포함되어 있다. 그중에는 앞에서 이미 설명한 식물 어휘인 테르펜이 무수하다.

이제 이런 숲으로 들어간다고 상상해 보자. 이 숲에는 많은 소통이 이루어지므로 주의를 기울이고 조심스럽게 들어가야 한다. 들어가면서 면역 체계와 계속해서 소통해 보자. 우리의 면역 체계는 몸 안에 있는 다른 기관 및 시스템과만 소통할 뿐만 아니라 바깥 세계와도 소통한다. 이러한 면역 체계는 우리가 의식적으로 인지할 수 없는 정보를 받아들이기 위해 만들어진 감각 기관이다. 면역 체계의 기능 중 일부는 외부의 자극을 인식, 평가하고 반응한다. 이러한 자극은 바이러스, 박테리아 그리고 다른 모든 종류의 물질일 수 있다. 따라서 면역 체계는 우리가 숲에 들어갈 때 우리 몸에서 보이지 않는 안테나 역할을 한다.

우리의 상상을 조금 더 넓혀보자. 여러분은 소통하는 면역 체계를 가지고 식물이 소통하는 세계에서 산책을 하는 중이다. 그리고 곁에는 한 과학자가 있다. 그는 과학자이기 때문에 자연스럽게 무언가를 측정하고 싶어한다. 그 과학자에게 전원적인 환경이 당신을 편안하게 해 주고, 평소보다 스트레스를 덜 받게 하고, 훨씬 더 창의적으로 만든다고 말해도 별 의미는 없을 것이다. 그는 구체적인 데이터와 수치를 원하기 때문이다. 그는 당신의 면역 체계가 정확히 어떻게 반응하는지 알고 싶어한다. 그래서 숲에서 얼마간의 시간을 보낸 후에 당신의 혈액 샘플을 분석한 후 다음과 같은 사실을 발견한다.

- 면역 체계에 있는 자연살해세포 natural killer cell, NK세포의 수는 상당히 많아졌다.
- 자연살해세포는 그 수가 증가했을 뿐만 아니라 더 활동적이다. 증가한 자연살해세포의 활동은 며칠 동안 계속된다.
- 항암 단백질 수치가 높아지면서 암에 걸릴 경우 종양과 싸우거나 암을 막는 면역 체계가 더 좋아진다.

이 발견들이 무엇을 의미하며 우리의 건강에 왜 유용한지 나중에 설명하겠다. 그 사이 여러분은 숲이 어떻게 이러한 중요한 면역 체계 기능을 향상시킬 수 있는지 의문이 생길 것이다. 그것은 식물이 소통하는 방법과 관련이 있다.

    숲에서 숨을 쉴 때 우리는 식물이 숲 공기로 방출하는 생리 활성 물질의 혼합물을 들이마시게 된다. 이러한 물질군 중 하나는 테르펜 terpene이라고 불린다. 우리가 숲속을 걸을 때 식물이 내뿜는 테르펜 기체와 접촉한다. 우리는 이것을 피부를 통해, 특히 폐를 통해 흡수한다. 공기 중의 테르펜은 나뭇잎과 솔잎에서 나오며, 나무줄기와 몇몇 나무의 두꺼운 껍질에서도 흘러나온다. 덤불, 관목, 하층의 초본 식물과 버섯, 이끼, 양치식물도 이를 배출한다. 낙엽층과 생명체가 우글거리는 곰팡이 핀 부식층도 테르펜을 내뿜는다. 내가 이런 사실을 알았을 때 숲에 대한 나의 인상이 바뀌었다. 이제는 숲을 걸을 때, 나와 소통하는 거대한 숨쉬는 유기체 속으로 들어간다는 느낌을 받는다. 내가 그 일부가 되어 함께 호흡하고 소통하는 것이다.

그리고 이제 우리는 본질적인 지점에 도달했다. 몇몇 테르펜들은 건강에 매우 유익한 방식으로 우리의 면역 체계와 상호 작용한다. 이런 종류의 테르펜을 항암 테르펜anticancer terpene이라고 부르자.[9] 숲의 공기는 치유의 묘약과 같으며, 우리는 이것을 들이마시는 것이다.

많은 과학적 연구는 숲 공기에 있는 항암 테르펜이 우리 면역 체계의 오랜 친구라는 것을 발견했다. 항암 테르펜은 나무, 버섯, 초본 식물들이 소통할 때 만들어지는데, 우리의 면역 체계도 테르펜을 감지할 수 있다. 더욱 흥미로운 것은 우리의 면역 체계가 식물이 하는 것과 유사한 방식으로 테르펜을 해독한다는 것이다. 식물은 흔히 방어력을 높임으로써 테르펜에 반응한다. 우리의 면역 체계도 방어를 강화함으로써 똑같이 반응한다. 산림의학자들은 항암 테르펜이 스트레스 호르몬을 낮추는 등 내분비계를 통한 간접적인 영향뿐만 아니라 직접적인 영향을 면역 체계에 준다는 것을 안다.

우리 면역 체계에서 항암 테르펜이 일으키는 가장 중요한 변화들은 우리 몸에 있는 자연살해세포에 영향을 미치고 일련의 항암 방어에도 영향을 미친다. 이제는 광고에 나오는 비싼 약이나 영양제가 아닌 숲의 공기로 바이러스와 싸우자!

자연살해세포 수를 증가시키는 숲의 공기

자연살해세포는 특수한 형태의 백혈구로, 척수에서 만들어져 혈액을 돌며

---

[9] 과학자들에게: 항암 효과와 면역 체계 강화는 특히 이소프렌, 알파-피넨, 베타피넨, d-리모넨, 1,8-시네올에서 발견되었다.

중요한 일을 한다. 자연살해세포는 혈액 세포나 체세포가 바이러스에 감염되면 이를 감지하고 세포 독소로 바이러스에 감염된 혈액 세포나 체세포를 죽인다. 바이러스는 숙주 없이는 생존할 수 없기에 감염된 세포와 함께 죽는다. 자연살해세포는 이미 존재하는 종양 세포와 나중에 암으로 이어질 수 있는 비정상적인 세포에도 동일하게 작용한다. 이것은 면역 체계의 자연살해세포가 우리의 전반적인 건강에 필수적인 역할들을 수행한다는 것을 의미한다. 자연살해세포는 우리 몸에서 바이러스를 제거하고, 암의 발생을 막으며, 이미 암에 걸린 상태라면 종양과 싸운다.

    우리는 수많은 연구를 통해 숲 공기에서 항암 테르펜을 들이마시면 자연살해세포의 수가 상당히 증가한다는 것을 알게 되었다. 우리를 이렇게 더 건강하게 만드는 것이 실제로는 식물들이 소통할 때 나오는 테르펜이라는 것을 알게 되었다. 과학자들이 필요한 실험을 한 덕분이다. 그들은 숲에서 직접 실험을 했을 뿐만 아니라 숲에서 가져온 항암 테르펜을 호텔 방에 뿌려 수면 테스트 피험자들이 머무는 방의 공기를 개선하였다. 그랬더니 자연적인 조건에서와는 다르지만 실제 나무 없이도 호텔 실험 피험자들의 자연살해세포의 수가 상당히 증가했다.[10] 이렇게 해서 숲 공기에서 가져온 테르펜이 영향을 미친다는 사실을 밝혀냈다.

    도쿄에 자체 병원이 있는 일본 의과 대학에서 리 칭Qing Li 교수는 강의와 연구를 한다. 그는 나가노현의 숲이 우거진 지역 등에서 연구를 하고 있다. 지명이 친숙하게 들린다면 아마도 1998년에 열린 동계 올림픽 때문일

---

10) Qing Li and Tomoyuki Kawada, "Effect of Phytoncides from Trees on Immune Function," in *Forest Medicine*, ed. Qing Li (New York: NOVA Biomedical, 2013), 159–69.

것이다. 이 지역은 숲과 산으로 가득하다. 리 칭 교수는 몇몇 대규모 과학 연구를 통해 실험 대상자들이 숲을 떠난 후에도 숲 공기의 효과가 지속된다는 것을 증명할 수 있었다. 숲속에서 하루를 보내면 혈액 속의 자연살해세포의 수가 평균 40% 증가한다. 숲이 우거진 곳에서 이틀 연속으로 지내면 자연살해세포의 수는 50% 이상 증가한다.[11]

자연살해세포를 더 활동하게 만드는 숲의 공기

숲에서 하루만 보낸 사람이 숲으로 다시 돌아가지 않더라도 숲을 떠난 후 7일 동안 혈액 속에 평소보다 더 많은 자연살해세포를 갖게 된다. 숲에서 2~3일을 보내면 숲 공기의 테르펜은 자연살해세포의 성능을 50% 이상 증가시키고, 자연살해세포의 수준은 30일 동안 더 높은 상태를 유지한다.[12] '성능이 증가되었다는 것'은 모든 자연살해세포가 바이러스와 잠재적인 암을 평소보다 더 효율적으로 탐지하고 제거하고 있다는 것을 의미한다. 이러한 효과를 얻기 위해, 우리는 숲에서 아무것도 할 필요가 없다. 다시 말해 이것은 운동에 관한 것이 아니다. 우리는 그저 숲에 머물며 숨을 쉬기만 하면 된다. 나무와의 생물학적 소통은 우리의 의식적인 노력 없이 저절로 일어난다.

항암 방어력을 강화하는 숲의 공기

산림 의학에서는 암으로 변할 위험이 있는 비정상적인 세포에 대항하기 위

---

11) Ibid., 71.
12) Ibid., 71, 77.

해 우리의 면역 체계가 매우 특화된 단백질을 배치한다고 본다.[13] 우리가 숲 공기를 들이마실 때 증식하는 것은 정확히 이러한 항암 단백질이다.[14] 이것은 확실히 면역 체계의 작은 조력자이다. 자연살해세포는 암세포와의 싸움에 이 항암 단백질들을 조력자로 끌어들이고, 암세포는 세포 독소로 가득 찬 작은 입자의 공격을 받는다. 예를 들어 이러한 항암 단백질들 중 어떤 것은 입자에 있는 독소를 위험 세포에 직접 노출시키는 역할을 한다. 또 다른 단백질은 트로이 목마처럼 입자에 들어간 다음에 비정상적인 세포에 침투하며, 일단 그 안에 들어가면 해당 세포를 죽음에 이르게 한다. 세포는 일정 시간이 지난 후 자연스럽게 사멸하도록 되어 있지만 그 시간이 지난 후에도 죽는 것을 잊어버리고 계속 성장할 수 있는데 이때 이들 단백질이 세포가 더 이상 자라지 않고 죽는 것을 도울 수 있다. 이와 같이 그 자신이 죽지 않는다고 여기는 비정상적인 세포에서 암이 시작한다.

또한 이 항암 단백질들은 같은 방식으로 종양과 싸우는 것을 돕고 심지어 바이러스나 박테리아가 침입할 때도 일정한 역할을 수행한다. 약사와 의사는 숲의 공기가 인간이 알고 있는 가장 효과적이고 가장 자연스러운 약이라는 사실을 인정해야 한다. 숲은 바이오필리아 효과biophilia effect로 가득하다.

---

13) 과학자들에게: 이러한 항암 단백질은 퍼포린, 그랜자임, 그래눌리신이다.

14) Qing Li, "Benefit of Forest and Forest Environment on Human Health in a Green Care Context: An Introduction to Forest Medicine," in *Green Care: For Human Therapy, Social Innovation, Rural Economy, and Education*, ed. Christos Gallis (New York: NOVA Biomedical, 2013), 139.

항암 테르펜

숲 공기의 테르펜을 '항암 테르펜'이라고 할 때 약간 과장되었다고 느꼈을 수 있다. 하지만 내가 제시한 여러 사실에 비추어 볼 때 이 표현은 아주 적절해 보인다. 숲과 관련된 다른 과학적 발견들도 필자가 선택한 이 표현이 적절하다는 것을 뒷받침한다.

여러 과학자들로 구성된 한 연구 팀과 리 칭 교수는 숲이 없는 지역보다 숲이 있는 지역에서 암으로 죽는 사람이 더 적다는 사실을 밝혀냈다.[15] 이는 산림 지역 전체를 개간하는 산업형 농장 개발이나 도시 인근 산림 벌채를 반대하기에 적당한 연구 결과다.

따라서 생체에 영향을 미치는 테르펜을 함유한 숲의 공기가 암을 예방하는 한 요소로써 비정상적인 세포와 싸우는 우리의 면역 체계를 돕는다고 생각할 수 있다. 그리고 이는 종양과의 싸움에서 활성화되는 면역 체계 기능과 거의 동일하다. 따라서 숲의 공기를 마시는 일본 전통의 신린요쿠가 기존 암 치유에 도움이 된다는 결론을 논리적으로 내릴 수 있다. 또한 야외에서 시간을 보내면 심리적 메커니즘이 작동하여 우리의 건강 유지에 도움이 되는데, 이에 대해서는 뒤에서 다룰 것이다. 물론 이러한 것들이 기존의 치료

---

15) Qing Li, Maiko Kobayashi, and Tomoyuki Kawada, "Relationships Between Percentage of Forest Coverage and Standardized Mortality Ratios (SMR) of Cancers in All Prefectures in Japan," *The Open Public Health Journal* (January 2008): 1-7.

법을 대체하지는 못한다. 이는 건강을 향상시킬 수 있는 추가 수단이라는 점을 명심하기 바란다.

이제 이 책에서 제시하는 첫 번째 실습을 할 시간이다. 이를 숲에서 하면 여러분의 면역 체계가 더 좋아질 것이다.

숲에서 면역 체계를 강화하는 방법

산림 의학 분야의 선두 과학자 중 한 명인 리 칭은 그의 장기적인 연구를 바탕으로 숲의 나무와 인간 면역 체계 사이의 이상적인 상호 작용을 만들기 위한 기본 규칙을 목록화했다. 리 칭의 권고안은 다음과 같다.

- 약 2.4킬로미터를 걷는 동안 적어도 2시간은 숲에 머무른다. 4시간을 머무를 수 있다면 약 4킬로미터를 하이킹한다. 더 오랜 기간 동안 자연 살해세포와 항암 단백질을 증가시키고 싶다면 숲에서 3일 연속 지낸다.
- 몸 상태에 맞는 걷기 및 산책 계획을 세운다. 숲에서 지내는 동안 너무 피곤하지 않도록 한다.
- 피곤한 느낌이 들면 원하는 만큼 휴식을 취한다. 숲에서 편안함을 느낄 수 있는 장소를 찾는다.
- 목이 마르면 물이나 차를 마신다.
- 숲에서 자연스레 마음에 들고 머물기에 편안한 장소를 선택한다. 그곳에 앉아서 책을 읽거나 명상을 하거나 하고 싶은 것을 하면서 멋진 분위기와 편안함을 즐긴다.
- 자연살해세포, 항암 단백질의 수와 활동을 유지하기 위해 한 달에 2, 3일은 산림 지역에 머무르고 매일 약 4시간을 숲속에서 보낸다.[16]

---

16) "Forest Bathing," *Healthy Parks Healthy People*, 접속일: 2014년 10월 27일, hphpcentral.com/article/forest-bathing.

리 칭 교수의 조언과 더불어서 필자가 생각하기에 도움이 될 것 같은 몇 가지 팁들을 추가하고자 한다.

- 숲 공기 중의 항암 테르펜의 내용물은 계절에 따라 변한다. 농도가 여름에 가장 높고 겨울에 가장 낮다. 테르펜은 4월과 5월에 급속히 증가하고, 7월과 8월에 절정에 이른다. 면역 체계가 흡수할 수 있는 가장 많은 테르펜이 이 몇 달 동안 숲에 있다.
- 나무가 가장 밀집되어 있는 숲 한가운데에서 테르펜의 농도가 가장 높다. 특히 나뭇잎과 솔잎에서 테르펜이 많이 나온다. 그리고 숲의 빽빽한 지붕 모양의 캐노피가 이러한 기체 물질들이 숲에서 빠져나가는 것을 막는다. 따라서 숲의 가장자리보다는 숲속 깊은 곳에서 시간을 보내는 것이 좋다.
- 특히 비가 내린 후 공기가 습할 때나 안개가 꼈을 때 많은 양의 건강한 테르펜이 숲의 공기를 가득 채운다. 소나기가 내린 후에 숲을 산책할 때 특별히 기분이 좋은 것은 그저 우리의 상상이 아니라는 뜻이다.
- 또한 항암 테르펜의 밀도는 우리가 보통 머무르는 땅과 그 근처에서 가장 높다. 더 높은 곳에서는 항암 테르펜 중 일부가 숲의 캐노피를 통과하여 태양의 자외선에 의해 파괴된다. 따라서 이 건강한 물질의 분포는 실제로 우리의 신체 높이에 맞춰진 것처럼 보인다.
- 중요한 사항이 있다. 산림 의학이 질병을 예방하는 데 크게 도움이 된다는 것을 잊지 말자. 하지만 이미 아프거나 아프다고 느껴지면 바로 의사를 찾아가도록 하자. 산림 의학은 어떤 경우에도 기존의 건강 검진

을 대체하지 않는다.

바이오필릭 라이프 실습: 숲에서 전신 호흡하기

호흡 운동을 통해 숲 공기의 치유 물질 흡수를 강화할 수 있다. 예를 들어 중국의 기공이라는 호흡 기술이 도움이 될 수 있다. 중국 전통 무술인 우슈로 국가 챔피언을 두 번이나 한 리 샤오추[Xiaoqui Li]는 아래에 서술된 운동을 나에게 가르쳐 주었다. 나무들이 있는 곳에 가서, 마음이 끌리는 평평한 곳에 서서 따라해 보자.

- 두 발을 어깨 너비로 벌리고, 가능하면 두 발이 평행하게 선다. 이렇게 하면 안정적으로 서는 데 도움이 된다. 무릎을 약간 구부리고 팔을 옆으로 느슨하게 늘어뜨린다.

- 하늘을 향해 웅장한 왕관을 드러내는 나무처럼 머리 위로 원을 그리며 두 팔을 몸에서 멀리 들어 올려 흉강을 '연다'. 이 동작을 하는 동안 숨을 깊게 들이마신다. 배에서 호흡을 시작하여 가슴으로 이어지게 한다. 한마디로 여러분의 상체의 아래부터 위까지 공기로 채우는 것이다. 들이마실 때 숲의 공기를 온전히 인식하고 폐가 어떻게 채워지는지 느껴 본다.

- 두 팔이 머리 위에서 만나면 평행하게 해서 아래로 내려 몸 앞으로 오게 한다. 이와 동시에 숨을 내쉬기 시작하면서 손으로 주먹을 만들고 쪼그리고 앉은 상태로 몸을 앞으로 굽힌다. 복부 높이에서 팔꿈치를 몸에 대고 누른다. 이렇게 팔꿈치로 누르고 몸을 구부리면 폐가 완전히 비워지는 데 도움이 된다. 어떻게 보면, 몸을

접어서 폐의 부피를 압축하는 것과 같다. 사용한 공기가 여러분의 몸에서 나가도록 완전히 숨을 내쉬도록 노력한다.

- 그런 다음에 일어서서 다시 한 번 열고 공기를 들이마시기 시작한다. 열고 닫기, 들이마시고 내쉬기, 흡수와 배출의 동작이 물 흐르듯 가능한 한 부드러워야 한다. 이 단계를 계속 반복한다. 이것이 여러분을 둘러싸고 있는 숲의 공기와 융합하며 전신으로 숨쉬는 것이다. 당신의 한계를 탐구하되 초과하지는 않는다. 만약 한 번에 너무 많은 산소를 들이마시면 어지러워질 수도 있다.

이 운동은 숲의 건강한 공기를 깊이 들이마시고 몸 안에 있는 오래된 공기와 유해 물질을 배출하는 데 도움이 된다. 흡연자이거나 오염된 도시에 살고 있다면 이 운동의 정화 효과를 몸으로 크게 느낄 것이다. 중국의 전통 기공의 가르침에 따르면 숲의 신선한 공기를 들이마시고 오래된 공기를 내뱉을 뿐만 아니라 자연의 기(생명 에너지)를 흡수하고 사용한 기를 방출하는 것이다. 충만한 생명이 유영하고 있는 숲보다 더 순수하고 활기찬 생명 에너지가 그 어디에 있을까? 아마도 힐데가르트 폰 빙엔은 이것을 '푸르게 하는 힘greening power'이라고 불렀을 것이다.

이 운동이 주는 건강 증진 효과를 얻기 위해 이 동양 철학을 믿을 필요는 없다. 여러분 안에 깊이 흐르는 항암제 테르펜은 여러분의 세계관과는 무관하다. 이것은 증거 중심의 과학적 방법을 통해 측정될 수 있다. 이 운동을 직접 해 보고 확인해 보길 바란다. 나는 눈에 띄는 효과와 함께 이 운동에 대해 정말 감사하게 되었다. 그래서 지금은 숲에 있을 때마다 이 운동을 한다.

숲의 공기 + 상상력 = 강력한 면역 체계

창의적이라는 것은 새로운 것을 고안한다는 뜻이 아니라
기존의 것들로부터 새로운 것을 만드는 것을 의미한다. 토마스 만[17]

의학계의 급진적인 발상적 변화가 다가오고 있다고 여러 번 언급한 바 있다. 심신의학 Psychosomatic medicine은 몸과 마음이 분리된 것이 아님을 오래전에 증명했다. 인간은 정신적, 물질적 측면이 밀접하게 연관된 매우 복잡한 심신으로 되어 있다. 우리가 마음과 몸이 하나라는 생각을 해야 질병과 건강을 이해할 수 있다. 동전의 양면은 분리되어 있고 두 방향을 가리키기 때문에 동전의 양면 비교는 이에 적용되지 않는다. 의사들이 심신 증상 psychosomatic symptoms에 대해 말할 때 환자들이 단순히 상상하는 증상을 의미하지 않는다. 심신 증상은 실제로 존재하며 감염 과정이나 알레르기 반응으로 감지될 수도 있다. 그러나 그 원인은 심리적인 것이고 종종 어린 시절로 거슬러 올라갈 수도 있다. 우리가 아직 고수하고 있을지 모르는 몸과 마음이 분리되어 있다는 생각을 완전히 버려야만 이것을 이해할 수 있다.

70년대 말, 면역학자이자 심리 치료사인 패트리샤 노리스 Patricia Norris가 발표한 사례가 세계적으로 화제가 되었다.[18] 노리스는 캔자스의 메닝거 재

---

17) Thomas Mann, *ThomasMann.de*, 접속일: 2015년 1월 15일, thomasmann.de/thomasmann/forum/thread/1401651. 토마스 만(1875-1955)은 독일의 소설가, 사회 평론가, 자전가이며, 1929년 노벨 문학상 수상자이다.

18) Christian Schubert, ed., *Psychoneuroimmunologie und Psychotherapie* (Stuttgart: Schattauer Verlag, 2011), 232-33.

단Menninger Foundation에서 일했다. 그녀는 의사들이 수술할 수 없었던 공격적인 뇌종양에 걸린 9세 환자를 돌보았다. 노리스는 주간 활동 시간마다 위독한 이 소년에게 이완 운동과 시각화 기술을 가르쳤다. 소년은 은하계 전함이 레이저와 어뢰를 이용하여 그의 몸을 어떻게 순찰하고 있는지 명상하고 상상했다. 레이저 광선과 어뢰는 면역 체계의 백혈구를 상징했다. 스타트랙에 나올 법한 무기를 장착한 그의 전함은 적의 전함과 맞서 싸웠고 맹렬한 집중 포격을 가했다. 반대편의 배들은 암세포를 의미했다. 이 어린 환자는 심지어 노리스와의 주간 활동 시간 이후에도 상상의 우주선이 암을 향해 전진하도록 했다. 어느 날, 그의 우주선은 더 이상 적의 우주선을 찾을 수 없었고, 소년은 이것을 노리스에게 알렸다. 노리스는 컴퓨터 단층 촬영으로 소년의 뇌를 스캔했다. 의사들이 그 아이에게 어떠한 치료도 하지 않았고 소년이 불치병에 걸렸다고 선언했음에도 불구하고 종양은 완전히 사라져 있었다.

소아과 의사이자 대학 교수인 미네소타의 다니엘 코헨Daniel Kohen과 오하이오의 카렌 올네스Karen Olness도 비슷한 사례를 설명했다. 1996년, 두 의사는 온몸에 난 두드러기로 고통 받던 11살 소녀에 대한 보고서를 발표했다.[19] 두드러기는 특히 스트레스를 받을 때 나타났다. 소녀는 상상 속의 조이스틱을 사용하여 알레르기 반응이 일어날 때 이를 조절했다.

이것들은 개별적인 경우였고 의사들과 치료사들은 어떠한 부수적인 연구도 하지 않았기 때문에 그 소녀와 소년이 정말로 그들의 상상력을 사용해 스스로를 치유했다는 것을 증명할 수는 없었다. 하지만 이러한 흥미로

---

19) Schubert, *Psychoneuroimmunologie*, 232-33.

운 사례들은 우리의 상상력이 우리 몸에 얼마나 큰 영향을 미치는지 알고 싶어하는 다른 과학자들의 관심을 끌었다. 생각을 통해 몸을 건강하게 유지하거나 심지어 질병까지 치료할 수 있을까? 많은 사람들이 터무니없다고 여겼던 것이 과학 실험을 통해 타당한 사실로 드러났다.

여러분은 지금, 상상 속의 중무장한 킬러 우주선이 숲 공기의 면역 체계 강화 효과와 어떤 관련이 있는지 자문하고 있을지도 모른다. 이것의 연관성에 대해 이야기하기 전에, 몇 가지 매우 흥미로운 연구 결과를 말하고자 한다. 이것들은 우리의 상상이 우리의 면역 체계에 미치는 영향에 관한 것이다.

두 명의 호주 과학자는 명상적 시각화가 감기와 독감의 지속 시간을 단축시킨다는 사실을 실험으로 보여주었다.[20] 머독 대학교Murdoch University의 바바라 휴슨 바우어Barbara Hewson-Bower와 피터 드러먼드Peter Drummond는 참가자들에게 박테리아와 바이러스를 공격하는 면역 체계를 상상하라고 했다. 신기하게도 그들의 신체 방어 강화는 효과적이었다. 상상력으로 자신을 치료한 환자들은 상상력을 발휘하지 않은 대조군보다 나아지는 속도가 훨씬 빨랐다.

오하이오주 클리블랜드에 있는 레인보우 유아 & 아동 병원Rainbow Babies & Children's Hospital에서 1992년과 2007년 사이에 진행한 일련의 연구 결과는 훨씬 더 인상적이었다. 의사들과 과학자들로 구성된 팀은 고등학생들과 대학생들을 대상으로 상상력이 그들의 면역 체계에 어떤 영향을 미치는지 실

---

[20] Barbara Hewson-Bower and Peter Drummond, "Psychological Treatment for Recurrent Symptoms of Colds and Flu in Children," *Journal of Psychosomatic Research* 51, no. 1 (July 2001): 369–77.

험했다. 연구 팀은 호중구로 알려진 백혈구에 집중하고 있었다. 이것은 염증 부위로 이동하는 우리 면역 체계의 첫 번째 구조원들이다. 이것은 필요해질 때마다 병원균에 맞서 싸우기 위해 혈관에서 신체 조직으로 매우 빠르게 침투할 수 있다. 스파이더맨과도 비교할 수 있는 호중구는 혈류에서 빠르게 올바른 위치로 나오기 위해서 끈적끈적한 무언가를 붙잡고 자신을 끌어내야 한다. 그렇지 않으면, 혈류가 이들을 데려가 버리고 이들은 표적을 놓치게 될 것이다. 그것은 첫 번째 반응 세포들에게 매우 불리할 것이기 때문에 이들은 일종의 접착성 물질을 가지고 있다. 클리블랜드의 실험에서 실험 참가자들은 호중구가 더 잘 수행할 수 있도록 점점 더 끈적거리는 것을 상상하도록 요청받았다. 참가자들은 이것을 상상하기 위해 어떤 시각화든 선택할 수 있었다. 예를 들어 한 학생은 호중구를 아주 끈적이게 만드는 꿀로 덮인 테니스 공으로 시각화했다. 그들은 2주 동안 이 시각화 연습을 진행했다. 그 후, 혈액과 타액 샘플을 조사했고 결과는 흥미로웠다. 호중구의 접착력은 실제로 증가했다.[21] 이로 인해 첫 번째 반응 세포들이 그들의 임무를 더 빨리 수행할 수 있었다.

우리의 정신이 우리의 면역 체계와 상호 연결되어 있고 또 영향을 미칠 수 있다는 것은 오래전에 과학적으로 증명됐다. 그러므로 우리의 상상력이 면역 체계에도 영향을 미칠 수 있다는 것은 놀라운 일이 아니다. 이미 우리는 숲에서 시간을 보내는 것이 자연살해세포의 수와 활동을 어떻게 증가시킬 수 있는지 자세히 살펴보았다. 그렇다면 상상력이 호중구의 끈적임과 같

---

[21] H.R. Hall, et al., "Voluntary Modulation of Neutrophil Adhesiveness Using a Cyberphysiologic Strategy," *International Journal of Neuroscience* 63, nos. 3–4 (April 1992): 287–97.

은 살해세포의 효율성을 강화하지 말라는 법은 없지 않은가? 이런 식으로, 숲의 공기와 우리의 상상력은 서로를 지원할 수 있고, 내면의 이미지와 자연이 함께하면 우리의 면역 체계가 훨씬 더 강력해질 수 있다.

상상력의 도움으로 몸이나 정신을 통제하려고 할 때 우리는 자기 암시라는 기술을 다룬다. 프랑스계 스위스인인 정신 분석가 샤를 보두앵$^{Charles\ Baudouin}$(1893-1963)은 "암시란 어떤 생각의 잠재 의식적 실현이다"라고 말했다.[22] 우리는 '더 많은 자연살해세포'를 목표로 상상의 신비한 힘을 이용하여 자기 암시를 할 수 있다. 문제는, 자기 암시를 하는 동안 어떤 심볼이 살해세포를 가장 잘 나타낼 수 있을까 하는 것이다. 이 실험에서 여러분의 상상력의 한계는 없다! 오직 당신만이 이해하고 해독할 수 있는 코드를 찾아보자. 다음 연습에서는 나에게 떠오른 창의적인 이미지를 사용할 것이다. 여러분은 언제든지 그것들을 당신의 내면의 이미지와 심볼로 자유롭게 바꿔도 된다.

바이오필릭 라이프 실습: 상상력의 숨겨진 힘을 숲에서 활성화시키는 방법

도착

우선, 잠시 동안 숲을 산책하며 바쁜 일상에서 벗어난다. 긴장을 풀고 마디로 울퉁불퉁한 뿌리, 거친 나무껍질 그리고 땅 위의 부드러운 이끼같은 숲의 분위기를 느껴 본

---

22) Charles Baudouin, quoted in Fritz Lambert, *Autosuggestive Krankheitsbewältigung* (Basel: Schwabe, 2007), 28.

다. 썩어가는 나무줄기에서 자라는 잎이 무성한 양치류도 가끔 볼 수 있을 것이다. 의식적으로 숲 냄새가 가득한 공기를 들이마신다. 여러분에겐 보이지 않아도 주변의 동물들을 의식한다. 숲은 땅 위아래로 생명이 가득하다. 여러분이 보고 있는 버섯의 갓은 열매를 맺은 버섯의 몸체일 뿐이다. 버섯의 나머지 부분은 아름답고, 본질적으로 복잡하고, 끊임없이 활동하고, 성장하는 네트워크로 발 아래 흙 속에 퍼져 있다. 하나의 균류는 수십에서 수백 미터를 뻗어나가 주위의 땅 위로 갓을 내밀 수 있다. 버섯은 종종 나무뿌리나 다른 식물들과 공생하며 산다. 버섯은 나무뿌리에서 자라며 나무뿌리와 영양분을 교환한다. 나무는 햇빛으로부터 탄수화물을 생성하고 버섯과 공유한다. 그 대가로, 버섯은 널리 퍼져 있는 지하 네트워크를 통해 쉽게 흡수한 토양의 물과 영양분을 나무에게 준다. 이렇게 버섯은 실질적으로 숲에 있는 모든 나무와 다른 식물들을 서로 연결시킬 수 있다. 버섯은 숲이 우거진 지역 전체를 서로 연결된 매우 복잡한 서식지로 만든다. 그리고 여러분은 이제 이 살아 있는 숲의 생태계 안으로 뛰어들어 합쳐지고 있다. 게다가, 숲의 모든 서식자들이 공기 중으로 내뿜고 있는 무수한 물질들에 대해 생각해 보기 바란다. 이제 여러분의 면역 체계가 숲과 같이 복잡한 하나의 시스템이며, 이 시스템이 숲 및 숲의 물질들과 이미 상호 작용하고 소통하기 시작했다고 상상해 본다. 여러분은 스스로에게 "나는 숲의 일부이다"라고 말할 수 있다. 또는 여러분의 면역 체계를 여러분 밖으로 뻗어 있는 일종의 유기적 안테나로 시각화할 수도 있다.

정신없이 바쁜 삶을 뒤로하고 이렇게 숲에 흠뻑 빠질 때 당신의 기분이 좋아지는 곳을 찾아본다. 그곳은 나무줄기 옆이나 나무 그루터기, 바위, 이끼의 마른 융단 위일 수도 있다. 원한다면 벤치에 앉는다. 시각화 연습을 하는 동안 다른 사람들에게 보이고 싶지 않다면 산책로에서 떨어진 곳을 찾는다. 아무도 볼 수 없고 숨어 있는 장소의 전망이 좋을 때 더 편안해질 수 있다는 것이 과학적으로 증명되었다.

편안하게 긴장 풀기

당신이 선택한 장소에서 편안히 있는다. 한동안 편히 있을 자세로 앉는다. 눕거나 나무에 기대도 된다. 단지 자세가 열린 채로 되어 있는지만 확인한다. 주변의 숲에 수용적이라는 느낌을 가져야 한다. 예를 들어 손바닥을 위로 향한 채로 무릎에 올려놓거나 팔을 살짝 벌릴 수 있다.

눈을 감고 잠시 호흡에 집중한다. 숨을 들이마실 때 어떻게 당신 안으로 흘러 들어가는지, 내쉴 때는 어떻게 흘러나오는지 느껴 본다. 숨은 천천히 고르게 쉰다. 숨을 들이마시고 내쉬는 것에 대한 인식을 유지한다. 코로 공기가 어떻게 넘나드는지, 복부와 가슴이 어떻게 오르내리는지 집중한다. 이렇게 함으로써, 여러분은 아주 자연스럽게 여러분의 몸으로 주의가 쏠리게 될 것이다. 당신은 침착해진다. 숨을 들이마시고 내쉬는 것에 집중하는 것은 치료 환자들을 편안한 상태로 이끌고 신체 인식을 장려하기 위해 사용되기도 한다. 이 기술은 신체 중심의 심리 치료에서 비롯되었다.[23] 이것은 매우 효과가 있다.

개방과 수용

긴장이 풀리면 다음과 같은 첫 번째 시각화를 수행한다. 눈을 감고 숨을 들이마시는 동안 숲의 공기에서 흘러나오는 항암 테르펜을 상상해 본다. 먼저, 여러분의 마음속에 어떤 이미지가 떠오르는지 주시한다. 나는 보통 나무의 수관과 관목에서 나를 향해 흘러오는 은빛 녹색 안개를 상상한다. 이 치유의 안개는 마치 내가 빨아들이는 것처럼

---

[23] Thure von Uexküll and Wolfgang Wesiak, *Psychosomatische Medizin: Theoretische Modelle und klinische Praxis* (Munich: Urban & Fischer/Elsevier, 2011), 477.

나를 향해 빠르게 움직이는데, 나는 이것을 들이마시고 나서야 알아차린다. 이것은 나의 코를 통해 폐로 흘러 들어간다. 숨을 내쉬는 동안 주위의 은빛 녹색 안개는 점점 느려져 다음 숨을 기다린다. 이것은 내가 심호흡을 할 때 신비의 베일처럼 내 주위에 모이고, 공기 흐름을 따라 나의 몸속으로 들어온다.

안개가 어떻게 나의 폐를 채우고 혈류 속으로 들어가 온몸에서 활기차게 움직이는지를 마음속으로 본다. 마치 지하의 버섯 네트워크가 나무뿌리들을 감싸서 모든 나무를 연결하는 것처럼 안개는 나와 숲을 합치고, 나무와 관목, 버섯과 초본 식물을 연결시킨다. 치유의 안개가 점점 더 촘촘하게 내 주위에 모여들고 결국은 나의 몸 전체를 감싼다. 나는 숲의 일부가 된다.

여러분이 어떻게 하든, 숲 공기 속의 건강한 물질들을 시각화하고 여러분의 영혼의 시각적인 언어를 진지하게 받아들인다. 위에서 언급한 과학적 연구로부터, 우리의 상상력이 신체 기능에 정말 영향을 미칠 수 있다는 것을 우리는 알고 있다. 이 운동의 요점은 우리 자신을 개방하고 숲 공기의 치유 물질을 몸으로 수용하는 것이다.

면역 체계와 의사소통하기

이제 운동의 핵심에 다다랐다. 숲 공기 중의 항암 테르펜이 강화시킬 자연살해세포를 상징하는 이미지를 떠올려 본다. 나는 때때로 제 피를 뚫고 지나가는 작고 뾰족한 강철 철퇴를 상상한다. 내 혈관은 이것들을 나의 온몸으로 운반한다. 그리고 이것들이 증식하는 것을 느낄 수 있다. 하나가 둘이 되고, 둘이 넷이 되고, 넷은 여덟이 되면서 계속 증식한다. 1만 개가 2만 개가 되고 4만 개가 되는 과정이 점점 더 빠르게 진행되는 것이 머릿속에 그려진다. 마치 거대한 공장에서 살해세포를 혈류로 쏟아내는 것처럼 작은 금속 철퇴가 척수에서 쏟아져 나오는 것을 감지한다.

숲 공기 중의 항암 테르펜이 여러분의 면역 체계와 소통하는 동안, 여러분 또한 암호화된 상징적 메시지를 면역 체계에 보내고 있다. 그리고 숲 바깥 공기의 메시지와 여러분 내면의 상상력이 보내는 메시지는 똑같다. "더 많은 자연살해세포들을!"

그 후에는 여러분 몸속을 돌아다니는 살해세포들이 어떻게 더 활발하게 병원균을 공격하는지 상상할 수 있다. 이 과정을 시각화하는 동안 여러분의 상상력에 한계란 없다. 강철 철퇴를 계속 예로 들자면, 나는 철퇴가 점점 더 빠르게 회전하면서 박테리아와 바이러스를 '날려 버리는' 모습을 자주 상상한다.[24]

이러한 시각화 연습을 상황에 맞게 적용하면서 확장할 수 있다. 숲의 공기를 들이마시면 우리 몸이 더 많은 항암 단백질을 생성한다는 것은 잘 알려진 사실이다. 약간의 창의력을 발휘하면 이 과정도 시각화할 수 있다. 이 단백질들이 병원균과 비정상 세포와 싸우는 면역 세포를 어떻게 돕는지 생각해 보자. 단백질은 면역 세포 안에 들어가 돌아다니면서 목표물을 향해 작은 총알처럼 발사된다. 일단 목표물에 명중하면 단백질은 위험한 세포에 침입하여 독살하거나 세포가 자멸하게 만든다. 우리 몸 안에서 실제로 매일 일어나는 이 시나리오를 토대로 상상력을 발휘하여 시각화를 진행하면 다

---

24) 숲속 시각화 훈련의 효과에 대한 과학적 증거는 없다. 산림 공기가 면역 체계를 강화하는 효과와 시각화 운동이 면역 체계에 미치는 긍정적인 효과에 관한 증거는 있다. 저자는 이러한 발견을 기반으로 자신만의 시각화 연습을 만들었다. 그러나 이는 질병을 치료하기 위한 것이 아니며, 의학적 치료나 정기 검진을 대체할 수는 없다.

양한 기회를 얻을 수 있다.

덧붙여서, 상상의 힘은 오랫동안 심리 치료에서 성공적으로 활용되어 왔다. 지그문트 프로이트 Sigmund Freud의 정신 분석과 같은 심층 심리학 depth psychology을 옹호하는 이들은 무의식적인 힘이 우리 안에 작용한다고 여긴다. 프로이트는 인간의 환상과 꿈은 '무의식의 언어'라는 이론을 주장하였으며, 이 무의식의 언어를 해석하고자 했다. 무의식의 언어는 오늘날에도 정신 분석과 심층 심리학에서 매우 중요하다. 우리 정신의 무의식적인 부분들은 우리가 깨어 있는 동안 환상과 꿈, 심지어 백일몽의 형태로 우리와 소통한다. 일부 치료사들은 환자를 환상의 여행으로 보내서 그들이 본 것을 그리게 한다. 그런 다음 치료사가 지켜보는 가운데 환자가 직접 그림을 분석한다. 치료사는 이런 상상의 여행을 하는 동안 무의식적인 정신의 내용 중 일부가 표면화되어 환자가 그림에서 다시 찾을 수 있다고 가정한다.

반대로 생각해 볼 수도 있다. 우리는 이 상상의 언어를 사용하여 무의식적으로 메시지를 보냄으로써 우리의 정신에 영향을 미칠 수 있다. 심층 심리학에는 이 아이디어를 기반으로 하는 특별한 분야도 있다. 그것은 카타팀 상상 심리 요법 Katathym imaginative psychotherapy이라고 불린다. 이 이론을 옹호하는 이들은 시각화 연습을 통해 환자가 무의식적인 과정을 이미지와 상징으로 볼 수 있도록 돕는다. 또한 사람들의 심리적 경험과 행동, 심지어 그들의 신체에도 영향을 주기 위해 노력한다. 우리 뇌가 이해하는 잘 알려진 상징은 지우개이다. 예를 들어 일부 치료사는 반복되는 강박적인 생각이나 죄책감을 '지우기' 위해 상상의 지우개를 사용한다. 이런 식으로, 상상력은 인간의 정신을 치유하는 데 도움이 되는 매개체를 제공한다.

하지만 인간만이 무의식과 상호 작용할 수 있는 것은 아니다. 식물과 자연 풍경도 무의식과 상호 작용할 수 있다. 다음 장에서는 식물과 자연 풍경이 뇌의 무의식적인 부분과 소통하는 방법과 이 신비한 연결을 통해 심리적으로 기분이 나아지고, 스트레스가 줄고, 삶에서 어려운 상황에 직면했을 때 '외부에서' 도움을 찾는 방법을 알아보자.

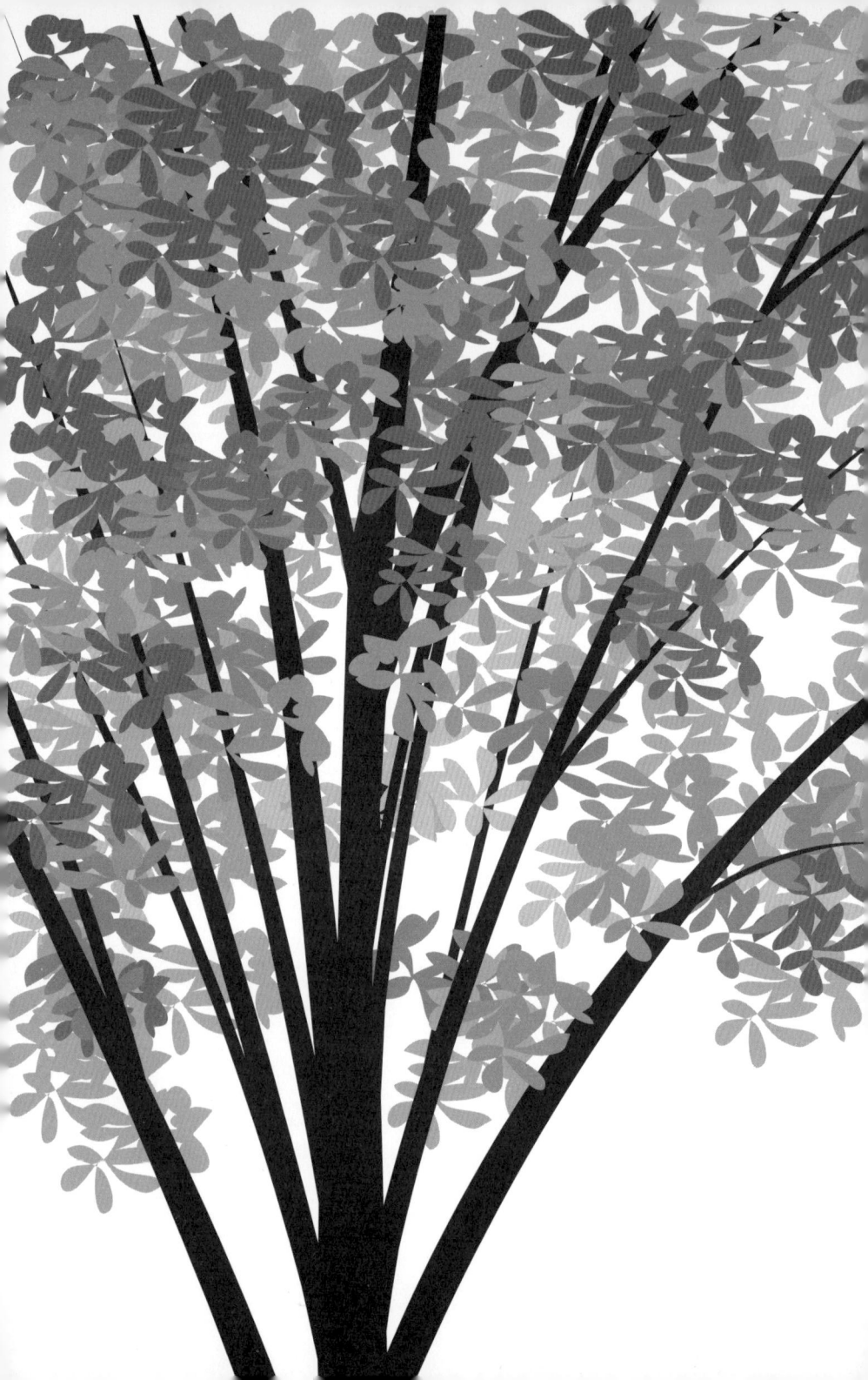

2장

자연과 인간의 무의식적 마음

식물과 자연 풍경은 어떻게 우리의 무의식과 교감하고,
스트레스를 줄이며, 집중력을 높여주는가

인간의 마음은 홍적세[1] 시대의 산물로서,
지금은 거의 사라진 야생성이 빚어낸 것이다. 데이비드 W. 오어[2]

---

1) 홍적세Pleistocene Epoch는 약 260만년 전부터 시작해서 약 2천만 년 전까지 지속된 기간이다.

2) David W. Orr, "Love It or Lose It: The Coming Biophilia Revolution," in *The Biophilia Hypothesis*, ed. Stephen R. Kellert and Edward O. Wilson (Washington, DC: Island Press/Shearwater, 1993), 437. 데이비드 오어는 버몬트 대학교의 환경학과 교수이다.

우리는 인체의 면역 체계가 내분비계와 신경계 같은 다른 인체 시스템뿐만 아니라 주변 환경과도 끊임없이 교류할 수 있는 감각 시스템임을 이미 알고 있다. 인체의 다른 기관들도 마찬가지다. 인간의 두뇌에는 외부 세계와 끊임없이 교감하며 반응하는 구조들이 존재한다. 이런 구조들은 두뇌의 '주인'이 알지도 못하는 사이에 자율적으로 기능한다. 그리고 이미 눈치챘겠지만, 우리가 숲이나 꽃이 활짝 핀 목초지, 끝없이 이어지는 경이로운 초원, 낭만적인 과수원에 들어갈 때는 이런 기관들도 면역 체계와 똑같이 영향을 받는다.

이제 나는 독자를 무의식의 세계로 인도할 것이다. 수백만 년에 걸친 진화의 역사 속에서 우리를 파충류와, 양서류와 이어주는 원시적 두뇌 기능들의 영역으로 말이다. 우리는 인류의 진정한 뿌리에 더 가까이 다가갈 것이다. 신경 생물학적 차원에서 우리가 인류의 뿌리인 자연과 어떻게 교감하는지를 살펴볼 것이다. 은유적으로 말하자면 우리가 살펴볼 질문은 이런 것이다. 끊임없이 자극을 수용하는 우리의 무의식이 그것의 모체인 대자연 Mother Nature에 가까워질 때 무슨 일이 일어나는가?

신경 세포에 남은 인류사의 흔적들

한때 너무 진짜 같아서 모든 내용을 세세하게 기억할 수 있는 꿈을 대낮에 꾼 적이 있다. 나의 상상이 만들어 낸 세계를 그토록 진짜같이 경험해 본 적은 그때가 처음이었다. 나는 꿈에서 산속을 떠돌다가 어느 드넓은 고원에 도착했다. 작은 두 사면 사이에 소나무들이 드문드문 심긴 너른 목초지가 있었는데, 그 양측을 에워싼 숲들은 저 멀리 완만한 언덕들을 덮으며 고원의 경계까지 뻗어 있었다. 땅거미가 질 무렵이어서 이미 하늘에는 별이 보이기 시작했다. 하지만 목초지는 여전히 밝게 빛나며 황혼과 초현실적인 대비를 이루고 있었다. 나는 나무들이 내 앞으로 반원형을 그리며 서 있는 곳에 도착했다. 마치 내가 오기 전부터 나를 기다리고 있었던 것만 같은 곳이었다. 배낭을 내려놓은 나는 소나무숲 너머의 먼 곳을 바라봤다. 그러자 문득 빛이 더 밝아지더니 내가 서 있는 곳으로 빛줄기가 내려왔다. 그 빛과 함께 자연이 보낸 것처럼 보이는 어떤 형상이 나무들 사이로 나타났는데, 긴 회색 머리를 한 할아버지였다. 그의 얼굴에서는 모든 주름이 일일이 다 눈에 띄었고, 그의 입 주변에서 합쳐진 주름들은 부드러우며 인자한 표정을 만들어 내고 있었다. 그는 아무 말 없이 친절과 이해를 가득 머금은 얼굴로 나를 쳐다보았다. 이 남자가 내 안에 일으켰던 감정을 말로 표현할 수 있다면, 그 메시지는 이런 것이었으리라. "자네는 그저 있는 그대로 포용되고 수용되는 존재라네. 여기가 자네의 집일세. 자네 영혼의 본성인 이 풍경에서 자네가 태어났지."

마음을 누그러뜨리는 외모를 지닌 그 긴 머리의 남자는 도안이 새겨진 작은 나무상자를 내 손에 쥐어줬다. 나는 상자를 열어 울퉁불퉁한 근재(根材) 조각을 꺼냈다. 이 선물은 내게 많은 의미를 선사해 줬다. 나와 나의 고향인 자연이 연결되어 있음을, 나무들과 마찬가지로 나도 이 땅에 뿌리박고 있음을 간단하게 나타낸 선물이었다. 근재를 만지자 몸속 깊은 곳을 휘젓는 기운이 느껴졌다. 어떤 둔탁하고 강력하게 맥동하는 기운이 물결치듯 내 몸속에서 리듬 있게 퍼지며 올라오고 있었다. 내 안에서 이러한 힘의 상승을 느낀 나는 이내 두 어깨에서 솟아오른 나뭇가지들이 하늘까지 뻗어 생동하는 더듬이들처럼 앞뒤로 흔들리는 느낌을 받았다. 내 몸속에서 울리는 강력한 고동이 이 더듬이들로까지 전해졌다. 유기적인 더듬이들이 주변 나무들과 어떻게 교감하는지가 느껴졌다. 노인은 다시 내 눈을 바라보며 내 손을 잡았다. 나는 집처럼 편안하며 나의 존재를 인정받은 이 느낌에 다시 젖어들었고, 두 볼에서 눈물이 흐르고 있음을 깨달았다. 게다가 그 눈물은 실제 상황이기도 했다. 바닥 위의 부드러운 매트 위에 누워 완전히 이완된 나는 하염없이 눈물을 흘리고 있었다. 그렇게 너무도 진짜 같은 경험을 했지만, 주변의 다른 참가자들은 나의 이런 모습을 전혀 알아채지 못했다. 내가 있던 방에는 나 말고도 약 10명의 사람들이 있었고, 우리를 이러한 무아경의 상태로 인도한 치료사는 부드러운 목소리를 읊조리며 우리를 복귀시킬 준비를 천천히 하고 있었다. 그날은 그저 평범한 목요일 저녁이었다. 여느 목요일과 다름없이, 나는 심리 치료사가 되기 위해 필요한 실습 훈련을 하고 있었다.

"다시 배낭을 메고 돌아올 준비를 하세요." 치료사가 말했다. "하지만 놔둘 것은 놔두고 오셔도 됩니다." 나는 나 자신에 대한 회의감을, 내 안에서 곪으며 내 존재를 전부 펼쳐내지 못하게 막았던 그 모든 자기 비판을 두고 오기로 했다. 그 노인이 나의 모든 흠과 결함에도 불구하고 나를 편견 없이 받아들일 수 있었다면, 나 또한 그렇게 못할 이유가 뭐란 말인가? 현명한 노인이 고개를 끄덕이며 공감을 표했다. 나는 그의 손을 잡았다. 그를 떠나고 싶지 않았다. 그가 눈을 감고 부드러운 미소를 지었다. 그러고는 사면을 올려다보았다. 나는 돌아가야 한다. 내 안의 무엇이 이곳을 떠나지 않겠다고, 이 친절한 노인이 있는 곳을 떠나지 않겠다고 격렬히 저항했다. 나는 그 노인의 눈에서 그 자신과 이 장소가 나의 일부이니 그 무엇도 절대 상실되지 않을 것임을 읽어냈다. 이렇게 내 맘을 달래주는 인식이 일고 나서야 비로소 나는 그곳에서 돌아오는 여정을 떠날 수 있었다.

"이제 기지개를 켜고 숨을 깊이 쉬어도 됩니다. 그 다음에는 천천히 눈을 떠 보세요." 그러고 보니 내가 마지막이었다. 몸을 일으켜 앉아 몰래 눈물을 훔치고 보니, 이미 나머지 사람들은 완전히 깨어 있었다. 하지만 나는 여전히 자연의 천국에 있던 그 노인에게 홀려 있었다. 신선한 공기를 좀 마시고 나서야 계속 훈련 세션을 이어갈 수 있는 상태가 되었다. 나는 나무가 우거진 지역에 이끌리는 느낌을 받았다. 껍질이 오래되고 거친 나무들을 보고는 그 노인에 대해 물었다. 그러자 그가 아직 거기에 있다는 대답이 돌아왔다. 그는 식물들 속에도, 물가에도 있었다. 그리고 내 안에도 있었다.

이제 우리는 '바이오필리아'라는 현상에 정말 가까이 다가왔다. 바이오필리아는 자연에 대한 인간의 헌신과 갈망이다. 나의 무아경적 여정은 호모 사피엔스이자 자연의 자식인 내가 나의 내적 본성인 자연과 맺는 본질적 유대감의 표현이었다. 나는 늘 나의 무의식으로부터 이런 이미지들을 기억할 것이다. 이따금, 대개는 저녁 때에 자연 속의 그 마법적인 장소와 노인이 떠오르면, 나는 그게 어떻게 나를 감동시켰는지 조금은 느낄 수 있다. 하지만 신경 회로들로 이루어진 세계로의 이 여행에서 나를 그토록 깊이 감동시킨 게 무엇이었는지가 의아하다. 나는 이 경험에서 두 가지 요소가 중요한 역할을 했다고 믿는다.

첫째, 자연 속의 그 장소가 내게 천국의 느낌을 주었다. 내 환상의 풍경은 곱고 드넓은 목초지와 방풍림, 자양분이 풍부한 숲, 지저귀는 새들처럼 나를 달래는 자극들로 가득했다. 이런 자극들이 바이오필리아 효과의 구성요소들이다. 우리는 곧 우리가 자연 속에서 어떤 자극들을 욕망하고 어떤 자극들이 우리의 삶에서 심리적 치유를 가져다줄 수 있는지를 자세히 살펴볼 것이다. 찬연하고 낭만적인 자연은 인간에게 적절한 서식지에 대한 나만의 갈망을 반영한다. 호모 사피엔스는 자연으로부터, 자연 속에서, 자연과 함께 수백만 년에 걸쳐 진화했다. 진화적 관점에서 볼 때 우리는 분명 도시적이고 기술적이며 고도로 현대적인 서식지보다 자연적인 서식지와 더 크게 교감한다. 전체적인 진화의 역사를 1년으로 보자면, 인간이 현대 도시에서 살면서 산업 기술을 활용해 온 시간은 1,000분의 몇 초에 지나지 않는다. 내 환상의 여정이 도시의 거리나 공장으로 이어졌더라면 그런 감동적인 순간들을 결코 경험하지 못했을 것이다. 바이오필리아는 인간 진화의 산물이다. 스웨덴 샬메르스 공과대학교 의료건물 연구센터의 건축 교수인 로저 울리크Roger Ulrich는 이렇게 썼다. "현대 인간은 진화의 잔여물로서, 자연에 대해서는 모종의 긍정적 반응을 학습하고 계속해서 보유할 생물학적 준비가 되어 있지만 도시적이거나 현대적인 요소 및 구성에 대해서는 그런 준비성을 전혀 드러내지 않는 것일 수 있다."[3] 이는 바이오필리아 효과에 대한 적절한 기술이기도 하다.

 우리의 머릿속에 진화하는 집의 무의식적 이미지들이 있다는 사실은 놀랍지 않다. 그 이미지들이 대부분 손대지 않은 야생적 자연의 이미지라는 사실도 놀랍지 않듯이 말이다. 무아경적인 여정 속에서 자연적인 서식지를 보며 안전한 피난처 같은 느낌을 받고자 한 사람은 나뿐만이 아니다. 우리와 함께 그 여정을 함께 한 치료사는 참가자들이 이런 종류의 '비전'을 정

---

[3] Roger Ulrich, "Biophilia, Biophobia, and Natural Landscapes," in *The Biophilia Hypothesis*, ed. Stephen R. Kellert and Edward O. Wilson (Washington, DC: Island Press/Shearwater, 1993), 88.

말 흔히 얘기한다고 나중에 내게 말해 줬다. 그녀는 자연의 목가적인 환상이 거의 늘 깊이 감동적인 느낌들을 촉발하며 치유하는 심리적 과정과 통찰로 이어진다고 말했다.

나의 무아경적 여정이 그토록 깊은 감동을 준 두 번째의 근본적인 이유가 있다. 그것은 내가 만난 그 인자한 노인과 관련이 있다. '자연으로부터', 즉 나무들 사이에서 등장한 그는 이러한 풍경의 일부이거나 그것의 영혼처럼 보였다. 그는 거기서 반짝이던 마술적인 빛과 뒤얽혀 있었다. 그것은 더없이 분명한 장면이었다. 너그러운 표정을 짓는 긴 머리의 노인은 자연을 경험하는 긍정적 측면들을 대변한다. 현대 문명과 거리의 소음, 소비주의의 폭정, 그리고 특히 직장 상사나 교장 선생님 또는 사회의 기대로부터 멀리 벗어나 자연 속에 있다는 것은 인간적으로 우리가 있는 그대로 받아들여짐을 뜻한다. 자연이나 황야 속에서, 우리 모두는 수없이 많은 생명 형태들 사이에 존재하는 개별적인 생명체다. 우리를 둘러싸고 있는 동식물과 균류, 미생물은 모두 하나의 공통점을 지닌다. 우리를 판단하지도 않고, 우리가 특정한 방식으로 행동하기를 기대하지도 않는다는 점이다. 우리는 그저 그것들 사이에 현존하고, 그것들과 서로 연결된 채 총괄적인 생태계의 일부를 이룰 뿐이며, 아무도 우리의 실수를 들어 비난하려 하지 않는다. 아무도 우리를 억지로 구속하려 하지도, 우리에게 어떤 성과를 요구하지도 않는다. 자연 속에서 우리는 있는 그대로 존재할 수 있다. 열심히 일할 수도, 게으름을 피울 수도 있다. 빠를 수도, 느릴 수도 있다. 내향적일 수도, 외향적일 수도 있다. 의기양양할 수도, 망연자실할 수도 있다. 우리는 사회에서 이상적으로 여기는 몸의 이미지에 들어맞을 수도 있고, 사회적 규준을 전혀 따르지 않는 몸의 소유자일 수도 있다. 자연과 동식물은 우리를 판단하지 않는다. 그것이 바로 나의 무아경적 여정에서 그 노인이 내게 전해준 메시지다. 그는 그 어떤 판단이나 기대도 담지 않은 표정으로 나를 바라보며 이렇게 말했다. "자네는 있는 그대로의 모습이 좋다네. 여기서 자네는 있는 그대로 존재할 수 있어."

자연에서 스스로를 드러내는 생명의 원리는 우리를 통과해 흐르는 생기를 서슴없이 공유하게 만든다. 이는 나의 환상 속에서도 나타났는데, 바로 이 자연적인 활력이 나의 몸속을 관통하며 강력하게 맥동하는 기운으로 느껴졌을 때다. 그렇다. 그 활력은 나를 관통하며 더욱 커졌고, 이는 나를 나뭇가지들로 이루어진 생동하는 더듬이들로 성장시키기 위해서였다. 나는 나의 무의식이 나를 위해 만들어 낸 이러한 개인적 성장의 상징이 아주 표현적이라고 생각했다. 그야말로 바이오필리아 효과다!

이 무아경적인 경험을 한 이후 나는 관련 내용을 조사해 봤고, 이러한 '있는 그대로 존재할 수 있다'는 느낌이 자연 속에서 시간을 보내는 활동의 가장 유명한 심리적 치유 효과 중 하나임을 알게 되었다. 이에 대해서는 나중에 자연이 어떻게 심리 치료사가 되는지를 논할 때 다시 확실히 얘기할 것이다. 여기서는 일단 신경 세포와 인간 진화의 문제 그리고 인간의 두뇌에 집중하고 싶다. 무의식에 대한 이야기를 계속해 보자. 그리고 그것이 나의 무아경적 여정에서 너무도 선연했던 자연과 어떻게 교감하는지도 말이다.

원시적인 두뇌 구조로부터

> 그리고 인간은 다른 곳이 아닌 거기[두뇌]에서 즐거움과 기쁨,
> 웃음과 쾌활함이, 그리고 슬픔과 비탄, 허탈함과 애통함이
> 나온다는 것을 알아야 한다. 히포크라테스[4]

무의식unconscious이라는 개념은 18세기부터 사용되었다. 주류 매체와 대중 서적에서는 이를 종종 잠재 의식subconscious이라고도 부르지만, 정작 지그문트 프로이트는 그런 용어를 쓰는 것 자체를 부인했다. 그는 오로지 무의식에 대해서만 얘기했다. 잠재 의식은 현대 일상어의 발명품으로, 그것이 표현하려는 바를 제대로 짚지 못한다. 그것은 인간 심리에 뭔가 위계적인 게 있음을 암시하며, 여기서 잠재 의식은 종속적인 위치를 차지한다. 이것은 우리가 절대 들여다보지 않는 다락방의 오래된 장롱이 아니다. 이런 이유로 나는 잠재 의식이라는 용어를 쓰지 않고 무의식에 대해 얘기하기를 선호한다.

우리는 가끔씩 우리가 경험하는 감정(특히 두려움)이나 우리가 보여주는 행동의 원인을 알지 못할 때가 있다. 우리는 우리 영혼의 무의식적인 내용을, 말하자면 부지불식간에 작동하는 두뇌의 근본적인 생체 기능을 다루

---

[4] Hippocrates, *The Genuine Works of Hippocrates*, trans. Francis Adams, vol. 2, 1886. Accessed via todayinsci.com/h/hippocrates/hippocrates-quotations.htm.

고 있지만 그것들이 무엇을 하는지 알지 못한다.

어떤 심리학자들은 특정한 감정과 행동의 원인이 우리의 정신에서 '모습을 감춘' 채 심층에서 우리에게 영향을 줄 수 있다고 말한다. 이런 이유로 무의식에 집중하는 심리적·심리 치료적 접근들은 심층 심리학$^{\text{depth psychology}}$으로 분류된다.

감정은 우리의 무의식에서 비롯될 수 있다. 신경 과학자 겸 대학 교수인 레이 돌란$^{\text{Ray Dolan}}$과 아르네 외만$^{\text{Arne Öhman}}$은 잉글랜드와 스웨덴에서 일련의 실험을 실시했다. 그들은 실험 참가자들에게 일렬로 늘어놓은 여러 사람의 얼굴 사진을 보여줬는데, 그중에 화난 얼굴을 하나 포함시켰다. 화난 얼굴이 나타날 때마다 피험자들의 손가락에는 전혀 무해한 전기 충격이 가해졌다. 아마도 당신은 학교에서 파블로프의 개에 관해 배운 기억이 날 것이다. 밥 먹을 때마다 종소리를 들은 개는 결국 먹을 게 없을 때도 종소리만 들으면 침을 흘리는 조건 반사를 일으키게 되었다는 실험 말이다. 이것은 고전적인 조건 반사의 예시였다. 돌란과 외만은 개가 아닌 사람을 대상으로 그와 비슷한 실험을 했다. 화난 얼굴과 결합된 가벼운 전기 충격들은 확실히 화난 얼굴에 반응하도록 피험자들의 무의식을 길들였다. 더 이상 전기 충격을 주지 않고 그들의 손가락에서 모든 전극을 제거했을 때도, 피험자들은 계속 똑같은 방식으로 반응했다. 말하자면 더 이상 충격을 받을 위험이 없는데도 그들은 여전히 화난 얼굴이 등장할 때마다 같은 감정을 느꼈다. 참가자들이 땀을 흘리기 시작했을 때부터 그들의 손에서 감지되는 피부 전도율이 지체 없이 증가했다. 전기 충격의 불쾌한 느낌과 연결된 화난 얼굴에 대한 신체 반응이었던 것이다. 이제부터 중요한 부분이 등장한다.

돌란과 외만은 피험자들에게 중립적인 얼굴들을 다양하게 보여줬다. 실험 참가자들은 반응을 보이지 않았지만, 중립적인 얼굴들 사이에서 1초도 안 되는 찰나에 화난 얼굴을 지어 보였다. 게다가 더 놀라운 사실은 이것이다. 참가자들이 화난 얼굴을 보지 못했다고 보고했을 때도 그들의 즉각적인 반응은 점점 더 많은 땀을 흘린 것이었다. 무의식적 감정이라는 개념은 돌란과 외만의 실험에 기초한다.[5] 우리의 무의식은 엄청나게 빠르다. 그것은 우리가 미처 알아채지도 못한 외부의 자극에 미리 반응할 뿐만 아니라, 여전히 우리로서는 근원을 알 수 없는 감정들을 촉발한다. 이러한 과정은 전적으로 무의식적이다. 다음으로 우리가 살펴볼 것은 자연이 무의식적 감정들, 즉 긍정적이고 기분 좋은 감정과 부정적이고 불쾌한 감정을 촉발하는 자극들로 가득하다는 사실이다.

신경 생물학은 우리의 감정과 행동을 일으키는 숨겨진 원인들을 찾는 과정에서 어떤 원시적인 두뇌 구조들을 발견하게 되었다. 그 안에서 일어나는 과정은 무의식 중 가장 무의식적인 것이라고 말할 수 있다. 이 말은 과장이 아니다. 우리의 정신에서 일어나는 그 어떤 과정도 이 오래된 두뇌 구역에서 일어나는 과정만큼 은폐된 채로 남아 있는 경우는 없다. 그럼에도 이 원시 두뇌 구조들은 우리의 경험과 행동, 감정에 극적인 영향을 준다. 우리가 자연에서 시간을 보낼 때도 역시 활성화되는 이러한 구조들은 뇌간(腦幹)brain stem이라고도 불리는 파충류 뇌reptilian brain, 그리고 파충류 뇌를 고리처럼 에워싸는 변연계(邊緣系)limbic system다.

---

[5] Mark Bear, Barry Connors, and Michael Paradiso, *Neurowissenschaftenein grundlegendes Lehrbuch für Biologie, Medizin und Psychologie* (Berlin: Springer Verlag, 2012), 635–36.

파충류 뇌는 인간을 비롯한 여러 동물에 남아 있는 원시 유산으로, 5억 년이 넘는 오랜 진화 과정 속에서 유효성이 검증된 것이다. 그 이름에서 알 수 있듯이, 이 뇌는 우리를 파충류와, 그리고 양서류와도 하나로 만들어 준다. 파충류 뇌는 엄지손가락 하나에 불과한 크기일 수 있지만 우리 몸에서 가장 중요한 생체 기능들, 예컨대 우리의 심박과 혈압, 호흡, 발한 등을 제어한다. 파충류 뇌는 우리가 잠들어 있을 때 우리를 감시한다. 그것은 우리의 다양한 수면 단계를 빈틈없이 제어하고, 두뇌의 다른 부분들을 활성화하면서 꿈을 유도하기 때문에 우리는 수면 중에 여러 경험을 할 수 있다. 또한 파충류 뇌에서 생산되는 신경 전달 물질인 세로토닌은 우리의 감정 상태를 제어하는 데 중요한 역할을 한다. 달리 말해 파충류 뇌는 우리의 생체 기능과 감정 상태에 지대한 영향력을 행사하는, 중요하고 완전히 무의식적이며 독립적으로 기능하는 신경 센터다. 그리고 그것은 주변 환경과 끊임없이 접촉한다. 파충류 뇌는 외부 세계의 많은 인상들을 우리의 두뇌로 전달하는데, 뇌신경 12개 중 10개는 파충류 뇌에 그 핵심을 두고 있다. 자연 속에 있을 때 우리의 두뇌가 다양한 자극들에 번개처럼 빠른 속도로 반응하는 이유도 바로 그 때문이다.

우리의 변연계도 역시 자연과의 원시적 교감에 중요한 역할을 한다. 진화적으로 말하자면, 변연계는 약 2억 내지 3억 년 전에 만들어졌다. 이 숙성된 두뇌 영역은 우리의 감정을 (전부는 아니고) 대체로 책임지며, 우리의 성충동에도 영향을 준다. 이에 대해서는 뒤에 나오는 장에서 자연 속 경험과 인간의 성생활에 대해 얘기할 때 다시 거론할 것이다. 변연계는 우리가 언제 편히 쉬며 회복할 수 있는지를 알려줄 뿐만 아니라, 언제 적극적으로

도주할 준비를 해야 하는지도 알려 준다. 이런 기능은 우리가 스트레스를 풀거나, 새로운 정신적 에너지를 찾거나, 의식을 회복하거나, 자연 속에서 시간을 보내며 두려움과 걱정을 해소하는 법에 신경쓸 때 특별히 중요하다.

현대 신경 과학자들은 변연계에서 일어나는 과정들이 우울증과 조현병, 공포증, 그리고 조울증이라고도 불리는 양극성 기분 장애와 같은 정신 장애들에서 어떤 역할을 수행한다고 가정한다.[6]

---

6) Tanja Krämer, "Das Limbische System," 2014년 11월 30일 접속, dasgehirn.info.

진화의 와일드 카드: 파충류 뇌에서 스트레스 해소하기

> 인간의 두뇌를 조상들의 환경에 존재했던 기회와 제약을 분석하고
> 그에 적절히 반응하도록 특별히 설계된 진화된 기관으로 본다면,
> 인간과 자연계의 상호 작용을 새로운 방식으로 바라볼 수 있다.
> 고든 오리언스[7]

파충류 뇌와 변연계는 우리가 자각하는 것보다 더 큰 영향을 우리에게 줄 수도 있다. 결국 이런 두뇌 구조들은 계속해서 우리 주변의 환경을 감시하고 그에 반응한다. 위험 신호가 있으면 그런 구조들에서 경고음을 울리고 우리가 도망칠 태세를 갖추게 한다. 이를 가리켜 투쟁-도피 반응fight-or-flight response이라고 부르는데, 이는 인간의 진화 과정 속에서 발달해 온 생체 기능이다. 언젠가는 굶주린 사자 옆에서 편안한 소풍을 즐겨 보라. 당신의 파충류 뇌가 당장 그 계획을 중단시킬 것이다. 편도체가 퍼붓는 스트레스 호르몬들은 파충류 뇌로 하여금 모든 기관들을 경계 태세로 돌입시키게 만든다. 그것은 환경에서 오는 자극의 위험 여부를 몇 밀리초 이내에 결정한다. 그리고 이러한 일련의 과정들을 촉발하는 데 굶주린 사자는 필요하지 않다. 이 모든 과정은 결국 하나로 수렴한다. 그것은 바로 스트레스다.

---

7) Gordon Orians and Judith Heerwagen, "Humans, Habitats, and Aesthetics," in *The Biophilia Hypothesis*, ed. Stephen R. Kellert and Edward O. Wilson (Washington, DC: Island Press/Shearwater, 1993), 139. 고든 오리언스는 시애틀 워싱턴 대학교 생물학과 명예교수이다.

오스트리아 배우 롤란트 뒤링거Roland Düringer는 나와 함께 저술한 풍요의 땅이여, 잘 있거라(Leb wohl, Schlaraffenland)에서 이렇게 말한다. "우리의 조상들은 검치(칼같이 날카로운 송곳니)를 지닌 호랑이에게 잡아먹힐 위험에 늘 처해 있었다. 그들이 이 검치 호랑이 중 하나와 맞닥뜨렸을 때, 그 상황이 스트레스를 촉발했다. 그 결과는 어떻게든 그 포식자에게서 달아났거나 잡아먹힌 것이었다. 하지만 우리 모두는 검치 호랑이가 멸종했고 우리를 잡아먹고 싶어하는 동물이 이제는 거의 남아 있지 않음을 알고 있다. 하지만 우리는 우리만의 현대적인 검치 호랑이들을 창조하기 위해 여전히 사냥을 당하는 느낌을 필요로 하는 듯하다. 그렇게 우리는 우리 스스로 세계에 풀어놓은 검치 호랑이들을 두려워한다."[8]

여기서 뒤링거가 말하는 현대적인 검치 호랑이들이란 우리가 스스로에게 부과하는 압력들로 가득한 현대 생활의 일과를 뜻한다. 동물과 타인, 자연 재해의 위협만이 스트레스와 도피 반응을 촉발하는 게 아니라, 소음이나 교통, 업무 부담, 마감일, 성과 압력, 부적응감이 있는 도시 생활도 이런 반응을 촉발할 수 있다. 스트레스는 직장 상사나 선생님 또는 부모님의 기대뿐만 아니라 자기 스스로 부과한 기대에서 생겨날 수도 있다. 감각 과부하sensory overload는 현대의 모든 신경 생물학 교과서에서 스트레스 반응에 대해 얘기할 때면 등장하는 유명 문구이기도 하다.

파충류 뇌와 변연계는 이 모든 부담을 굶주린 사자와 검치 호랑이 수준의 위협 요인으로 분류할 수 있을 것이다. 유일한 차이는 우리가 그로부

---

[8] Roland Düringer and Clemens G. Arvay, *Leb wohl Schlaraffenland: Die Kunst des Weglassens* [*Farewell, Land of Plenty*] (Vienna: edition a Verlag, 2013).

터 달아나지 않는다는 것뿐이다. 우리 두뇌의 원시적인 부분들이 경계 태세로 전환되면 이완과 회복, 창조성, 명료한 사고는 뒷전으로 밀리게 된다. 우리의 몸은 스트레스가 격심할 때 복잡한 신경 생물학적·호르몬적 제어 회로로 완충 지대를 만들어 그 상황에 대처할 수 있다. 하지만 업무와 학교, 가정, 빡빡한 도시 생활에서의 스트레스와 각종 사회적 기대를 충족해야 하는 압력에 기인하는 스트레스는 보통 줄지 않고 무한정 계속되는 편이다. 그럴 때는 급성 스트레스에 대한 자연적인 제어 회로가 실패하면서 만성적인 스트레스 증상들로 이어질 수 있다.

스트레스에 관련된 문명적 질환의 예로는 집중력 저하, 심장 및 순환기 질환, 수면 장애, 두려움과 우울, 섭식 장애, 중독, 위와 장의 문제, 면역 결핍, 신경증 등이 있다. 스트레스가 암을 출현시키는 역할을 할 수 있다는 연구 결과도 나온 바 있다.[9]

파충류 뇌와 변연계는 대개 우리가 특정한 장소나 상황에서 쉬어도 되는지 아니면 투쟁-도피 상태에 있어야 하는지를 판단하는 데에 결정적 역할을 한다. 자연 속에서 시간을 보내면 종종 정신없이 바쁜 일상생활과 대비되는 이완으로 이어진다. 자연은 우리가 스트레스를 유발하는 상황에서 멀리 벗어나게 하는 데 엄청나게 효과적이다. 과학자들은 어떤 자연 요인들이 우리의 오래된 두뇌 구역들을 투쟁-도피 상태가 아닌 이완-회복 상태로 전환시키는지를 조사하고 있다. 로저 울리크는 병원에 자연과 정원을 도입하는 것이 어떻게 환자들의 만성 통증과 만성 스트레스를 줄이는지 연구하

---

9) Ludger Rensing et al., *Mensch im Stress: Psyche, Körper, Moleküle* (Heidelberg: Springer Spektrum Verlag, 2013), 333.

고 있다. 그는 다른 과학자들과 함께 미학적 정동 이론 aesthetic affective theory을 연구 중이다. 미학(美學)aesthetics은 아름다움에 대한 우리의 감각적 지각을 다루는 철학의 한 분파다. 정동(情動)affect은 우리 내부의 느낌이나 감정을 말한다. 정동은 이미 언급한 원시 두뇌 영역들에서 무의식적으로 촉발된다. 미학적 정동 이론은 어떻게 자연 속의 특정한 감각적 지각들이 우리의 정동에 영향을 줘서 우리에게 '쉬어!' 또는 '달아나!'라고 말하게 만드는지를 다룬다. 우리의 정동은 한편으로 무의식적으로 작동하고 다른 한편으로는 우리에게 행동을 일으키는 자극과 연결되며 심지어 우리 몸의 신체적 반응과도 연결되기 때문에 우리에게 정말 많은 힘을 행사한다.

마음을 진정시키는 자연의 매력에 대해 숙고하는 것은 과학자만의 몫이 아니다. 낙엽수림의 나무에서 가지와 잎이 달린 머리 부분인 나무갓에서 울려 퍼지며 사랑스러운 물결처럼 우리의 귀를 적시는 새소리는 아마도 우리를 투쟁-도피 태세로 돌입시키는 게 아니라 마음을 진정시키는 상태를 만들어 낼 것이다. 새들은 위협 요인이 아니며, 진화를 통해 훈련된 우리 두뇌의 원시적인 부분들은 그것을 알고 있다. 풀로 덮인 산중턱을 콸콸 흘러내릴 수도 있는 작은 물줄기도 마찬가지다. 들판의 가장자리를 따라 열매 맺은 베리berry 관목은 우리에게 상쾌한 느낌을 불러일으킨다. 베리들은 늘 눈요깃감이었으며, 특히 우리의 조상들이 여전히 채집자였을 때 그러했다. 결국 이 낙엽수의 열매들은 그들이 섭취한 영양분의 일부였다. 우리의 두뇌는 그 열매들에서 위험과 도피가 아닌 식량과 생존을 연상한다. 꽃에 대해서도 마찬가지다. "왜 꽃 한 송이는 그리도 아름다운가?"라고 앞서 인용한 배우 롤란트 뒤링거가 물었다. 이 물음에 대한 진화 생물학자의 답은 정말 낭만적이지 않게 들릴 수도 있겠다. 꽃식물들은 진화로 훈련된 우리의 두뇌에 식량이 근처에 있다는 신호를 전한다. 우리의 조상들은 벌들이 꽃꿀로 만들어 내는 벌꿀을 채집했고, 영양분이 많은 꽃가루도 섭취했다. 꽃에서 수분이 이뤄진 후에는 종종 식용 식물이 자라난다. 그게 열매인지, 베리인지, 견과류인지, 채소인지는 중요하지 않다. 토마토든, 피망이든, 가지든 상관없다. 우리는 인상적인 버섯이나 식용 베리, 가을철의 엘더베리, 또는 유럽 마가목에서 자라나는 밝은 로완베리에 이끌리는 자신의 모습을 볼 수 있다. 우리는 이런 인상들을 즐긴다. 우리가 자연의 아름다움에 매료되는 이유는 그것이 우리에게 유용해서이기도 하다. 예컨대 우리는 그것을 먹음으로써 흡수할 수 있다. 그런 베리들이 보일 때 미학적인 아름다움에는 영양에 대한 생각들이 동반된다.

우리의 조상들은 나무를 활용하여 보호막과 그늘을 만들었다. 나무는 먹고 잘 수 있는 안전한 장소로 활용되었을 뿐만 아니라, 종종 식량의 원천이 되기도 했다. 수많은 나무들에는 꽃과 열매, 싹과 잎사귀, 몇몇 뿌리, 또는 줄기 안에 흐르는 미네랄이 풍부한 수액처럼 먹을 수 있는 부분이 많기 때문이다. 자연에 가까이 사는 사람들은 아직도 자작나무의 수액을 진통제와 원기 회복제로 활용한다. 마지막으로, 우리의 조상들은 종종 나무갓에서 야생 벌꿀을 발견했다. 오늘날에도 대부분의 사람들은 나무에 친밀성을 느낀다.

또 하나의 사례는 목가적인 입지의 호수처럼 정지해 있는 물의 영역들이다. 이런 수역은 어떤 위험도 제기하지 않고, 우리의 조상들에게 물고기 형태의 식량을 제공했다. 전 세계의 아동과 성인 모두가 반짝이는 고요한 수면을 매우 선호한다는 사실은 여러 연구에서 증명된 바 있다. 이런 수면은 각자의 문화적 배경과 상관없이 우리 모두에게 긍정적인 감정을 불러일으키고 파충류 뇌 속의 긴장을 풀어 준다. 우리가 특히 반짝이는 수면에 이끌린다는 사실은 우리의 진화 과정에서 남은 중요한 잔여물이다. 인간에게는 광활한 풍경 속에서 식수를 멀리서부터 알아보는 게 필수적인 때가 있었다. 흐르는 물도 식량과 식수를 제공한다. 자연에서 오는 수많은 향기도 우리의 맘을 진정시켜 준다. 우리가 깊이 호흡할 수 있는 신선한 공기는 이완을 촉진하고, 버섯 냄새가 나는 산림 토양의 향기는 우리에게 뭔가 위협적인 것이 아니라 먹을 만한 게 있다는 기쁨을 암시한다. 이런 향기에 관한 그 무엇도 우리 두뇌에서 투쟁-도피 반응을 촉발하지 않는다. 자연은 미학적인 매력으로 가득하다. 자연에 가득한 소리와 향기는 우리의 몸 안에 기분 좋게 이완하기 위한 신경 생물학적 토대를 만들어 준다.

호모 사피엔스가 수백만 년에 걸쳐 진화한 환경은 시멘트 블록과 건물로 빽빽한 도시가 아니라 동식물과 강, 산, 호수, 언덕, 목초지가 주로 있는 자연 서식지였다. 우리의 파충류 뇌와 변연계가 자연환경 속에서 가장 잘 기능한다는 사실은 놀라운 일이 아니다. 우리의 진화가 일어난 본거지는 자연이며, 우리는 자연과 연결되어 있다. 그리고 파충류 뇌는 변연계와 더불어 무의식적인 바이오필리아 운영 센터로, 즉 우리가 우리를 둘러싼 자연과 교감하는 심장부로 존재한다.

열일곱 살에 부모님과 함께 오하이오로 이민을 와서 나중에 북미의 여러 대학교에서 가르친 문화 인류학자 겸 작가인 울프-디터 스톨Wolf-Dieter Storl은 뉴스캐스터 마르쿠스 란츠Markus Lanz가 진행하는 한 독일 텔레비전 토크

쇼에 나와 이를 다음과 같이 훌륭하게 요약했다. "현대 서구인들이 종종 잊는 사실은 우리가 땅에 의존한다는 것입니다. 태양과 날씨와 식물은 우리에게 근본적이며, 우리는 모든 진화 과정에서 그것들과 함께 진화했습니다."10)

인간과 자연의 유대를 연구하는 과학자들은 수많은 실험을 거치면서 어떤 풍경 요소들이 특별히 스트레스 수준을 낮추고 우리의 원시 두뇌 구조에서 투쟁-도피 대신 이완-회복의 상태를 작동시키는지를 조사했다. 이를 위해 자연 속에 있는 피험자들의 혈액 속 스트레스 인자들을 측정하고, 두뇌 활동을 기록하고, 그들과의 인터뷰를 시도했으며, 그 결과를 도시 풍경 속에 있는 피험자들을 대상으로 한 조사 결과와 비교했다. 그 결과는 자연 속에서 늘 더 좋게 나왔고, 도시에서도 거의 자연에 가까운 공원에서는 좋은 결과 값이 나왔다. 수년에 걸친 많은 연구에서 도출된 일반적 결론은 이러하다. 스트레스를 줄이고 두뇌의 원시적인 부분들을 이완 상태로 설정하고 싶다면 자연이나 공원 속에서 다음과 같은 풍경 요소들을 찾기 바란다.

- 호수와 연못, 석호처럼 정적이고 반짝이는 물
- 하천과 강처럼 잔잔하게 흐르는 물(세찬 급류는 활력을 줄 수 있지만 스트레스를 줄이고 이완하기에는 적합하지 않다.)

---

10) "Wolf-Dieter Storl bei Markus Lanz (29.1.2014)" YouTube video, 16:10; Wolf-Dieter Storl interviewed by Markus Lanz, broadcast on ZDF, 2014년 1월 29일; posted by "selectachill," 2014년 1월 30일; youtube.com/watch?v=FlZoHFxVxVE.

- 바다
- 꽃, 꽃피는 교목(喬木)와 관목(灌木), 꽃이 만개한 초록색 목초지
- 열매와 채소가 있는 정원
- 베리 관목 숲(灌木林)
- 자라나는 버섯들을 보거나 냄새 맡을 수 있는 평화로운 장소들
- 새들을 만나 새소리를 들을 수 있는 식생과 식물 군락
- 나뭇갓들이 이어져 그 밑에 그늘을 조성하는 교목들
- 올라서 풍경을 관망할 수 있는 교목들
- 대초원처럼 교목들과 관목들이 흩어져 있는 빈터나 목초지(이런 풍경들이 핵심적인 이유에 대해 곧 살펴볼 것이다.)

나무에 관해서는 시애틀 워싱턴 대학교의 생물학 명예 교수인 고든 오리언스Gordon Orians가 진정한 나무 전문가인데, 그는 아내와 함께 만든 나무 형상 이미지들의 총체적인 자료집을 보유하고 있다. 그는 환경 심리학자 주디스 히어왜건Judith Heerwagen과 함께 이 그림들을 피험자들에게 보여주면서 사람들이 어떤 형상을 선호하는지 살펴보았다.[11] 그들은 우리가 외양을 기준으로 나무를 즉흥적으로 판단할 때 다음의 세 가지 규칙을 고수한다는 점을 발견했다. 첫째, 우리는 딛고 올라설 지점이 없는 나무줄기보다는 더 쉽게 오를 수 있는 나무줄기를 좋아한다. 둘째, 우리는 그늘을 충분히 만드는 나뭇갓이 있는 나무를 선호한다. 셋째, 우리는 직관적으로 건강과 영양에 유

---

11) Gordon Orians and Judith Heerwagen, "Humans, Habitats, and Aesthetics," in *The Biophilia Hypothesis*, ed. Stephen R. Kellert and Edward O. Wilson (Washington, DC: Island Press/Shearwater, 1993), 157–63.

익한 나무들을 좋아한다.

따라서 미학과 진화의 역사는 종종 서로 뒤섞여 있고 사람들은 스트레스 인자들이 가장 효율적으로 떨어지는 매우 특정한 유형의 풍경 속에서 가장 잘 느긋해지는 것으로 보인다. 이러한 풍경 유형에는 우리의 조상들과 다시 한번 관계를 맺는 무엇이 있다.

대초원 효과

우리의 미적 지각이 인류 진화의 배경인 자연과의 상호 작용 속에서 일어났다는 점은 분명하다. 우리의 바이오필리아는 우리 삶의 터전인 지구의 창조물이다. 그것은 우리를 우리의 고향인 지구와 하나로 만든다. 아마도 영화 *아바타*에서 지구와 유사한 조건으로 나오는 판도라 위성의 주민들은 파란 숲속 빈터에서 긴장을 풀고 스트레스를 줄일 기회가 더 많았을 것이다. 왜냐하면 그들의 종적 진화가 지구상에서와 같은 초록 식물이 아니라 파란 식물이 주로 있는 서식지에서 일어났기 때문이다. 우리는 자연에 있을 때 진화적으로 우리 종에 맞춤화된 환경 속에 있음을 느낀다. 그런 환경에서는 도시의 시끄러운 교통 속에 갇혀 있을 때보다 긴장을 풀기에 더 유리할 수밖에 없다.

*아바타*에 관해 말하자면, 우리 지구인들도 판도라 위성에 있는 파란 식물의 화려함에 어떻게든 감동을 느낄 것이며 그것의 아름다움이 우리에게 인상적으로 다가올 것이다. 이는 아마도 바이오필리아가 매우 확고한 제임스 카메론 감독이 지구 우림들의 다양성을 판도라 위성의 식물 세계를 조성하기 위한 모델로 활용해서일 것이다. 이런 식으로 영화 관람객들에게는 우리가 진화해 온 자연환경을 약간 바꾼 버전이 제시된다. 인간의 바이오필리아는 이에 강렬하게 반응하며, 이것이 *아바타*라는 영화가 엄청난 성공을 거둔 중요한 이유였다. 더 나아가 이로써 분명해진 사실은 초록 식물뿐만 아니라 파란 식물에도 적용되는 자연미에 대한 일종의 '보편적' 기준이 있

다는 점이다.

다시 지구로 돌아와서, 우리는 풍경의 유형에 따라 파충류 뇌와 변연계의 스트레스를 줄이는 효과가 다양한 수준으로 나타난다는 연구 결과들을 접해 왔다. 한 연구에서는 사람들을 다양한 풍경에 노출시키고, 현장에서 그들의 혈액과 타액 등에 들어 있는 스트레스 인자들을 측정했다. 연구자들은 그들의 두뇌 활동도 기록했다. 이로써 발견된 사실은 인간들이 어떤 유형의 풍경에서 특히 잘 느긋해지며 스트레스를 줄일 수 있다는 거였다. 그것은 대초원savanna의 풍경, 말하자면 풀로 덮인 초록색 표면 위에서 떨기나무와 교목이 자라는 풍경이다. 이런 관목과 교목은 숲에서와 같이 치밀하게 자라는 게 아니라 듬성듬성 흩어져서 자란다. 물론 대초원 같은 풍경은 어느 특정한 지리적 권역에만 국한되지 않고 지구상의 거의 모든 곳에서 발견될 수 있다. 조경 설계가들은 오래전부터 대초원의 이완 효과에 대해 알고 있었기 때문에 쉼터를 제공하는 공원들은 대부분 이러한 대초원을 원형(原型)으로 삼는다. 세계적으로 유명한 뉴욕시의 센트럴파크는 사람들이 만나서 쉬는 대초원 같은 공원이다. 목초지와 숲속 빈터 그리고 과수원은 우리에게 대초원을 연상시키는 나무 개체군에 다름 아니다. 과수원과 밭이 농작에만 쓰이는 게 아니라 심리 치료에도 아주 좋은 공간이라는 점이 놀라운 일은 아닐 것이다.

과학적으로 논쟁이 되고 있는 한 이론에서는 우리가 대초원이 연상되는 풍경들에 끌리는 이유를 인간의 진화로 설명할 수 있다고 말한다. 우리의 초기 조상들은 아프리카 대초원에서 살기 전에 직립 보행을 시작했을 수 있지만, 대초원이 인간의 진화에서 중요한 환경이었음은 사실이다. 전혀 무관하긴 하지만, 이런 종류의 풍경과 공원에서 우리의 스트레스 수준이 가장 낮은 데에는 그럴 듯한 이유가 있다. 대초원의 풍경에서는 녹지 공간이 잘 보이고, 나무들은 서로 멀리 떨어져 있어서 그 사이사이로 주변 환경을 감시하기에 충분하다. 포식자나 기타 공격자와 같은 치명적인 사망 위험이 도사린 곳이 어디인지 안 보이는 장소는 거의 없다. 현대적인 생활에도 불구하고 우리의 파충류 뇌와 변연계는 진화적 관점에서 기능하기 때문에, 대초원 같은 분위기에서는 경고 반응에 시달릴 이유가 훨씬 적어진다.

대초원은 인간의 체격에 가장 적합한 환경이기도 하다. 우리는 대초원에서 문제없이 직립 보행을 할 수 있고, 덤불을 힘겹게 뚫고 길을 나아가거나 장애물을 오르거나 에두를 필요가 없기 때문에 두 팔도 자유롭다. 우리의 조상들에게 대초원은 가장 안전한 곳이었다. 수렵할 야생 동물도 많았고, 사람들은 거기서 식물의 뿌리와 열매, 잎, 씨앗, 꽃가루를 채집할 수도 있었다. 게다가 대초원에는 멀리서도 볼 수 있는 호수와 강 같은 수역이 많아서 물고기를 잡을 수도 있었다. 식수에 대한 접근이 진화적 선택의 중심 기준이었고 지금도 그러하다는 데에는 모든 진화 생물학자들이 동의한다. 이것은 논리에 따른 것이며, 적자생존과는 아무 관계가 없다. 물은 생존의 토대이기 때문에, 인간 종의 생존을 좌우하는 토대이기도 하다. 오늘날 대형 식품 기업의 관리자들은 물을 다른 제품처럼 가격을 매긴 소비 제품으로 전환할 때 이 점을 생각해 봐야 한다. 여담은 이 정도로만 하겠다.

대초원 같은 풍경은 수렵·채집 문화를 위한 생활과 생존에 이상적인 장소이다. 우리의 바이오필리아는 진화적으로 말해서 대초원의 영향을 강하게 받았다. 우리 인간은 바로 동물과 똑같이 좋은 서식지와 나쁜 서식지에 대한 육감이 있다. 이러한 감각 중추는 수백만 년에 걸친 진화 과정 속에서 동물과 인간의 뇌에 각인되어 왔다. 적절한 서식지는 우리 안에서 이완과 안전이라는 긍정적인 느낌들을 촉발한다. 이는 우리가 대초원 같은 풍경에 특히 잘 반응하게 되는 또 하나의 이유다.

이를 뒷받침하는 연구 중 하나는 1982년 오리건 대학교의 교수이자 생물학자인 존 포크John Falk가 수행했다.[12] 포크는 미국 북동부에서 무작위로 뽑은 수백 명의 인구 표본을 조사했는데, 그곳에 사는 대다수의 아이들이 자기들이 사는 곳에서 익숙하게 보는 풍경보다 대초원을 선호한다는 사실을 발견했다. 포크는 참가자들 앞에 여러 풍경의 사진들을 두고는 어떤 풍경이 가장 끌리고 어디서 시간을 보내고 싶은지를 즉흥적으로 결정하게 했다. 아이들은 대초원을 제일 많이 선택했다. 노인들은 그들에게 친숙한 자연 풍경과 같은 수준으로 대초원에 반응했고 때로는 훨씬 더 잘 반응했다. 포크 교수는 이 연구를 2009년 나이지리아 우림에 사는 주민들에게도 똑같이 반복했다. 놀랍게도 이들 역시 그들이 사는 우림보다 대초원의 풍경을 선호한다는 결과가 나왔다. 그들 가운데 80퍼센트가 그 우림을 한 번도 떠난 적이 없었는데도 말이다.[13] 게다가 다른 과학자들은 산업 국가에 사는 사람들도 대초원의 전형적인 나무 형상들을 가장 매력적으로 여긴다는 결론에 도달했다.[14] 대초원의 집단 기억은 우리의 무의식 속에 깊이 뿌리박고 있다.

---

12) John Falk and J.D. Balling, "Development of Visual Preference for Natural Environments," *Environment and Behavior* 14, no. 1 (1982): 5–28.

13) John Falk and J.D. Balling, "Evolutionary Influence on Human Landscape Preference," *Environment and Behavior* 42, no. 4 (2009): 479–93. doi: 10.1177/0013916509341244.

14) Orians and Heerwagen, "Humans, Habitats, and Aesthetics," 157–63.

미래에는 의사와 치료사가 스트레스로 지친 환자들에게 그저 숲속 빈터나 공원, 과수원, 또는 관목과 교목이 있는 사랑스러운 풀밭 풍경 속에서 산책이나 소풍을 하라는 처방을 내릴 수도 있다. 이것은 분명 현실적인 시나리오다. 다른 한편으로, 소진burnout 증후군이나 우울증, 만성 스트레스 장애를 앓는 환자들을 위한 아프리카 대초원 보양 온천 시설의 숙박비를 의료 보험 회사에 청구한다는 (비록 완전히 정당하다 할지라도) 다소 유토피아적인 시나리오도 있으리라. 하지만 이것은 단지 미래의 꿈일 뿐이다. 현재 세계 대부분의 나라에서는 아직껏 보험 회사들이 심리 치료를 필요로 하는 모두에게 비용을 지급할 수조차 없는 상황이다.

이완과 스트레스 해소를 위해 대초원 같은 풍경과 공원에만 의존한다면 나의 경험과, 그리고 아마 당신의 경험과도 맞지 않을 것이다. "사막… 그곳은 생각만 해도 소름이 돋아요." 2014년 여름 오스트리아 국영 방송사의 텔레비전 뉴스캐스터 볼프람 피르히너Wolfram Pirchner와 대화하던 중 그가 한 말이었다. "사막에는 속도를 아주 느리게 만드는, 영원한 무언가가 있지요. 우리를 차분하게 하고, 스트레스를 줄여 줍니다. 사막에는 스트레스가 없어요"라고 그는 애틋하게 말했다. 개인적으로 수년간 극단적인 공황 발작을 앓았던 피르히너는 자신이 안전하다고 느끼는 자택을, 때로는 텔레비전 스튜디오도 거의 떠날 수가 없었다. 하지만 그는 자연 속에서 안도감을 느꼈다. 사막은 늘 그에게 많은 치유를 가져다 주는 장소였으며, 처음에는 망설였지만 이후에는 숲에서도 느긋한 기분으로 휴식을 취할 수 있었다. 심지어 그는 치료사의 권유로 나무를 껴안기 시작했는데, 처음에는 마지못해 했지만 이후에는 열정적으로 껴안았다. 그는 이렇게 말했다. "처음에는 저게 인내력의 한계라고 생각했어요. 저는 참나무나 너도밤나무를 껴안는 사람이 아니예요. 하지만 그때 제가 그걸 껴안았고, 그게 정말 감동적이었죠. 나무가 제게 말을 건 게 아니라, 제가 그걸 느꼈거든요. 자연과의 매우 강렬한 경험이었어요. 자연은 제게 에너지를 주고, 삶의 의미를 줍니다. 텔레비전은 어떤 채널이든 그런 것을 주지 않아요. 자연은 활력입니다."

피르히너의 경험에서 분명히 나타나듯이, 우리는 치유하는 풍경과 스트레스 해소에 관해서라면 숲을 빼놓을 수 없다. 대초원이 진화적으로 우리 두뇌의 원시적인 부분들을 충족시킨다는 사실만으로, 신비롭고 종종 마술적이기도 한 분위기의 숲이 '영혼을 위한 공간'으로서 그에 필적하지 못함을 뜻하지는 않는다. 두뇌는 빽빽한 숲의 배경을 좀 기피하는 게 자연스러운 경향임은 개인적으로 쉽게 공감할 수 있는 대목이다. 많은 사람들은 숲 주변과 숲속 빈터에서 또는 위에서 언급한 대초원 같은 풍경들, 예컨대 목초지나 과수원 또는 공원 등지에서 사색하고, 묵상하고, 소풍하고, 느긋해지는 것을 본능적으로 좋아한다. 우리 주변을 돌아다니는 모든 것을 볼 수 없다는 느낌이 쉽게 드는 숲속에서는 긴장을 풀거나 아마도 눈을 감는 것마저도 쉽지 않은 사람들이 많다. 특히 숲속 깊은 곳에 혼자 있을 때라면 말이다. 이미 보았듯이 이는 우리의 내부 경고 시스템과 관련이 있다.

미시건 대학교의 환경 심리학 교수인 레이첼 캐플런과 스티븐 캐플런은 안전하게 느껴지는 장소에 대한 인간의 욕구를 강조한다. 그들은 이게 '보기, 그리고 보이지 않기seeing, and not being seen'에 대한 것이라고 환경 심리학 교과서에서 기술한다.[15] 깊은 휴식과 이완은 이런 요건이 충족될 때만 가능

---

15) Ulrich, "Biophilia, Biophobia, and Natural Landscapes," 94–95.

한데, 그럴 때만 우리의 두뇌가 단순한 생존 이상의 활동을 할 수 있게 우리를 풀어주기 때문이다. 캐플런 부부는 환경 심리학 분야의 세계적 선구자로 여겨지며, 우리가 환경과 맺는 관계를 책임지는 두뇌 영역들에 대해 그들만큼 숙지하고 있는 사람은 거의 없다고 할 수 있다. 그들은 인간에게 필요한 자연 속의 안전한 장소를 헛간^{shed}이라고 부른다. 이런 배경에서는 나무 위의 오두막과 굴집, 숲속의 부섭집이 진정한 회복의 장소가 된다. 자연의 숲속을 돌아다니며 긴장을 풀고 느긋하게 쉴 곳을 주의깊게 관찰하다 보면 이미 지어져 있는 은신처들을 만나게 된다. 대부분의 숲속에서는 관목들이 빽빽이 보인다. 그 가운데에 누우면 바깥이 내다보이지만, 바깥에서는 대개 이렇게 복잡하게 뒤얽힌 영역들을 꿰뚫어볼 수가 없다. 숲속에는 우리의 조상들도 발견하고 사용했던 수많은 자연 은신처들이 있다. 아니면 나무 한 그루나 바위를 타고 올라갈 수도 있다. 높은 곳에 오르면 사방이 시야에 잘 잡히고, 동물이나 인간이 눈에 띄지 않고 그리로 접근해 오기가 쉽지 않다. 거기서 우리는 느긋하게 긴장을 풀면서 스트레스를 완화할 수 있다.

영혼을 위한 장소로서 숲

나는 기분 전환을 할 때면 가장 어두운 숲을 찾는다.
가장 두텁고 끝이 없으며, 시민에게는 가장 음울한 늪지 말이다.
나는 늪지를 신성한 장소sanctum sanctorum라고 여기며 그곳에 들어간다.
그곳에는 자연의 힘과 골수marrow가 있다. 헨리 데이비드 소로[16]

2003년에 책으로 출판된 한 대규모 연구에서 여섯 명의 한국과 일본 (생물학자와 심리학자를 비롯한) 과학자 팀은 숲의 어떤 특성들이 인간 심리에 긍정적 효과를 주는지 조사했다.[17] 이 연구는 목재로 만든 14곳의 서로 다른 영역에서 168명의 참가자를 대상으로 실시되었다. 비교를 위해 14곳의 도시 영역에서도 동일한 조건의 연구를 수행했다.

이 연구에 참가한 사람들은 숲의 분위기를 즐길 만하다enjoyable와 황홀하다enchanting 같은 말들로 묘사했다. 그들 중 대부분은 목재 생산만을 위해 존재하는 나무 단일 재배를 제외하자면 숲이 특히 자연성을 대표한다는 데 동의했다. 연구자들은 숲속에서 시간을 보내면 불안과 공격성과 피로감이 줄어든다는 사실을 발견했다. 설문 조사에서는 일반적인 기분 장애가 개선

---

[16] Henry David Thoreau, "Walking," in *Civil Disobedience and Other Essays* (Mineola, NY: Dover, 1993), 63.

[17] Bum-Jin Park, et al., "Psychological Evaluation of Forest Environment and Physical Variables," in *Forest Medicine*, ed. Qing Li (New York: NOVA Biomedical, 2013), 37–54.

되었고 혼란이나 심적 부담을 느끼던 사람들이 더 분명한 확신을 찾을 수 있었다는 결과가 나왔다. 그들은 상당히 더 많은 에너지와 활력을 느꼈다. '자연은 활력'이라고 말한 텔레비전 뉴스캐스터 볼프람 피르히너처럼 말이다.

한국과 일본 과학자들은 이 연구의 요약문에서 쓰기를, 숲이 시각(장면), 후각(나무 냄새), 청각(흐르는 물소리나 잎사귀들의 바스락거림), 촉각(잎과 나무의 표면들을 느끼기)을 비롯한 인간의 오감 각각에 미치는 효과를 통해 인간에게 영향을 준다고 한다.[18] 미각도 마찬가지인데, 미각은 특히 여름과 가을에 영향을 준다고 한다.

이 팀은 혈액 표본과 신경 생리학적 척도를 활용하여 숲속에서 시간을 보내면 (비록 대초원 같은 풍경에서만큼은 아니라 할지라도) 긴장이 풀어지고, 혈압이 낮아지며, 전두엽의 두뇌 처리 과정에 균형이 잡혀서 스트레스 수준이 감소함을 보여줄 수 있었다. 또한 숲의 냄새가 혈압을 낮추고 전두엽의 처리 과정을 진정시키는 역할을 수행한다는 사실도 밝혀냈으며, 평균적인 도시들의 냄새로는 이와 같은 효과를 성취할 수 없음을 입증했다. 이는 흙과 꽃, 버섯과 이끼, 잎과 수액, 또는 시더^{cedar}를 비롯한 침엽수들의 냄새가 나는 영역이 도시에 더 많이 필요하다는 뜻이다. 도시에는 우리 내부의 바이오필리아가 찾는 자연의 냄새가 더 많이 있어야 한다.

우리는 시각과 청각이 더 명백하게 느껴지기 때문에 자연의 냄새가 갖는 중요성은 종종 잊어버리곤 한다. 하지만 생물학과 의학에서는 냄새가 우리의 심리와 무의식에 엄청난 영향을 주는 만큼 우리의 건강에도 지대한

---

18) Bum-Jin Park, "Psychological Evaluation," 51.

영향을 준다는 사실이 입증되었다. 이런 효과는 우리가 자각하지 못할 때도 일어난다. 심지어 우리는 후각적인 기억을 통해 어떤 장소나 사건을 냄새와 연관 지을 수도 있다. 따라서 냄새만으로도 어떤 사건이나 장소가 원래 우리에게 일으켰던 감정들이, 우리가 냄새와 연관 지은 감정들이 촉발될 수 있다. 병원과 심리 치료 기관에서 실시하는 방향 요법aromatherapy은 환자들에게 자연의 다양한 냄새를 제공하는데, 예컨대 흡수가 잘 되는 수건에 방향유를 뿌려서 환자의 옷깃에 부착한다. 그런 식으로 환자들은 하루 종일 그 냄새를 자기 주변에 유지할 수 있다. 이는 통증이 있는 환자나 만성 스트레스 증후군, 불안, 공황, 우울증이 있는 사람을 위한 보완적인 치료법이다.

여름철에는 열린 들판보다 숲속이 더 시원하고, 도시는 훨씬 더 뜨겁다. 그 원인은 도시 환경을 이루는 아스팔트와 시멘트 표면들에 있는데, 그런 표면들이 가열된 다음 다시 열에너지를 공기 중으로 방출하기 때문이다. 반면에 숲은 잎 달린 나뭇가지들로 그늘을 형성하여 우리를 태양광으로부터 보호해주고, 온화하고 균형이 잘 잡혀 있으며 안정적인 숲 기후를 조성한다. 숲속의 상대 습도는 대부분의 다른 풍경에 비해, 특히 도시에 비해 더 높은데 바로 이 점이 우리의 호흡기에 큰 혜택을 준다. 바람이 불거나 폭풍이 일면 나무들이 이 바람 에너지의 대부분을 빼앗아 가면서 방문자들을 보호한다. 숲속은 대개 조용하고 잠잠하다. 마음을 진정시키는 자연의 소리들이 분위기를 지배하고, 외부에서 오는 오염 물질들은 치밀한 식생에 막히거나 흡수되기 때문에 안쪽까지 쉽게 들어오지 못한다.

여섯 명의 한국과 일본 과학자 중 일부가 참여한 또 다른 대규모 연구에서는 참가자들이 그저 숲속에 있는 것만으로도 스트레스 호르몬인 코르티솔의 수치가 상당히 낮아졌다는 결과가 나왔다.[19] 타액 속의 코르티솔 수치가 떨어진 것이다. 도시의 조용한 보행 지대에서는 숲속에서만큼 코르티솔 수준이 떨어지지 않는다. 시내를 걸을 때보다 숲속에서 걸을 때 심박수가 상당히 낮아지고 건강에 더 도움이 된다. 이는 심박 변이(heart rate variability: HRV)가 더 균형을 이룬다는 뜻이다. 스트레스를 받으며 일하는 날이나 쇼핑몰을 통과하여 걸을 때와 같이 시계처럼 엄밀하게 똑딱이는 게 아니라, 비교적 자연스러운 방식으로 건강한 변이를 동반하며 심장이 박동한다. 그 이유는 무엇보다 마음을 진정시키는 숲의 분위기에 있다는 게 이 연구의 결과다. 게다가 숲속에서 시간을 보내면 이미 언급했듯이 고혈압 환자의 혈압이 낮아진다. 이는 앞선 연구에서도 명백히 나타나는 효과다. 이 모든 효과는 이완과 스트레스 해소의 범주에 속하므로, 대초원 같은 풍경들만 무의식적으로 우리의 감각을 통해 스트레스를 줄이는 게 아니라 숲도 바이오필리아 효과로 우리가 즐기고 혜택을 얻을 수 있는 곳임을 알 수 있다. 나는 다른 자연 풍경과 생태계에도 우리의 건강과 이완을 위한 동일한 잠재력이 있음을 의심하지 않는다. 사람들은 종종 바다가 보이거나, 끝없는 목초지와 풀밭을 가로질러 걷거나, 조용한 바위산을 오르거나 할 때 어떻게 마음이 진정되는 느낌이 드는지 묘사한다. 자연이 우리의 무의식에 영향을 주기 위해 활용하는 전혀 다른 기제를 살펴보기 전에, 일단 자연 속에 있을 때의 이완 효과를 더 심화하기에 좋을 연습으로 몸 풀기를 해 보자.

---

19) Bum-Jin Park et al., "Effect of Forest Environment on Physiological Relaxation Using the Results of Field Tests at 35 Sites Throughout Japan," in *Forest Medicine*, ed. Qing Li (New York: NOVA Biomedical, 2013), 57–67.

자연에 맡기는 전일적인 이완

분명 이미 눈치챘겠지만, 이번 장의 핵심 단어들은 무의식과 이완 그리고 스트레스 해소다. 다음 실습은 널리 알려진 자율 훈련법autogenic training이라는 자연 이완법에서 도출한 것이다. 독일 심리 치료사 요하네스 하인리히 슐츠Johannes Heinrich Schultz가 자기 최면을 기반으로 시작한 자율 훈련법은 자율 심리 치료의 일부로 인정받고 있으며, 주로 유럽 국가들에서 활용되고 있고 미국에서도 교습이 이뤄진다. 심층 심리 요법의 일부로 간주되는 이 훈련법은 우리의 무의식에 초점을 두며 특히 이완과 스트레스 해소에 적합하다. 또한 스트레스를 크게 줄이는 자연의 자극들과 결합하면 잠재력이 훨씬 더 커지고, 이 책의 내용에 적합한 실습이다.

　우리의 몸이 내부의 이미지와 관념, 제안에 어떻게 반응하는가를 자각하는 것은 자율 훈련법의 기초다. 이 방법을 수행하는 사람들은 자신의 몸을 심적 이완과 관련된 깊은 이완 상태로 만드는 법을 배운다. 연습을 하기 전에, 나는 우리 몸이 내적 관념들에 대해 완전히 무의식적으로 반응하는 기준이 되는 원리를 설명하고 싶다. 이를 위해, 원한다면 당신의 도구 상자에서 고리나 단순한 와셔를 찾는다. 그것에 약 38센티미터 길이의 가느다란 실을 묶는다. 그 다음에는 검지와 엄지로 그 실의 끝을 잡고 실을 늘어뜨려 고리나 와셔가 자유롭게 매달리게 한다. 팔은 몸 앞의 공중에 느슨히 유지한 채 말이다. 이제 그 고리가 천천히 원을 그리기 시작한다고 상상한다. 어떤 방향인지는 중요하지 않다. 그게 점점 더 폭넓은 원들을 그린다고 상상한다. 잠시 후 대부분의 사람들은 고리가 실제로 상상한 방향으로 원들을 그리며 움직이기 시작한다고 생각한다. 이는 우리가 의식적으로 개입하지 않고도 일어나는 일이다. 심지어 이런 식으로 그 움직임의 방향을 뒤집을 수도 있고, 고리를 원형으로 움직이지 않고 앞뒤로 흔들 수도 있다. 그것은 관념과 함께 시작하여 실제 운동으로 이어진다. 왜 그럴까?

답은 꽤 간단하다. 우리 몸은 의식하지 않은 채 근육을 움직인다. 우리의 손가락에서 거의 움직임을 감지할 수 없는 가장 조그마한 근육들조차 고리의 움직임을 유도할 수 있다. 긴 실은 팔과 손가락의 미세한 비자발적 움직임들을 증폭시켜 고리에 영향을 준다. 따라서 우리의 근육들은 우리의 상상을 따른다. 이제 당신도 곧 경험할 테지만, 자율 훈련법은 이와 같은 원리에 기초한다. 나는 여기서 자율 훈련법에 나오는 초심자 실습을 심리 치료사들이 사용하는 그대로 자연의 분위기에 맞춰 단순하게 제시할 것이다.[20]

바이오필릭 라이프 실습: 자연 속의 자율 훈련법

당신의 장소를 찾아라

앞서 자세히 설명한 것처럼 진화적으로 훈련된 파충류 뇌에서 당신이 관찰 당한다고 느끼거나 투쟁-도피 반응을 기대하지 않는 자연 속의 장소를 찾아라. 정원 속에서 누워 있기를 택할 수도 있고, 호숫가나 연못가에서 조용한 장소를 찾을 수도 있다. 당신

---

20) Gerhard Stumm, ed., *Psychotherapie: Schulen und Methoden* (Vienna: Falter Verlag, 2011), 127.

이 좋아하는 자연의 냄새들을 찾아보려고 의식적으로 시도한다. 새소리도 당신의 이완 연습에 도움이 될 것이다. 누워 있을 만한 평평하고 편안한 지표면을 늘 주시하라. 마른 목초지나 마른 숲 지대면 더 좋다. 당신이 얼마나 땅과 직접 접촉하고 싶은지에 따라, 뭔가를 위에 깔 수도 있고 그냥 땅에 누울 수도 있다. 지반이 고르지 않다면, 요가나 캠핑에 쓰는 매트를 활용한다.

자세를 잡아라

등을 대고 누워 두 팔과 두 다리를 편안하게 몸에서 쭉 뻗어라. 두 팔을 땅에 대고, 손바닥은 아래를 향하게 한다. 어떤 근육도 쓸 필요가 없이 편안해진 상태라면 완벽한 자세를 잡은 것이다.

호흡 연습에 몰입하라

두 눈을 감고 호흡에 집중한다. 천천히 깊고 느긋한 숨들을 쉬어보라. 들이마신 숨이 몸 안으로 어떻게 들어가는지, 가슴과 배가 어떻게 부푸는지, 그리고 들이마신 숨이 어떻게 다시 나오는지를 의식한다. 숨을 내쉴 때는 가슴과 배가 내려가야 하고 들이마실 때는 올라가야 한다. 코로 내쉬는 공기가 들이마시는 공기에 비해 어떤 느낌인지에 주목한다. 온도가 변화하는가? 숨 하나하나의 습도가 서로 다른가? 계속해서 당신의 호흡과 그로 인한 움직임과 감각 작용을 의식적으로 지각한다.

자율 훈련법

잠시 후 아주 조용한 내면의 목소리로 자신에게 말한다. "내 오른팔은 무겁다." 맘속으로 이 문장을 몇 번이고 다시 되풀이하여 거의 최면에 가까워질 때까지 한다. "내 오른팔은 무겁다, 아주 무겁다." 이렇게 하는 동안 당신의 오른팔을 밑에서 끌어당기는 무거운 추가 있다고 상상한다. "내 오른팔은 무겁다, 아주 무겁다."

당신의 팔이 기분 좋게 따뜻해지는 것을 느껴 보라. 이제 그 팔은 아주 무겁고 이완되어 있다.

왼팔에도 똑같이 반복한다. "내 왼팔은 무겁다, 아주 무겁다." 추가 매달려 있고, 밑에서 끌어당기고 있다. 팔이 아주 따뜻해진다. "내 왼팔은 무겁다, 아주 무겁다."

다음에는 오른다리로 생각을 옮겨 똑같이 해 보라. "내 오른다리는 무겁다." 그 다음에는 왼다리로도 해 보라.

당신의 두 팔과 두 다리가 무거울 때, 몸 전체에 흐르는 온기를 즐겨라. 자기 암시를 계속한다. "내 배는 따뜻하다, 아주 따뜻하다." 이 문장도 배에 따뜻함이 느껴질 때까지 반복한다.

산만한 생각들이 떠오르면, 굳이 맞서려고 하지 말라. 그보다는 그냥 받아들이고, 그런 생각이 어떻게 당신을 지나쳐 떠나가는 솜털 같은 구름으로 변하는지 상상한다. 생각들이 당신의 이완을 방해한다면, "내 이마는 시원하다, 내 머리는 가볍고 자유롭다"라는 자기 암시를 이어가며 그런 생각들을 풀어 보낼 수 있다.

당신의 수행 중 더 긴 자기 암시를 활용하고 실습을 더 많이 반복할수록, 더 쉽게 깊은 이완 상태를 유지하게 될 것이다. 또한 암시 문구를 낭송할 필요 없이 내면의 이미지들을 활용하여 두 팔과 두 다리의 무거움과 온기를 불러낼 수도 있다. 다음번에 수행할 때는 실습을 확장한다. 두 팔이 무겁고 따뜻할 때, 그것들이 두 어깨의 뒤에서 연결되어 마치 지반에 견고하게 놓여 당신을 아래로 끌어당기는 커다란 철제 말발굽처럼 뒤

집힌 U자형을 이룬다고 상상한다. 두 팔과 두 다리 위에 무게가 가해진다고 생각하는 것도 효과적이다.

자연 속에서 이러한 이완 상태로 누워 소리에 집중하고, 향기를 들이마시며, 새로워진 기분을 느끼는 것은 지극히 효과적으로 스트레스와 불안에 대항하는 기분 좋은 경험이다. 자연의 분위기는 자율 훈련법의 이완 효과를 그에 못지않게 이완적인 자극들로 향상시킨다. 당신이 내면에 있는 바이오필리아의 목소리를 신뢰하며 올바른 장소를 찾는다면 말이다.

자율 심리 치료사들은 종종 이와 같은 초심자 실습으로 몇 주간 그들의 환자를 지도하면서 자기 암시 능력을 가르친다. 고급 학습자들은 일상생활에서 어느 때건, 예컨대 스트레스가 많을 때도, 공황 발작이 일어날 때도 이완 상태를 소환할 수 있다.

치료사들은 기본적인 자기 암시 능력이 갖춰진 상태에서 중간 단계의 훈련을 실시한다. 이 다음 단계는 신체적이고 심리적인 증상들을 다루며 완화시킨다. 환자들은 무아경의 상태에서 긴장을 풀고 그들을 괴롭히던 문젯거리와 증상에서 멀리 벗어나는 법을 배우는데, 이것이 자율 훈련법에서 가장 중요한 부분이다. 임상 심리학자이자 자율 심리 치료사인 수잔 프라이Susanne Frei는 이렇게 썼다. "통상의 감정적 과부하와 방해가 되는 생각이 없는 평화로운 상태에서는 신경증적으로 막혀 있던 많은 문제에 대한 잠재적 해법을 무의식 속에서 찾을 수 있으며, 각 환자만의 공식적인 해결책은 행동과 태도 면에서 소망되는 변화들(최면 중에 주입되는 '최면 이후에 효과가 나타나는 명령들posthypnotic commands')을 포함한다. 많은 심인성 신체 증상과 일부 신경증 장애들이 개선되거나 심지어 치료될 수도 있다."[21]

자율 심리 치료를 계속하는 이들은 고급 단계로까지 나아간다. 이 단계에서는 각자의 상상력을 활용하는 심층 심리학적인 자기 분석법에 대해 배운다. 초심자 단계의 무아경을 바탕으로, 심층적인 이완 상태의 수행자들은 특정한 삶의 주제나 무의식의 상징에 의지한다. 치료사들에 따르면, 이 상태에서는 사람들이 꾸는 꿈의 논리와 맞는 이미지와 상징 그리고 장면이 표면화된다. 프라이는 이렇게 썼다. "그것들은 비논리적으로 보이며, 정신적인 경험과 더불어 깊은 통찰과 깨달음들을 수반할 수 있다."

프라이에 따르면 신경 과학자들은 자율 훈련법을 규칙적으로 수행하여 '생각과 치유하는 말, 그리고 늘 변하는 느낌을 통해 복잡한 방식으로 무의식과 몸에 영향을 줌'으로써 두뇌의 구조와 호르몬을 바꿀 수도 있음을 보여줄 수 있었다.

주지하듯이 자연에서 오는 어떤 자극들은 무의식에 매우 긍정적인 영향을 주고 우리의 이완과 스트레스 해소에 도움이 되기 때문에, 훨씬 더 좋은 결과를 내려면 효과적인 두 기법인 자율 훈련법과 자연 속에서 시간 보내기를 결합하는 게 합리적이다. 이 책에서 자율 훈련법을 소개한 이유는 그 때문이다.

---

21) Susanne Frei, "Autogene Psychotherapie," in *Psychotherapie: Schulen und Methoden*, ed. Gerhard Stumm (Vienna: Falter Verlag, 2011), 127-32.

자연에 매료되기: 두뇌를 새로운 상태로 전환하기

바다가 마법을 걸면 경이의 그물망 속에 영원히 사로잡히게 된다.

자크-이브 쿠스토[22]

영향력 있는 미국 심리학자이자 과학 심리학의 공동 창시자인 윌리엄 제임스William James는 1890년에 우리 인간에게 두 가지의 주의 방식이 있음을 발견했다. 첫 번째는 유도된 주의directed attention다. 이 방식은 일상적인 업무 중에, 학교에서 공부하고 책을 읽을 때, 교통을 이용할 때, 다양한 일상 활동에서, 또는 심지어 보잉 747을 타고 비행할 때도 요구된다. 유도된 주의는 우리에게 에너지를 소모시켜 지치게 만들 수 있다. 우리에게 능동적 유지를 요구하는 이런 방식은 우리를 소모시키고 피로와 스트레스를 일으킬 수 있다. 그럴수록 우리는 주의력이 떨어지고, 주의력을 유지하려면 훨씬 더 많은 에너지를 써야 한다. 그렇게 악순환에 빠지게 된다.

하지만 두 번째의 주의 방식은 우리에게 어떤 에너지도 소모시키지 않는다. 여기서는 반대로 우리의 심적 에너지가 재생될 수도 있다. 그것은 아무런 노력도 요하지 않는다. 이를 가리켜 매료fascination라고 부른다.

매료는 자동적이며, 우리가 어떤 행동이나 노력도 취할 필요가 없다.

---

[22] Jacques-Yves Cousteau, *BrainyQuote.com*, 2014년 12월 5일 접속, brainyquote.com/quotes/quotes/j/jacquesyve204406.html. 자크-이브 쿠스토(1910-1997)는 프랑스의 해양 연구 분야 선구자이다.

무언가에 매료되기 위해 스스로 노력을 기울여야 했던 적이 있는가? 레이첼과 스티븐 캐플런 부부는 자연이 온통 매료를 촉발하면서 아주 자연스럽게 우리의 주의를 끄는 것들로 가득하다는 사실을 발견했다. 다시 한번 여기서도 인간의 진화와 관련이 있다. 자연에서 일어나는 과정들, 그리고 동식물, 산, 구름, 여타의 많은 것들이 우리를 매료시키며 우리에게 반향을 일으킨다는 사실은 우리의 두뇌가 수백 년 넘게 스스로 자연에 친숙해지면서 자연 속 자극들에 적응해 온 것과 관련이 있다. 자연은 전형적인 진화의 본고장이다. 게다가 자연 현상들은 사람이 만든 그 어떤 건물과 예술품보다도 훨씬 더 인상적이고 아름다울 수 있다. 확실히 중국의 만리장성은 아주 인상적이고 위용이 있으며, 세계적으로 유명한 일본의 금각사(1397년 교토의 기타야마에 별장용으로 지어진 금박의 누각)와 런던의 빅 벤Big Ben(런던에 있는 영국 국회의사당 하원 시계탑의 대형 시계)도 역시 그러하다. 피라미드도 우리를 매료시킬 수 있는, 앞선 문화들의 거대한 성취물이다. 하지만 이 모든 인상적인 구조물들을 산꼭대기에 선 당신의 머리 위로 독수리 한 마리가 완전히 자유롭게 맴도는 가운데 무한해 보이는 광대한 산 풍경을 내다보는 경험과 비교해 보아라. 나는 세계의 거의 모든 사람이 적어도 일생에서 한번은 자연이 불러일으키는 깊은 매료와 경이를 느껴 보았을 거라고 장담한다. 그런 자연은 무한한 비밀을 간직한 별이 총총한 밤하늘일 수도, 황홀한 무지개의 광경일 수도, 거대한 폭포일 수도, 콜로라도강의 힘으로 절단되어 수백만 년에 걸쳐 조금씩 조각된 그랜드 캐니언일 수도 있을 것이다. 인간의 인상적인 작업은 모방과 재구축이 가능하다. 하지만 자연 현상들은 억겁에 걸쳐 유기적으로 자라나며 형태를 이루고, 독특하며, 한

번 사라지면 아무것도 그리고 아무도 그것들을 재구축할 수 없다. 자연 현상은 지구의 창조물이다. 그래서 생물학자들은 종종 보수주의자들보다 훨씬 비타협적이다. 생물학 교수이자 전(前) 빈 자연사 박물관 총괄 관리자였던 베른트 로트쉬Bernd Lötsch는 나의 어느 책 추천 서문에서 이렇게 썼다. "생물학자에게 있어 불타며 연기가 나는 우림을 지켜보는 것은 미술사가가 루브르 박물관이 불타 내리는 것을 지켜보는 것과 같다."[23]

하지만 그저 자연의 위용이나 강력한 부분들이 있다고 해서 우리가 늘 매료되는 것은 아니다. 봄철 땅에서 꽃들이 피어나 지역 전체를 다채로운 융단으로 바꿔놓는 사랑스럽고 낭만적인 목초지를 상상해 보라. 나는 한때 아일랜드의 대서양 연안에 홀로 서 있는 참나무 한 그루에 매료된 적이 있었다. 그 나무는 어떤 깊은 구렁 위에 매달려 있었는데, 그 나무갓은 비바람에 너무도 강하게 변형되어 지반에 평행한 깃발처럼 자란 상황이었다. 그것은 사실상 벼랑을 타고 내려오고 있었다. 그 나무의 가지들에는 평생에 걸쳐 쓰인 해안 폭풍의 흔적이 남아 있었다. 나는 이 야생적이고 맹렬하며 확고한 참나무가 너무도 인상적이어서 많은 해가 지난 지금까지도 그걸 인내와 끈기의 상징으로서 기억하고 있다. 또한 그때 그 나무를 아주 오랫동안 바라보았기 때문에 그 모습도 정확히 알고 있다. 나는 … 매료되었던 것이다!

자연에서 일어나는 인상적인 과정들도 존재한다. 이끼와 야생화인 헤더heather, 향나무, 소나무, 자작나무 같은 선구 식물(맨땅에 침입해서 정착

---

23) Bernd Lötsch, in foreword to Clemens G. Arvay, *Fruchtgemüse: Alte Sorten und außergewöhnliche Arten neu entdeckt* (Graz: Stocker Verlag, 2011), 7–8.

하여 천이를 시작하는 식물)들이 까다로운 암산에서 군락을 이루는 예를 생각해 보자. 이런 식물들은 조율된 협업으로 바위투성이의 헐벗은 벼랑을 자양분 많은 토양으로 천천히 탈바꿈하여 다른 식물들도 뿌리내릴 수 있게 한다. 나무에 기생하며 그것의 잎처럼 자신의 잎 모양을 바꿀 수 있는 겨우살이가 호주에 있다는 사실을 알고 있는가? 심지어 오늘날에도 식물학자들은 그 겨우살이가 숙주 나무의 잎 모양을 어떻게 아는지 정확히 알지 못한다. 아마도 그 나무를 모방하기 위해 그것의 유전적 구성에 도달하기 위한 어떤 미지의 기제가 있을 것이다. 아니면 호주에만 국한되지 않은 또 다른 매력적인 사례도 살펴볼 수 있다. 당신은 이끼가 뭔지 이미 알고 있을지 모르겠다. 그것은 곰팡이류와 해조류 사이에 이뤄지는 공생 관계다. 곰팡이류는 이끼의 몸체를 형성하면서 그 주름들과 구석구석에서 마르지 않는 축축한 은신처를 해조류에게 제공한다. 또한 해조류에 물을 제공하는 대가로 해조류가 광합성으로 만들어 내는 탄수화물을 제공받는데, 곰팡이류는 탄수화물을 만들어 낼 수 없기 때문이다. 이러한 공생 관계는 아주 성공적이어서 지구 어디에서나 찾아볼 수 있다. 이끼로 하나가 된 해조류와 곰팡이류는 가장 살기 어려운 서식지조차도 함께 정복한다. 다른 것들은 전혀 자랄 수 없는 곳에서 그것들은 함께 뿌리내린다. 이런 식으로 그것들은 아무것도 없는 바위에서도 자라나고, 오랜 시간 동안 힘을 합쳐 다른 식물들도 자랄 수 있는 새로운 토양으로 지반을 탈바꿈시킬 수 있다. 그것들은 그 표면을 분해하고, 유기 물질의 미립자들을 바위에 결합시키며, 자양분들을 축적시켜 다른 작은 식물들도 나중에 정착할 수 있게 한다. 그 바위 위에 토양과 식생이 천천히 모습을 드러내고, 그 돌을 식물들이 초록색 담요처럼 덮는다. 이것은 자연 속에서 하나가 다른 하나와 맞물린 다음 협업을 통해 새로운 생명을 위한 여지를 만들어 내는 방식을 보여주는 사례다. 당신이 지금껏 이끼에 관해 이러한 세세한 내용을 몰랐었다면, 이제부터는 이끼가 달라 보일 수도 있겠다. 자연 속에서 일어나는 일이 매력적이라는 데에는 논쟁의 여지가 없다.

따라서 자연에 대한 매료는 윌리엄 제임스와 레이첼 및 스티븐 캐플런 부부 모두가 확인한 두 번째의 주의 방식이다. 캐플런 부부는 수십 년간 미시건 대학교에서 환경 심리학을 가르치면서 주의 회복 이론attention restoration theory: ART을 정식화하는 작업을 했다.

캐플런 부부는 특별한 주의 방식인 자연에 대한 매료가 우리의 '유도된 주의', 말하자면 학교와 직장에서 매일 요구되는 주의 방식의 역량을 회복하는 데에도 도움이 됨을 발견했다. 그들이 주의 회복 이론에 대해 얘기하는 이유도 바로 이 때문이다.

유도된 주의는 피로를 일으키기 때문에 캐플런 부부는 이런 노력을 중단해야 할 필요가 절대적으로 있다고 본다. 우리가 스스로를 자연에 매료되도록 내맡기면(이 과정은 자동으로 일어난다), 감각을 열고 풍경 속을 움직이자마자 우리의 유도된 주의는 휴식을 취하고 매료로 대체될 수 있다.

캐플런 부부는 자연에 대한 매료가 실제로 유도된 주의를 빠르게 복원한다는 사실을 많은 연구로 보여줄 수 있었다. 이를 측정하기 위해 그들이 택한 방식은 먼저 실험 참가자들에게 주의력이 요구되는 특정한 과업들을 할당하는 것이었다. 그 다음에는 참가자들을 자연 속으로 보낸 후 다시 과업을 할당했다. 캐플런 부부가 밝혀낼 수 있었던 첫 번째 사실은 유도된 주의가 피로와 충동적 행동, 불안, 짜증, 집중력 저하로 이어진다는 것이었다. 두 번째로는 유도된 주의가 너무 많을 때 두뇌에서 신경 억제 기제가 작동한다는 사실을 밝혀냈다. 특히 교사들은 이런 정보를 유심히 받아들여야 한다. 자연 속에서 걷기는 참가자들의 주의를 복원했고, 그들에게 할당된 과업의 결과도 크게 향상시켰다. 스티븐 캐플런은 자동으로 주의가 이뤄지는 환경을 찾을 수 있다면 유도된 주의가 휴식을 취할 수 있다고 썼다. 그리고 이는 강한 매료가 일어나는 환경을 뜻한다.[24]

캐플런 부부는 사무직 노동자 1,200명에 대한 조사도 진행했다. 창밖으로 자연과 녹지 공간을 볼 수 있는 사무직 노동자들은 그와 같은 종류의 조망이 없는 이들보다 집중력의 문제나 업무에 대한 좌절감을 덜 느끼는 것으로 나타났다. 평균적으로 그들은 일에 훨씬 더 재미를 느끼고 있었다.[25] 캐플런 부부에 따르면, 자연은 유도된 주의를 매료로 복원하고 피로의 결과들을 바로잡기에 가장 좋은 환경이다. 다른 과학자들도 이런 결론을 확인해 준다.

웁살라 대학교의 응용 심리학 교수인 테리 하르티그 Terry Hartig는 스웨덴의 배낭 여행광에 관한 연구를 실시했다. 그와 그의 팀은 배낭 여행자들을 세 집단으로 나누었다. 한 집단은 숲속 하이킹을 하러 갔고, 또 하나의 집단은 시내에서 걸어 다녔다. 세 번째 집단은 집에서 머물렀다. 이 실험을 전후로 참가자들의 주의력을 검사하기 위해, 그들에게 문서 하나를 퇴고하

---

24) Stephen Kaplan, quoted in Rebecca Clay, "Green Is Good for You," *Monitor on Psychology* 32, no. 4 (April 2001).

25) Rachel Kaplan, Stephen Kaplan, and Robert Ryan, *With People in Mind: Design and Management of Everyday Nature* (Washington, DC: Island Press, 1998).

라고 요청한 다음 그들의 작업 결과물을 평가했다. 자연 속에 있던 피험자들은 단연코 최고의 작업을 보여줬고, 더 긴 시간 동안 더 높은 주의력으로 집중할 수 있었으며, 숲에서 걷고 난 다음에는 글의 오류들을 더 효율적으로 찾아낼 수 있었다. 시내나 집에 남아 있던 피험자들은 전혀 향상된 바가 없었다. 하르티그 교수는 그의 연구에서 시에라네바다 산맥의 오지와 로스앤젤레스의 도심과 같은, 또는 독일 알고이 산맥의 낭만적인 미개척 봉우리와 베를린 산업 지대와 같은 극단적 사례들을 비교하고 있는 것이 아님을 강조했다. 그는 늘 자신의 실험 참가자들을 주변의 평균적인 자연 지역과 도시 지역으로 보냈다.[26]

하르티그 교수와 그의 공동 연구자들은 일군의 사람들을 자연 공원으로 보내 40분간 걷게 하고, 또 한 집단은 도시 지역으로 보내고, 세 번째 집단은 닫힌 방 안에서 쉬면서 음악을 듣게 했을 때에도 동일한 결론에 도달했다. 이번에도 참가자들은 실험 전후로 집중력에 관해 다양한 과업을 수행해야 했다. 평가 결과, 자연 속을 걸은 참가자들은 다른 두 집단보다 상당히 더 좋게 주의력과 집중력이 재생된 것으로 나타났다.

자연 속에서 시간을 보내는 것이 주의력결핍 과잉행동장애 attention deficit hyperactivity disorder: ADHD가 있는 아이들에게도 도움이 되었기 때문에, *뉴욕타임스*와 *워싱턴 포스트*에 기고하는 리처드 루브 Richard Louv는 자연의 리탈린 Ritalin(주의력 결핍 아동에게 투여하는 약)에 대해 얘기하면서 아이들에게 리탈린 같은 약물을 처방하는 게 아니라 자연 속에서 시간을 보내게 하는

---

[26] Richard Louv, *Last Child in the Woods: Saving Our Children from NatureDeficit Disorder* (Chapel Hill, NC: Algonquin, 2008), 104-5.

치료를 옹호했다. 하지만 주의력결핍 과잉행동장애가 없는 아이들에게도 자연은 주의력과 집중력을 높여 주는 효과가 있다. 스웨덴 농업과학 대학교의 환경 심리학 교수인 파트리크 그란Patrik Grahn과 그의 팀은 두 유치원의 아이들을 비교했다. 한 집단은 고층 건물들 사이에서 식물은 거의 없이 대부분 포장되어 있는 놀이터에서 정기적으로 놀았다.

다른 집단의 놀이터는 숲과 목초지의 중간에서, 오래된 열매 나무들이 우거진 과수원과 접해 있었다. 거기서 아이들은 거의 모든 날씨에 놀았다. 그란 교수는 이 아이들이 자연이 더 적은 놀이터에 다니는 아이들보다 신체 조율이 더 좋고 집중하는 솜씨도 훨씬 더 좋게 나타남을 밝혀냈다.[27]

일리노이 대학교의 과학자들은 수많은 추가 연구를 통해 주의력 문제가 있든 없든 아이들이 자연에서 시간을 보낼 때 집중력과 주의력이 크게 좋아지고 자연에 매료되는 측면이 중요한 역할을 함을 보여주는 데 일조했다.[28] 아이들의 소통 능력도 좋아진다는 점은 일리노이 대학교의 랜드스케이프 및 인간 건강 연구실Landscape and Human Health Laboratory에서 밝혀낸 연구 성과다. 그들은 주의력결핍 과잉행동장애 환자도 자연 속에서 정기적으로 놀면 불안과 과잉 행동, 집중력 결핍의 증상들이 완화될 수 있음을 입증했다. 아울러 남자 아이들보다 여자 아이들이 자연에서 훨씬 더 많은 혜택을 얻을 수 있다는 점도 보여주었다. 일리노이 대학교의 연구자들은 자녀들의 주의력과 집중력을 키우고 싶어하는 부모들에게 다음과 같이 권고한다.

---

27) Patrik Grahn, *Ute pa dagis*, *Stadt und Land* (Hassleholm: Norra Skane Offset, 1997), 145.
28) Andrea Faber Taylor, Frances Kuo, and William Sullivan, "Coping with ADD: The Surprising Connection to Green Play Settings," *Environment and Behavior* 33, no. 1 (2001): 54–77.

- 아이들이 자연이 보이는 방에서 놀도록 동기 부여를 하라.
- 아이들이 녹지로 둘러싸인 외부 공간에서 놀도록 동기 부여를 하라.
- 자연 속 학교 운동장의 옹호자가 되어라. 이는 아이의 집중력을 회복시키는 데 특히 중요하다.
- 집에서 나무를 비롯한 식물들을 심고 가꾸거나 집주인에게 그렇게 해달라고 요청하라.
- 당신의 지역에 있는 교목과 관목을 돌보라. 그렇게 하면 당신 자신과 당신의 자녀, 그리고 다른 사람들에게 호의를 베푸는 것이다.[29]

자연에 매료되는 성인과 아동은 몰입flow의 경험을 맛볼 수 있다. 이것은 어떤 경험이나 활동에 집중하며 완전히 개입하는 심적 상태를 말한다. 몰입의 경험은 행복과 창조성, 그리고 종종 영적 경험과도 연관이 된다. 자연에 매료되기는 녹지 공간에서 몰입의 경험을 일으키고 유지하는 기제다. 많은 사람들이 정원을 가꿔봤기에 이러한 감정을 알고 있다. 정원을 가꿀 때는 토양과 식물을 활용하는 그러한 활동에 완전히 몰입하게 된다. 몰입의 경험은 물론 자연의 바깥에서도 일어날 수 있다. 예컨대 예술을 즐기거나, 음악을 연주하거나, 글을 쓰거나, 어떤 취미에 몰두할 때 말이다. 그것은 일종의 명상과 같은 상태다.

따라서 우리는 자연에 매료되기가 단지 우리의 주의 지속 시간과 집중력을 되살리는 것 이상으로 훨씬 더 많은 일을 할 수 있음을 이해하게 된다. 자연 속에서 이뤄지는 경험은 우리의 두뇌를 또 다른 상태로 전환하여 골

---

29) Richard Louv, *Last Child in the Woods*, 108–9.

치 아픈 생각들이 사라지고, 행복의 감정이 떠오르며, 문제들이 뒤로 밀려나게 할 수 있다. 이런 식으로 우리의 두뇌는 여러 문제에 대한 해법을 자유롭게 다루거나 내적 갈등을 건설적인 방식으로 다루게 된다. 이러한 전제 위에서, 자연에 매료되기는 괜찮은 소소한 취미보다 훨씬 큰 의미를 갖는다. 그것은 자연 속에서 자연이 일으키는 치료 과정들의 기초를 만들어 낸다. 우리는 다음의 실습을 마친 후 다음 장에서 '치유자로서의 자연 nature as a healer'이라는 개념을 더 면밀히 살펴볼 것이다.

자연 명상: 집중과 주의

> 당신이 명상에서 얻는 집중력은 각광 수준의
> 주의력을 레이저 광선처럼 만든다. 릭 핸슨[30]

나는 세계적으로 유명한 심리학자인 스티븐과 레이첼 캐플런 부부와 그들의 주의 회복 이론에서 영감을 받아, 자연이 우리의 주의력과 집중력을 극대화시킬 수 있는 실습 방법을 생각해 보았다. 자연 속에서 명상하는 것보다 더 확실한 게 있을까?

    명상은 우리의 집중력과 주의력을 시험하면서 동시에 늘려주는 방법이다. 명상은 기본적으로 두 가지 방식으로 이루어진다. 첫 번째는 열린 모니터링 명상open monitoring meditation, 즉 마음 챙김 명상mindfulness meditation으로, 이 방식의 수행자는 단순히 떠오르는 모든 의식적인 생각들을 관찰하되 어느 하나에 집중하지만 않으면 된다. 어떤 사람들은 자신의 생각들을 비우고 오로지 그 순간에 존재하고자 하는데, 이렇게 '그저 존재하기'와 융합하려는 시도는 많은 수행을 필요로 한다.

    두 번째 종류의 명상은 자연 속에서 수행하기에 이상적인데, 이는 우리가 하나의 특정한 대상에 주의를 집중하는 집중된 주의 명상focused attention

---

[30] Rick Hanson, *Buddha's Brain: The Practical Neuroscience of Happiness, Love, and Wisdom* (Oakland: New Harbinger Publications, 2009), 191. 릭 핸슨은 신경 심리학자이자 뉴욕타임즈 베스트셀러 작가이다.

meditation, 즉 집중 명상concentration meditation이다. 이러한 명상은 실제로 자연 속에서 시간을 보낼 때 단 하나에만 주목하기 때문에 우리 두뇌의 진화적 기제와는 모순을 이룬다. 우리의 파충류 뇌와 변연계는 어떤 잠재적 위험의 원천도 놓치지 않도록 주변 환경 전체를 감시하기를 선호한다. 단일한 대상에 집중하기는 우리의 진화적인 행동 패턴을 거스르는 것이다. 우리의 조상들은 동물들과 마찬가지로, 짧은 기간 동안일지라도 단일한 대상에만 집중할 경우 예기치 못한 포식자의 공격을 받을 위험에 처해 있었다. 집중된 주의 명상의 가장 큰 도전은 단일한 것에만 주목하지 않고 우리 주변의 모든 것을 흡수하고 계속 감시하려는 내적 욕망에 저항하는 것이다. 그것은 집중력과 주의력에 효과적인 훈련법이다.

"수천 년간 사람들은 명상 수행의 실험실 속에서 주의력을 강화하는 법을 탐구해 왔다"고 신경 심리학자 릭 핸슨은 *Buddha's Brain*이라는 책에서 썼다. 그는 불교가 그 오랜 역사에 걸쳐 발전시켜 온 마음과 주의력의 강화를 위한 다섯 가지 핵심 요인들을 언급한다.[31]

주의력 적용하기

첫 번째 요인은 명상의 시작 단계에서 한 대상에 주의를 집중하는 것이다. 자연에서는 우리에게 호소력을 갖고 우리를 이상적으로 매료시키는 것이라면 무엇이든 그 대상이 될 수 있다. 한 그루의 나무도, 바위도, 꽃도, 폭포도, 또는 아마도 달팽이처럼 너무 빨리 움직이지도 않고 달아날 수도 없는 동물도 말이다. 그것은 어떤 물리적 대상이기보다 자연스러운 향기이거나

---

31) Ibid., 193.

한 생태계의 소리들일 수도 있다.

주의력 유지하기
주의를 방해받지 않은 채 어떤 대상에 계속 집중하기란 명상에서 가장 어려운 부분이지만, 우리의 주의력과 집중력을 효율적으로 훈련시킨다.

열정
눈에 띌 때 종종 행복감으로 경험되는 어떤 대상에 대한 강렬한 관심은 바로 매료가 개입하는 지점이며, 매료는 이제 특별하고 느슨한 형태의 주의를 제시한다. 자연 명상은 자연에 매료되기의 효과를 특히 유용하고 강력하게 만든다.

행복
어떤 대상에 집중할 때 떠오르는 긍정적인 감정들은 행복과 만족, 평화, 그리고 이완으로 이어질 수 있다.

마음의 통일
모든 것은 조화롭게 하나의 전체로서 경험되며, 이는 내적 자각과 자유롭게 비운 마음 그리고 고요함으로 이어질 수 있다. 심적 통일성은 각자의 강력한 현존감과 연관이 있다. 자연은 마음의 통일을 경험하기 위한 완벽한 무대를 제공한다. 이러한 여러 감정과 통찰은 자연 속에서 꽤 쉽게 나타나는데, 우리가 생명으로 둘러싸여 있기 때문이다. 모든 것은 하나의 크고 생태적인 생명 네트워크 속으로 뒤섞인다. 우리는 이를 자연 속에서 강하게 느끼며, 그것에 속해 있다.

릭 핸슨은 다른 사람들과 마찬가지로 거의 모두가 명상 수행을 통해 자신의 집중력을 심화할 수 있다고 믿으며, 초심자든 이미 명상을 자기 삶의 본질적인 일부로 만든 사람이든 간에 명상 수행을 하면 마음을 강화할 수 있다고 믿는다.

바이오필릭 라이프 실습: 주의력과 집중력을 끌어올리기 위한 자연 명상

대상을 선택하라

자연 속에서 또는 당신의 정원에서 누군가가 바라보지 않는다고 느껴지는 조용한 장소를 찾는다. 숲을 선택할 경우, 숨을 곳이나 안전하게 보호되는 구역을 찾는다. 높은 바위나 언덕, 또는 산기슭도 명상하기에 좋은 곳들이다. 그런 곳에서는 예컨대 일몰을 바라볼 수도 있다.

자연을 향해 당신의 감각을 열어라. 재잘거리는 새소리나 바스락거리는 바람 소리, 쏴 하며 흐르는 물소리, 후두두 내리는 빗소리처럼 느껴지는 소리들이 있는가? 또는 거친 나무껍질 조각이나 육중한 나무뿌리, 매끈한 도토리, 꺼끌꺼끌한 밤 껍데기처럼 흥미롭게 느껴지는 무언가를 찾았는가? 아니면 막대기 같은 나무, 다채롭게 꽃피우는 떨기나무, 연붉은색 토마토, 버섯머리들이 군데군데 싹트는 매혹적인 이끼 더미, 지렁이, 달팽이 껍데기, 별, 달, 또는 일출이나 일몰, 아니면 아마도 숲속 한 줌의 부엽토에서 나는 축축한 냄새처럼, 어떤 대상의 출현이 당신의 관심을 일깨웠는가?

당신에게 호소하며 긍정적 감정을 만들어 내는 감각적 인상을 찾는다. 당신을 매료시키는 인상이라면 그야말로 이상적이다.

그 대상으로 주의를 모으기

당신이 선택한 대상을 가장 잘 지각할 수 있는 법을 파악한다. 당신의 귀나 눈, 손을 써 볼 수도 있고, 냄새에는 코를 활용할 수도 있다. 물론 꼭 하나의 감각 기관만 택할 필요는 없다. 어떤 대상들은 당신의 모든 감각을 동원하여 탐색할 수도 있다.

당신의 대상을 지각하는 데 시각이 필요하지 않다면, 눈을 감을 수도 있다. 이렇게 하면 청각이나 촉각 또는 후각에만 집중하는 데 도움이 될 것이다. 당신이 선택한 자연 속 대상에 완전히 집중하라. 어떤 느낌이 나는가? 세부 사항에 주목하라. 딩신의 감각이 지각하기 시작하면 오직 그 지각에만 집중한다. 다른 감각적 인상들은 배경으로 밀어내도록 하자. 이제 명상이 시작된다.

주의력 유지하기

자연 속 대상에 대한 당신의 감각 지각을 전적으로 유지한다. 당신이 무엇을 듣는지, 냄새 맡는지, 보는지, 느끼는지에 따라, 그 감각 기관이나 사용 중인 기관들을 고수하라. 선택된 대상에만 배타적으로 주목하면서, 세부적인 사항들을 점점 더 많이 관찰한다. 대상과 완전히 융합하라. 당신이 산만하다는 자각이 든다면, 주의력을 유지하는 데 다음 방법들이 도움이 된다.

- 당신의 자연 속 대상을 다양하되 산만하지 않은 방식으로 지각한다. 예를 들면 이렇게 말이다. 나뭇가지 위의 부드러운 이끼 더미를 잠시 만진 다음 위아래로 쓰

다듬고 손가락으로 부드럽게 눌러 이러한 감각 자극들에 집중한다. 이제 당신의 주의력이 줄어드는 것이 감지되면 손등으로 이끼를 느껴 보고, 그 다음에는 팔 안쪽 아래 부분으로, 그 다음에는 바깥쪽 아래 부분으로 느껴 본다. 이런 식으로 몸의 다양한 부분들을 활용할 때 당신의 지각이 어떻게 변화하는가?

- 당신이 스스로 선택한 자연 속 대상의 감각 지각에 얼마나 잘 집중하는지를 관찰하는 지킴이가 있다고 상상한다. 이 감시자를 전방 대상 피질 anterior cingulate cortex 에 있는 작은 보초병이라고 상상할 수 있다. 두뇌의 그 부분이 당신에게 어떤 모습으로 보이는지는 아무래도 상관없다. 그 보초병은 대상에 대한 주의력을 유지할 수 있게 해 주며, 당신의 뇌파에서 다른 지각들은 거부한다. 그가 주의를 집중하는 당신을 어떻게 바라보는지, 아울러 어떻게 교통경찰처럼 '정지' 신호를 보내며 산만한 지각들을 물리치는지 상상한다. 신경학적으로 말하자면, 그 작은 보초병이 있는 전방 대상 피질은 대개 주의력을 유지하는 데 개입한다.

- 자연 속 대상에 대한 집중을 유지하는 동안에도 뒤에서는 당신의 숨을 센다. 다만 열 번까지 세고 나면 처음부터 다시 시작한다.

- 당신의 감각적 인상에 감정적 특질을 할당하려고 시도한다. 일몰을 바라볼 때, 나무껍질을 만질 때, 찰랑거리는 물줄기의 소리를 들을 때, 또는 당신이 주목하고 있는 자연 속 대상을 탐색하려고 뭐라도 하고 있을 때, 어떤 감정이 느껴지는가? 당신이 받은 인상들을 질적인 느낌으로 바꿔 보려고 할 때, 자연스럽게 당신은 선택한 대상에 대한 집중을 유지하고 두뇌에서 표류하는 다른 생각과 지각에 대한 여지를 제거하게 된다. 뭐가 자연스러운 것을 위한 느낌을 키우는 데에는 당신의 두뇌 전체가 요구된다.

- 여러 생각이 일어나 산만해진다면 자율 훈련법에서 배웠던 것을 똑같이 해 본다.

이런 생각들을 구름이라고 상상하는 것이다. 구름들을 중립적으로 지각하면서, 그것들이 어떻게 가벼운 솜털처럼 떠나가는지 관찰한다.

- 다른 것들은 나중에 생각해도 되며, 지금 당장의 자연 속 대상을 지각하는 데 집중력을 유지하기로 한 자신과의 약속을 기억한다. 당신은 이러한 약속을 유지하고 싶으니 명상에 집중한다.
- 이런 노력들이 실패한다면, 그리고 자연 속의 어떤 다른 대상이 계속해서 당신의 주의를 사로잡는다면, 그냥 그걸 새로운 대상으로 삼고 옛 대상에는 집착하지 않는다.

떠오르는 느낌들을 지각하기

당신 안에서 열정과 행복의 느낌들, 내적 평화, 또는 보호받는다는 느낌이 일어나는지 주목하라. 이런 느낌들을 강요하지 말고 초대하라. 잠시 후에는 이런 느낌들로, 당신 내면의 자아로 점점 더 주의를 돌려라. 그러면서 인식해야 할 사실은 당신의 자연 속 대상이 당신 안에 이런 느낌들을 촉발했고 이런 식으로 당신 안에서 스스로를 재현한다는 점이다. 그 대상은 당신의 일부가 되었다. 떠오르는 느낌들을 천천히 강화하는 실험을 한다. 이에 대해 릭 핸슨은 *Buddha's Brain*에서 이렇게 쓴다. "[명상 중에는] 어떤 상태가 몇 초간, 또는 아마도 몇 분간 더 강력해졌다가 다시 잦아드는 자연적 리듬이 존재한다."[32] 늘 기분 좋은 느낌들을 강화하고 정착시켜서 나중에도 다시 불러낼 수 있게 해 본다. 충분히 연습하면 자연 속 대상이 당신 안에서 불러일으키는 그러한 긍정적 감정들을 일상생활에서 더 잘 느끼게 될 것이다. 당신이 교감한 자연 속 대상이 당신의 일부가 된다.

---

32) Ibid., 199.

돌아오기

명상이 끝났거나 더 이상 집중력을 유지할 수 없다고 느낀다면, 내적이거나 외적인 제스처로 당신의 자연 속 대상에 고마움을 표하고 점점 더 주변 환경의 다른 자극들로 하나씩 주의를 돌려 자연을 다시 전체적으로 보게 되는 지점에 이를 수 있다. 삶의 연결망 속에서 당신 주변의 모든 살아 있는 존재들, 즉 식물, 곰팡이류, 동물, 인간, 미생물과, 심지어는 돌, 강, 하천, 산, 구름 같은 자연 속의 무생물들과도 당신은 하나임을 떠올려 본다. 그 모두가 지구의 생태 연결망 속에서 각자의 기능을 다하고 있다.

당신은 이러한 집중된 주의 명상을 전체적인 자연 공간, 예컨대 숲속 빈터와 같은 공간에 대한 지각으로 확장할 수 있다. 당신은 여기서 모든 감각을 활용할 수 있다. 자신을 편안하게 이완시키고, 두 눈을 감은 채 잠시 당신의 호흡에 주목해 보라. 숨 쉬는 속도를 늦춰 본다. 이제는 귀로 주의를 돌린다. 무슨 소리가 들리는가? 오로지 이 숲속 빈터에서 들리는 다양한 소리에만 집중한다. 하나씩 차례로 걸러내면서, 늘 한 번에 하나의 소리에만 주의를 집중한다.

당신이 파악할 수 있는 냄새들에도 똑같은 절차를 반복한다. 그 냄새들을 '해독'하여 실제로 하나씩 차례로 지각할 수도 있을 것이다. 어떤 냄새가 나고, 그 냄새는 어디서 온 것인가?

당신 주변에서 만질 수 있는 아무것에나 이와 같은 절차를 진행한다. 당신 밑의 땅은 어떤 느낌이 드는가? 등이나 다리, 말하자면 몸이 땅과 접촉하고 있는 부분으로 주의를 돌린다. 등이나 다리를 체계적으로 훑어 본다. 땅과 접촉한 신체 부분에 어떤 느낌이 드는가? 시간이 충분하고 당신의 지각력과 집중력을 날카롭게 하고 싶다면, 땅과 접촉하거나 당신 주변의 다른 요소들과 접촉하는 피부의 표면을 조금씩 차례로 훑어 본다.

    손가락을 땅에 닿도록 넣어 풀을 훑을 때 어떤 느낌이 드는가? 땅속에 작은 구멍을 파고 그 속에 손가락을 넣어볼 수도 있을 것이다. 당신이 접촉한 표면 밑 깊숙이 느껴지는 습도와 온도의 변화가 어떠한가? 당신이 손댈 수 있는 잎사귀나 견과류, 도토리, 돌 따위가 주변에 있는가?

    이제는 눈을 뜨고 나무에서 나무로, 돌에서 돌로, 사물에서 사물로 느긋하게 시선을 돌려봐도 좋다.

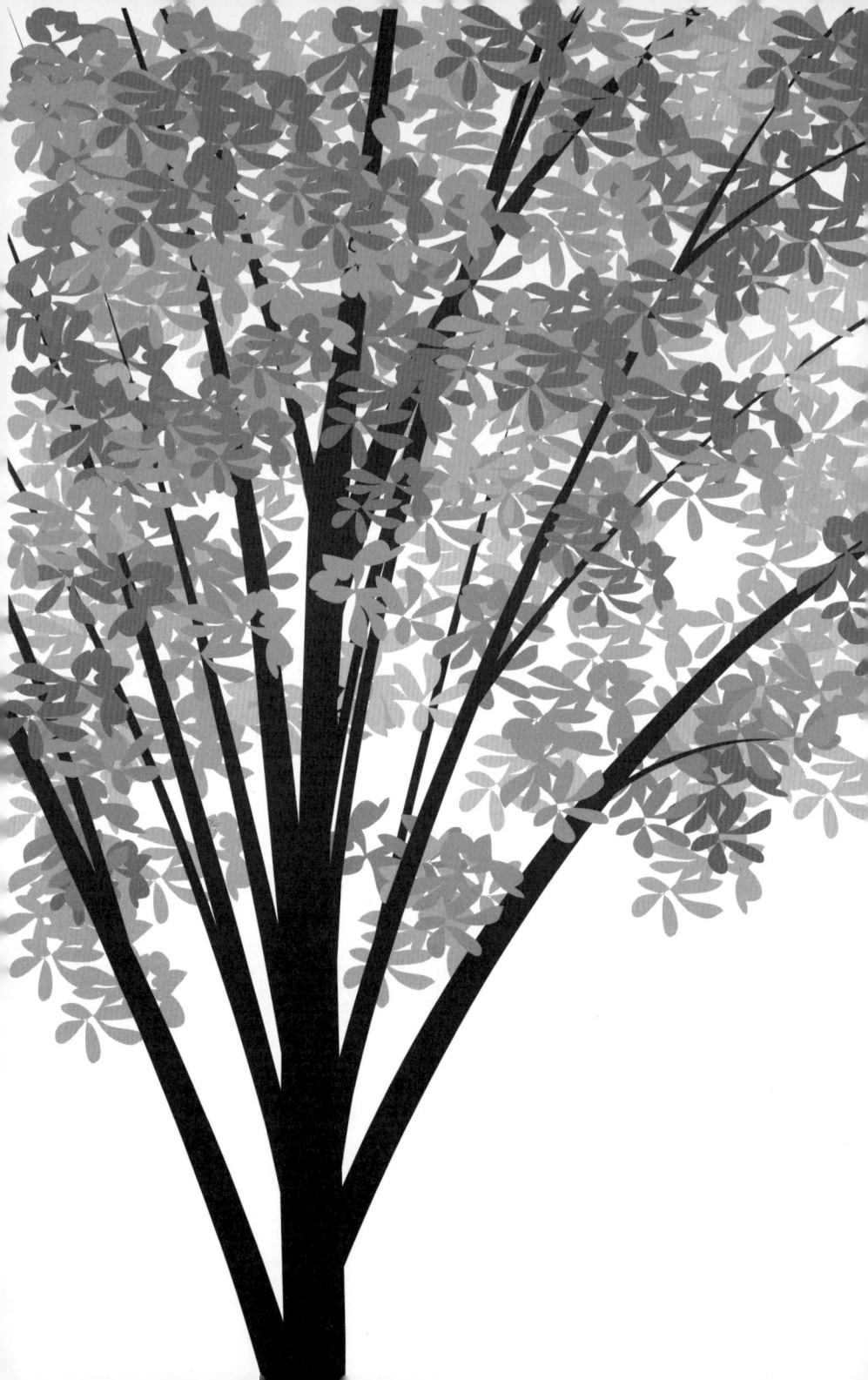

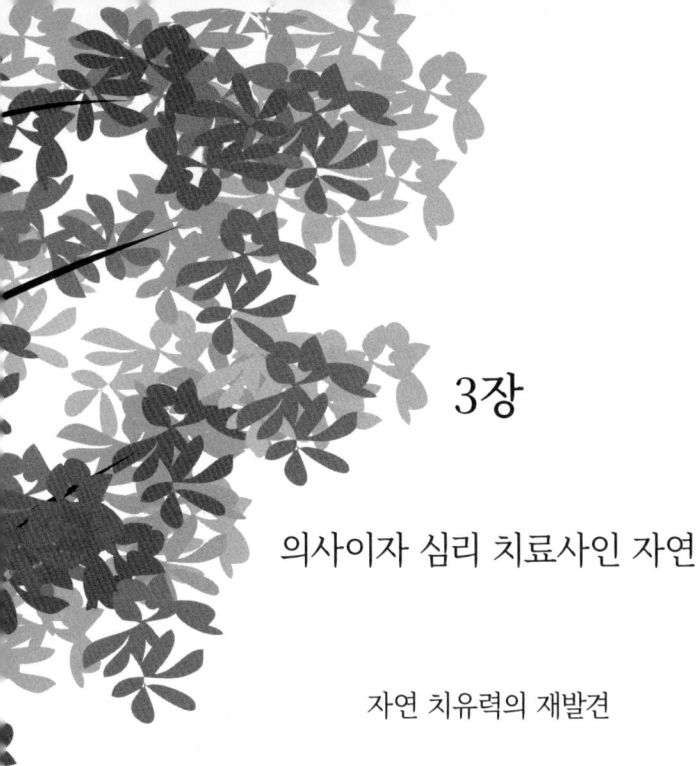

3장

의사이자 심리 치료사인 자연

자연 치유력의 재발견

우리를 치유하는 힘은 오직 한 가지, 자연이다.

아서 쇼펜하우어[1]

---

[1] Arthur Schopenhauer, *Gutzitiert*, Alojado Publishing, 2014년 12월 20일 접속, gutzitiert.de/zitat_autor_arthur_schopenhauer_thema_medizin_zitat_14689.html. 아서 쇼펜하우어(1788-1860)는 독일의 철학자이자 작가이다.

기원전 4세기경, 그리스의 의사이자 철학자였던 히포크라테스는 인간의 건강과 질병 치료에 대해 자연이 얼마나 중요한지와 관련하여 자신의 의견을 피력한 바 있다. 고대 그리스에서는 환자들의 치료를 목적으로 병원에 정원을 두었고 자연에서 시간 보내는 것을 치료의 필수 요소로 가장 우선시했다. 심지어 의사들은 환자들이 퇴원할 때 '자연에서 시간 보내기' 처방을 내리기도 했다.[2] 이런 병원은 고대 그리스 의술의 신인 아스클레피오스Asclepius의 이름을 따서 아스클레피온asclepeion으로 불렸다. 의사를 훈련하는 곳에서도 정원과 자연이 중요한 역할을 했다.

미래의 의학은 이와 같은 오래된 치료법을 다시 주목할 것이다. 그리고 신체와 정신 질병의 치료에 있어 자연과 인간 사이의 관계가 포함될 것이며, 무엇보다도 예방 헬스 케어에도 포함될 것이다. 이번 장에서는 자연 치유의 발전을 다루도록 하겠다.

---

2) Christos Gallis, ed., *Green Care: For Human Therapy, Social Innovation, Rural Economy, and Education* (New York: NOVA Biomedical, 2013), vii.

생태심신의학

현대 과학은 질병의 원인 규명에 있어 비약적으로 발전하고 있다. 그러나 '생활 속에서 나타나는 질병'들에 대한 원인은 밝혀진 바가 없다. 건강 문제의 원인 중 60%는 만성 질병, 유전적 원인, 환경 독소, 병원균 등으로 인한 것으로 보인다. 정신병의 경우 그 원인을 찾는 게 더 복잡하다.

다면적이고 전체론적인 존재인 인간은 신체적, 정신적으로 매우 복잡한 시스템을 갖고 있다. 우리는 독소에 노출되어 있으며, 스트레스, 일 처리에 대한 압박, 심리 사회적 문제들을 겪는다. 또한 균형이 맞지 않는 식사를 하고, 과도한 음주나 흡연을 하기도 한다. 몸에 해를 끼치는 행동들을 하면서도 한편으로는 자신을 건강하게 해 줄 맑고 신선한 공기를 마실 수 있는 곳으로 떠난다. 화학 비료와 농약 성분이 점차적으로 체내에 흡수됐을지도 모르지만 음식을 통해 건강한 성분을 섭취하기도 한다. 또한 유전자 공법으로 신진 대사 과정과 구성 성분을 변형한 식물과 동물도 체내에 흡수시킨다. 영양이라는 주제 하나만으로도 무한정 복잡한 이야기를 할 수 있을 것이다.

짧게 말해서, 우리는 인생을 살아가면서 크든 적든 긍정적이고 부정적인 영향을 미치지만 거의 이해하기 어려운 수많은 것들과 마주하고 있으며, 개괄적으로 규정할 수도 없다. 이것이 우리가 아프거나 건강한 이유를 단 하나로 꼽는 것이 불가능한 이유다.

앞 장들에서 자연, 동물, 식물, 주변 환경이 얼마나 복잡하게 얽히고설

켜 있는지 언급했다. '힐링'은 '회복'을 뜻한다. 건강한 신체로 회복되기를 바란다면 자연 서식지 및 그곳과 인간의 관계를 무시해서는 안 된다. 심리적이거나 육체적인 증상을 개별적으로 진단하고 치료하는 의료 시스템을 멀리 해야 한다. 약을 먹으면 당연히 개별 증상은 완화된다. 그러나 이런 접근법으로 우리 신체를 회복시키기에는 인간의 유기적 조직체가 너무 복잡하다. 인간을 자연의 일부이자 생명 네트워크의 일부로 이해한다면 의학과 심리 치료에서 완전히 새로운 관점과 치료 가능성을 열 수 있다. 식물과의 소통을 통해 나오는 테르펜의 뛰어난 효과를 예로 들고 싶다. 숲에서 나오는 테르펜은 약의 조합으로는 얻을 수 없는 방식으로 우리의 면역 체계를 강화한다. 면역 체계는 우리의 건강을 유지하기 위한 기반으로써 인간의 몸에서 가장 복잡한 시스템 중 하나다. 자연이 인간의 면역 체계, 즉 인간의 몸 전체에 미치는 영향은 그 기능상 절대 빼놓을 수 없다. 인간의 몸은 자연과 연결되어 있으며, 인간이라는 종이 이 땅에 탄생한 순간부터 우리의 몸은 자연과 상호 교류해 왔다. 우리는 자연의 일부일 뿐만 아니라 자연도 우리의 일부이다. 경계는 모호하며 면역 체계의 예에서 살펴본 것처럼 피부라는 경계선에서 자연과의 연결이 끝나는 것이 아니다. 최근에 정신신경면역학psychoneuroimmunology이라는 과학 분야가 새로 생겼다. 여기서는 사람의 정신이 면역 체계에 영향을 줄 뿐 아니라 면역 체계도 정신에 영향을 미친다는 것을 연구한다. 정신신경면역학이라는 말이 나온 이유는 신경계가 육체와 정신 사이에서 중재하는 역할을 하기 때문이다.

인간이 물리적인 경계에서 끝나지 않는다면 정신신경면역학의 개념에는 eco라는 글자가 더 붙어서 확장되어야 한다. 미래에는 생태정신신경면역학ecopsychoneuroimmunology이라는 과학 분야가 나올 것으로 보인다. 여기서는 정신, 면역 체계, 자연으로 이루어진 복잡한 시스템을 살펴볼 것이다. 이 세 가지는 하나의 기능적 네트워크를 형성하는데, 이 네트워크를 하나로 이해해야 한다.

이러한 것이 언젠가는 의사와 심리 치료사에 의해 받아들여질 것이다. 일부 의사와 심리 치료사들은 인간을 자연 체계의 일부로, 자연을 인간의 일부로 보고 있다. 즉 애초부터 인간과 자연이 서로 연결되어 있는, 기능적 단일체였다는 것이다. 인간이 자연과 자연이 미치는 영향에서 분리되었다는 것은 질병과 장애가 발생하는 요인이 추가된 것을 의미한다. 왜냐하면 이것은 신체 기능에 필수적인 일부가 떨어져 나간 것과 같기 때문이다. 우리가 노출되어 있는 부정적인 영향과 우리에게 부족한 자연의 긍정적이고 중요한 것들에 관심을 기울인다면 질병의 발병 원인을 더 잘 알 수 있을 것이다.

생태심신의학 체계

인간은 신체와 정신이 결합된 존재로, 신체와 정신은 상호 교류하고 연결되어 있으며 분리가 불가능하다. 이는 심신의학psychosomatics의 기본이다. 심신의학에서는 우리의 질병을 연구할 때 신체의 프로세스가 정신에 영향을 미치는 방법과 정신의 프로세스가 신체에 영향을 미치는 방법을 모두 고려한다.

이 개념을 확장하여 생태심신의학ecopsychosomatics을 제안하고자 한다. 생태심신의학은 신체와 정신의 결합에 더하여, 단일체인 신체와 정신이 환경 및 자연과 얼마나 복잡한 관계를 맺고 있는지를 알고 있다. 신체, 정신, 자연, 이 세 가지는 함께 진화하여 서로 분리될 수 없는 큰 단일체를 형성한다. 그런 의미에서 인간의 신체는 외부의 경계에서 끝나는 것이 아니라 생태심신의학 체계의 일부이다.

당뇨병을 치유하는 숲

숲에서 걷기는 제2형 당뇨병 환자들에게 도움이 된다.

요시노리 오츠카[3]

제2형 당뇨는 혈당 수치가 기준치 이상으로 올라가는 대사 이상 장애다. 노인들에게서 주로 발생하지만 최근에는 과체중의 젊은 성인, 심지어 사춘기 청소년에게도 발병한다. 제2형 당뇨는 유전일 수 있지만 과체중 때문이라면 해당 환자는 혈압이나 혈중 지질 농도가 높을 것이다. 너무 늦게 발견되거나 (의료적인) 혈당 관리가 적절하게 이루어지지 않으면 제2형 당뇨로 인해 심장마비, 뇌졸중, 신부전, 관상 동맥 심장병이 올 수 있으며, 혈관 석회화로 인해 혈액 순환과 산소 공급이 원활하지 않을 수 있다.

규칙적인 운동이 당뇨병 환자에게 중요하다는 것은 잘 알려져 있다. 그러나 자연이 당뇨병 환자에게 어떤 도움이 될까? 홋카이도 대학교에서 당뇨를 연구하는 요시노리 오츠카 Yoshinori Ohtsuka 교수는 116명의 환자와 숲으로 소풍을 갔다. 출발 전 혈당 수치를 검사하기 위해 혈액 샘플을 채취했다. 숲에 도착해서 오츠카 교수는 환자들이 숲을 걷도록 했다. 환자를 두 그룹으로 나눴다. 한 그룹은 2마일 정도로 짧은 거리를 걷게 했고 다른 그룹은 4

---

[3] Yoshinori Ohtsuka, "Effect of Forest Environment on Blood Glucose," in *Forest Medicine*, ed. Qing Li (New York: NOVA Biomedical, 2013), 111. 요시노리 오츠카는 일본 홋카이도 대학교의 당뇨병학 교수이다.

마일 정도로 조금 더 오래 걷도록 했다. 두 그룹 모두에게 10분의 쉬는 시간이 주어졌다. 이 테스트에서는 숲을 산책하는 동안 약을 전혀 사용하지 않았으며 신체와 정신이 숲을 체험하는 것만 했으며, 두 그룹에 속한 모든 환자의 혈당 수치가 확실하게 떨어진 것을 확인할 수 있었다. 또한 오츠카 교수는 걷기가 없는 연구도 진행하였다. 즉 환자들은 걷지 않고 숲에 머물기만 했다. 숲의 건강한 공기를 마시면서 걸을 때와 별다른 활동을 하지 않고 숲에서 시간을 보낼 때 모든 당뇨병 환자의 혈당 수치가 감소한다는 것을 밝혀냈다.[4] 숲이 생물학적, 물리적, 심리적 과정을 통해 우리를 치료한다는 사실이 한번 더 확인된 셈이다.

---

4) Ibid., 111-16.

통증 완화 및 회복 속도와 자연의 관계

네이처Nature와 함께 세계에서 가장 영향력 있는 과학 저널 중 하나인 사이언스Science는 1984년에 전 세계 언론의 관심을 사로잡는 논문을 하나 게재했다. 로저 울리크는 병실 창문으로 녹색을 보게 하는 것만으로도 수술 후 회복 속도가 빨라진다는 연구 결과를 발표했다.[5] 1972년에 시작된 울리치의 이 연구는 9년간 지속됐다. 이 기간 울리치는 창밖으로 나무 경치를 보는 환자와 창밖으로 벽돌 건물만 보는 환자 간 회복 과정을 비교했다. 울리치는 두 환자 집단의 비교 적합성을 확보하였는데, 나이와 성별을 고려했다. 수술 종류도 담낭 제거 수술을 받은 환자로 잡았다.

1984년에 사이언스지에 실린 그의 연구는 획기적이었다. 나무를 보는 것만으로도 치료가 된다는 확실한 증거가 확보되었다. 울리치는 바이오필리아 효과를 입증하는 최초의 증거를 제시했다. 그는 건물 벽을 보는 환자보다 나무를 보는 환자의 회복 속도가 훨씬 더 빠르다는 사실을 발견했다.

주목할 만한 점은 나무를 보는 집단에 속한 환자들은 수술 후 진통제를 훨씬 더 적게 투약했다는 것이었다. 벽을 보는 집단에 속한 환자들은 진정 효과가 있고 현기증을 유발하는 더 강한 진통제에 의존했다. 나무를 본 환자 집단은 벽을 본 환자 집단보다 퇴원 후 수술 합병증이 더 적다는 사실도 확인할 수 있었다.

---

[5] Roger Ulrich, "View Through a Window May Influence Recovery from Surgery," *Science* 224, no. 2 (April 27, 1984): 420.

다른 연구의 표본이 된 울리치 박사의 연구 결과는 여러 번 재확인되었으며 일부 연구에서 연구 방법이 약간 수정되기도 하였다. 실내용 화초도 수술 후 회복을 개선하고 진통제 복용을 줄이는 데 일조하는 것으로 알려져 있다. 하지만 위생적인 이유로 대부분의 병원에서 식물 반입을 금지하는 것은 유감스러운 일이다.

울리치는 본인이 진행한 여러 연구들에서 아픈 사람과 건강한 사람 모두가 자연을 경험할 때 이점이 있다는 것을 입증하였다. 예를 들어 그는 만성 통증 환자들에게 자연에서 나는 소리를 녹음하여 들려주고, 자연 영상을 보여주었다. 그리고 자연의 사진을 보게 하고, 숲을 거닐게 했으며, 정원에서 시간을 보내도록 했다. 그는 환자들이 자연을 경험할 때 고통이 줄어든다는 것을, 심지어 영화, 사진, 녹음된 소리도 같은 효과를 낸다는 사실을 발견했다.

자연 빛을 받으며 야외 활동을 할 때 통증 완화 메커니즘이 시작한다. 햇빛에 의해 '행복 호르몬'인 세로토닌의 방출이 강화된다. 세로토닌은 중추 신경계에서 통증 자극이 전달되는 것을 억제할 수 있기 때문에 통증이 완화된다. 또한 세로토닌을 통해 마음속 고요함과 만족감과 평온함을 얻을 수 있다. 과도한 걱정, 근심, 공격성이 억제된다. 우울감은 간혹 세로토닌의 결핍으로 인해 일어나는데 햇빛을 받으면 세로토닌 수치가 높아져서 우울증 환자의 기분 개선에 도움이 된다.

자연에서의 경험을 통해 통증을 완화시키는 것과 같은 두 번째 메커니즘은 '매료의 메커니즘'인데, 이에 대해서는 앞에서 자세히 살펴보았다. 주변 자연환경에 매료되면 환자는 특별히 신경을 쓰거나 노력하지 않아도 통증이 완화될 수 있다는 것이다. 울리치는 다음과 같은 연구 결과를 발표했는데, "자연에서 여행을 하면 집중이 흐트러지고 스트레스가 줄어들어 통증 감각이 무뎌진다. 즉 어떤 것에 집중하다가 집중이 흐트러지면 집중을 흐트린 것에 주의를 기울이게 되고 이로 인해 집중을 흐트린 것으로 통증이 흡수된다. 통증에 주의를 더 기울일수록 통증의 강도는 그만큼 더 높아진다. 환자가 자연 경치에 깊이 집중하여 주의가 산만해지면 통증에 신경을 덜 쓰므로 통증의 강도도 감소한다."[6] 정원에서 가드닝을 하면 통증 외 다른 것으로 관심을 돌릴 수 있다. 이러한 이유로 많은 병원과 치료 센터는 환자들에게 정원 치료를 처방한다. 울리치는 통증 환자가 병원 정원에 정기적으로 가서 정원 치료를 받게 해서 진통제를 줄인 병원 사례들을 실제로 제시했다.

전 세계적으로 노인을 치료하거나 보살피는 의사와 간호사는 비슷한 현상을 목격했는데, 정원이 있는 노인 진료소나 노인 요양원에서 지내며 정원에서 정기적으로 시간을 보내는 노인들이 진통제나 항우울제를 덜 처방받았다.

자연이 통증을 줄이는 세 번째 방법은 스트레스를 완화하는 것이다. 자연은 스트레스 호르몬 분비를 억제하고, 이렇게 되면 통증 인식 정도가 낮아진다.

이에 대해서는 스트레스 감소 관련 주제에서 더 깊이 다루도록 하겠다.

---

[6] Roger Ulrich, *rdvdental.de*, 2015년 1월 접속.

자연 체험을 통한 스트레스 감소

> 많은 질병이 스트레스와 연관되어 있는 것 같다.
> 율리카 스틱스도터[7]

파충류 뇌와 변연계에 관한, 그리고 인간을 이완 모드relaxation mode로 전환하는 인간의 경보 시스템과 자연 요소들에 관한 글을 쓸 때부터 스트레스는 이미 핵심 단어였다. 자연을 체험하면 스트레스가 줄어드는 것만으로도 자연은 이미 의사인 셈이다. 스트레스는 즐거운 상황이 아닐 뿐만 아니라 건강을 위협하는 심각한 요소다.

여러 전공에서 교재로 사용되고 있는 *Mensch im Stress: Psyche, Körper, Moleküle*(인간의 스트레스: 정신, 신체, 분자)의 저자인 루트거 렌싱Ludger Rensing, 마이클 코Michael Koch, 베른하르드 리페Bernhard Rippe, 볼크하르드 리페Volkhard Rippe는 생물학자, 약학자, 심리학자이며, 이 책에서 저자들은 스트레스로 인해 수반되는 여러 건강 위험을 기술했다.[8] 특히 만성 스트레스는 내분비계를 교란하고, 면역 체계를 약화시키고, 면역 체계의 정상적인

---

7) Ulrika Stigsdotter et al., "Nature-Based Therapeutic Interventions," in *Green Care: For Human Therapy, Social Innovation, Rural Economy, and Education*, ed. Christos Gallis (New York: NOVA Biomedical, 2013), 310. 율리카 스틱스도터는 덴마크 코펜하겐 대학교의 교수로, 전문 분야는 건강 디자인과 조경 건축이다.

8) Ludger Rensing et al., *Mensch im Stress: Psyche, Körper, Moleküle* (Heidelberg: Springer Spektrum Verlag, 2013).

기능을 방해한다. 이것이 바로 주 60시간 이상 근무하는 것에 대해 한번 더 생각해야 하는 이유이다. 또한 스트레스는 우리 몸에 만성 염증을 일으킨다. 수면 장애, 우울증, 불안, 만성 피로, 심장 및 혈액 순환 장애는 물론이고, 속쓰림, 과민성 대장 증후군, 소화 불량을 동반한 위장 장애를 유발한다. 스트레스는 섭식 장애와 비만을 일으키고, 신진대사 활동을 방해하며, 우리 몸이 DNA를 판독하여 필요한 단백질과 세포로 변환하는 과정을 방해할 수 있다. 우리 몸속에 조현병 인자가 잠재되어 있을 때 스트레스는 조현병 발병을 일으키기도 한다.[9] 흥미로운 정보가 있는데, 의료 통계 전문가들에 따르면 도시에 사는 사람들에 비해 시골에 사는 사람들의 조현병 발병률이 더 낮다고 한다. 따라서 조현병 발병 인자를 가진 사람의 수가 동일하더라도 지방보다 도시에 사는 사람들이 조현병에 걸릴 가능성이 더 높을 수 있다.

암 또한 스트레스와 연관되어 있다고 보고되고 있으며, 그 증거가 점점 더 많아지고 있다. 암 환자 및 보호자에게 암이 미치는 신체적, 심리적, 사회적, 행동적인 영향을 연구하는 심리 종양학psycho-oncology에서는 스트레스 감소만으로도 이미 생긴 암의 치유 가능성을 높일 수 있다고 한다.[10] 이것이 가능한 이유는 스트레스가 면역 체계를 약화시키면 면역 체계가 암 세포를 더 이상 파괴할 수 없거나 세포의 변형을 예방할 수 없기 때문이다. 스트레스가 DNA를 읽고 해석하는 일을 방해한다는 사실은 암과 스트레스 사이의 관계를 설명하는 특징이기도 하다.

---

9) Ulrika Stigsdotter et al., "Nature Based Therapeutic Interventions," 310.

10) Volker Tschuschke, Psychoonkologie: *Psychologische Aspekte der Entstehung und Bewältigung von Krebs* (Stuttgart: Schattauer Verlag, 2011).

이 책 서두에서 식물 어휘plant vocabulary가 인간의 면역 체계에 미치는 긍정적 효과를 논할 때 일본 도쿄에 있는 일본 의과 대학의 리 칭Qing Li 교수와 그가 이끄는 팀의 연구 결과를 소개했다. 리 칭 교수와 6명의 일본 과학자들은 숲의 공기가 스트레스를 받는 사람에게 어떤 영향을 미치는지 연구해 왔다. 연구자들은 스트레스를 받는 동안 검출되는 타액 내 스트레스 호르몬인 코르티솔cortisol을 측정했다. 도시에서는 별 변화가 없었지만 숲에서 산책을 하는 동안 스트레스 호르몬 수치가 급격히 낮아졌다.[11] 또한 과학자들은 숲에서 걷지 않고 숲을 바라보는 것만으로도 똑같은 결과가 나온다는 것을 확인할 수 있었다. 이런 소극적 숲 체험만으로도 타액의 코르티솔 수치가 낮아진 반면 도시에서는 경관을 보는 것만으로 숲과 같은 결과가 나오지 않았다. 결과적으로 편안하게 가만히 앉아서 풍경을 바라보는 것이 핵심이 아니라 그 풍경이 숲의 풍경인지 도시의 풍경인지가 중요했다. 연구자들은 산림욕에 대한 연구가 더 이루어져야 하며 사람들의 휴식에 도움을 주고 건강을 좋게 만들기 위해 산림욕에 대한 연구가 더 면밀하게 진행되어야 하고 산림욕이 사람들의 일상생활에 스며들어야 한다는 결론을 내렸다.

리 칭 교수의 연구 팀에 참여했던 과학자들 중 세 명은 연구 참가자들의 소변 샘플을 채취하여 두 번째로 중요한 스트레스 호르몬인 아드레날린adrenaline도 숲속 공기의 영향을 받는다는 사실을 발견했다.[12] 숲에서 하루를 보낸 후 남성들의 소변 내 아드레날린 수치가 약 30% 정도 감소했고 둘

---

11) Bum-Jin Park et al., "Effect of the Forest Environment," 57-67.
12) Qing Li, Maiko Kobayashi, and Tomoyuki Kawada, "Effect of Forest Environment on the Human Endocrine System," in *Forest Medicine*, ed. Qing Li (New York: NOVA Biomedical, 2013), 89-103.

째 날에는 숲으로 여행을 오기 전 날에 비해 35% 정도 감소했다. 숲 체험이 여성들에게 더 큰 효과가 있었다. 소변 내 아드레날린 수치가 첫날에 절반 이상 감소했고 둘째 날에는 원래 수치의 4분의 1 수준으로 떨어졌다. 이것은 놀라운 결과였다! 두 번째 집단은 한 도시에서 2일 동안 휴가를 보냈다. 첫째 날에는 숲속 집단과는 비교도 될 수 없을 만큼 아드레날린이 조금만 줄어들었다. 도시에서의 두 번째 날 결과는 오히려 초기 수치보다 약간 더 높아졌다. 도시에서 산책하는 것으로 스트레스가 조금 해소되지만 금새 도시 환경에 익숙해져서 둘째 날에는 오히려 전보다 스트레스를 더 많이 받는다고 결론지을 수 있을까? 적어도 이것이 합리적인 가정인 것 같기는 하다. 우리가 숲, 즉 자연을 충분히 접하지 못하는 것은 확실하며, 자연에서 오랜 시간을 보내면 스트레스가 더 많이 주는 것도 확실하다.

이 연구에서는 또 다른 호르몬인 노르아드레날린^{noradrenaline}도 검출됐다. 이것이 숲에서는 상당히 줄었으나 도시에서는 거의 줄지 않았다.

게다가 연구자들은 숲 공기가 '재생과 성장' 시스템이라고도 불리는 부교감신경계를 활성화한다는 것을 발견했다. 이러한 활성화는 신체적, 정신적 능력의 재생, 이완, 복원에 도움이 된다.

일본 과학자들은 숲의 고도의 항스트레스 효과가 한편으로는 심리적으로 결정되고, 다른 한편으로는 식물 소통에서 나오는 테르펜에 의해 발생한다고 생각해 왔다. 한 가지 더 덧붙이자면, 자연에서 시간을 정기적으로 보내면 수면 장애를 극복하는 데 도움이 된다. 이 또한 앞서 언급한 연구들에서 확인되었다.

나무, 심장, 혈압: 심장병 전문의, 자연

한국과 일본의 또 다른 과학자들은 자연에서의 활동이 혈압과 심장에 미치는 영향에 관심을 갖고 연구했다. 실험 참가자들 중 일부는 숲속을 걸었고 다른 일부는 초원에 누워 자연을 관찰했다. 실험 결과, 두 유형 모두에서 피험자들의 혈압이 낮아지고 심장 박동이 안정화되었다. 이와 반대로 도시를 여행한 세 번째 그룹의 피험자군에서는 혈압이나 맥박 감소가 관찰되지 않았으며, 오히려 일부 참가자의 혈압이 상승하였다.[13]

연구자들은 자연이 주는 심리적 효과 외에, 식물에서 뿜어져 나와 숲 공기에 포함되어 있는 방향제성 물질이 혈압을 낮추는 데에 영향을 미친다는 사실을 발견했다. 예를 들어 삼목유cedar oil를 들이마시면 혈압이 낮아진다. 하지만 자연, 특히 숲에서 다양한 식물에서 나온 나무 향 조합을 마시는 것은 매우 강력한 혼합물을 들이켜는 것과 마찬가지인데 단순히 한 종류의 나무에서 정제한 향기를 맡는 것보다 더 강력한 효과가 있는 셈이다.

자연에서 활동을 한 집단의 심박수가 도시에 머문 집단보다 더 오랜 기간 동안 균형감과 건강함을 유지했다.

부신피질은 DHEA를 생산한다.[14] DHEA는 남성과 여성 성호르몬의 전구체precursor이다. 리 칭 교수는 사람들이 자연, 특히 숲에서 시간을 보내면 체내에서 DHEA가 높아진다는 것을 입증했다. 이 호르몬은 '심장 보호 물질'로도 알려져 있으며, 심장을 보호하고 당뇨와 비만 위험을 줄인다.

---

13) Bum-Jin Park et al., "Effect of the Forest Environment," 57-67.
14) DHEA는 dehydroepiandrosterone의 약어이다.

황야에서의 교훈: 자연 치료법

우리의 진정한 집은 황야이다. 헨리 버그비[15]

우리는 우주 야생의 일부이다. 그것이 우리의 본성이다.
우리의 가장 고귀하고 가장 행복한 기질의 발전에는
야생의 영향력이 필수적이다.
야생을 떠나 있으면 황폐함과 병약함에 한발 더 다가설 가능성이 높아진다.
황야가 우리의 진정한 집이다. 하워드 재니저[16]

"정말로 여기에서 회복될 수 있어요. 복통이 사라지고 머리가 맑아질 거예요." 연구에 참가했던 한 사람이 로키산맥의 황야에서 자신이 경험한 자연 체험을 설명한 말이다. 로키산맥 연구소 Rocky Mountain Research Station는 콜로라도강이 시작되는 곳에 있으며, 그 안에는 폰데로사 소나무가 있다. 이곳의 연구원들은 삼림 연구와 생태학 연구에 머무르지 않고 다른 연구들도 수행한다. 그들은 인간과 자연 사이의 관계를 조사하고 자연 보존과 황야가 생태학적 효용성을 가지고 있을 뿐만 아니라 사람들의 건강에도 유용하다는

---

[15] Henry Bugbee, *The Inward Morning* (Athens: University of Georgia Press, 1999), 44. 헨리 버그비(1915–1999)는 미국의 철학자이다.

[16] Howard Zahniser, "The Need for Wilderness Areas," in *Where Wilderness Preservation Began: Adirondack Writings of Howard Zahniser*, ed. Ed Zahniser (Utica, NY: North Country Books, 1992), 65. 하워드 재니저(1906–1964)는 미국의 작가이자 환경 활동가이다.

것을 연구 결과로 제시하고 있다. 이를 위해 연구원들은 로키산맥에서 자원 봉사자들과 함께 연구를 진행하고 있으며, 전 세계 다른 나라의 연구원들의 연구 결과뿐만 아니라 자신들의 연구 결과도 책으로 출간하고 있다. 로키산맥 연구소의 다니엘 윌리엄스Daniel Williams와 미국 농무부의 데이비드 콜David Cole은 "이 같은 경험에 근거한 연구는 많은 사람들이 황야에서 풍부하고 다양하고 만족스러운 체험을 했다는 것을 보여주고 있습니다. 사람들은 활동 유형과 장소 유형에 있어 매우 다양한 경험을 한 것으로 보이지만 가장 주된 관심은 자신이 속한 그룹의 다른 사람들과 공유하는 자연환경에 있습니다"라고 말했다.[17]

과학자들은 황야에 있을 때 인간에게서 일어나는 반응을 즉각적 의식 경험Immediate Conscious Experience: ICE이라고 부른다. 여기에서 주된 핵심은 황야와 자연 경험이 주는 심리적 측면이다. 이는 사람들이 자연을 마주하게 됐을 때 개인적으로 무엇을 경험하는지에 관한 것인데, 안에서 무엇이 일어나는지, 어떤 상태의 의식을 경험하는지, 어떤 새로운 방식의 사고와 관점을 발전시키는지, 문제에 대한 새로운 해결책을 어떻게 찾아내는지, 신체적 또는 정신적 스트레스에 대처하는 방법을 어떻게 배우는지에 관한 것이다. 환경 관련 심리학자들은 인간이 황야에 있을 때 의식 속에서 일어나는 것을 자연에서의 '즉각적 의식 경험'이라고 일컫는다. 지금까지 우리는 자연의 무의식적인 영향, 즉 인간의 뇌와 사람의 무의식과 들이마시는 공기 중의 물질에 초점을 맞추어 왔다. 이제 자연을 대하는 의식적 반응에 대해 논하도

---

17) David Cole and Daniel Williams, "Wilderness Visitor Experiences: A Review of 50 Years of Research," in *Wilderness Visitor Experiences: Progress in Research and Management*, ed. David Cole (Fort Collins, CO: US Dept. of Agriculture, 2011), 6.

록 하겠다.

인간은 오감을 통해 주변 환경의 물리적 실체를 인식하는 것 외에도 보고, 듣고, 냄새 맡고, 느끼는 것에서 추가적 의미를 파악하려는 경향이 있다. 이것이 사회적 환경에도 적용되는데, 인간은 주변에서 일어나는 모든 것을 분석하고, 의미를 부여하고, 이해하려고 노력한다. 인간은 지구상의 모든 종 중에서 삶과 자연에서 감각을 느끼고 의미를 찾는 유일한 종이다. 인간은 자연을 해석하고 자연이 우리에게 말하고자 하는 무언가에 대한 은유와 상징을 찾을 수 있다. 우리의 배경이나 현재 직면하고 있는 문제가 무엇이냐에 따라 사람들마다 그리고 순간순간마다 자연을 해석하는 것이 완전히 달라질 수 있다.

예를 들어 묘목을 심는 것은 아이들에 대한 소망, 사업 성장, 인생의 새로운 계획이 싹을 틔우는 것을 상징할 수 있다. 폭풍우가 몰아치는 웨일스 해안의 오래되고 휜 참나무가 나에게 영향을 줬던 것처럼 바람과 날씨를 거스르면서 황야에 버티고 서 있는 튼튼한 나무는 비바람에도 흔들리지 않는 확고부동함을 연상시킬 수 있다. 나는 최근에 인도의 하수구 창살에서 자라고 있는 다년생 식물을 보았다. 그 식물은 그곳에 모여 있는 한 줌 정도의 흙에 뿌리를 내리고 꽃을 활짝 피우고 있었다. 문득 이 식물처럼 의지만 있다면 척박한 환경에서도 열매를 맺거나 꽃을 피울 수 있다는 생각이 들었다. 길에 핀 잡초를 보며 벌목 후 싹이 트는 버드나무도 생각났다. 나무는 자신의 운명을 잘 이겨 내고 잘려 나가는 모진 시련 후에도 되살아나 새롭게 시작한다. 상처를 딛고 그 위에서 성장한다. 버드나무와 비슷한 상황에 처해서, 오래된 상처를 뒤로 하고 활력을 다시 찾고 싶은 이들은 다시 싹을 틔우는 흔들리지 않는 버드나무에게서 연대감을 찾고 새로운 힘을 내려는 마음을 가질 것이다. 버드나무는 "당신은 혼자가 아니예요. 저도 다시 힘을 내고 있어요. 당신도 다시 일어설 수 있을 거예요"라고 속삭일 것이다. 잘려 나가고 완전히 훼손되었지만 그렇게 된 운명을 거스르고 생명을 유지하려는 나무의 상징성은 매우 강렬하다. 이것은 신체적 외상과 연관 지을 수 있다. 가령, 어떤 사람이 잘려진 버드나무처럼 몸의 일부가 손상되었거나 신체에 변화가 생긴 경우 이를 직시하면서 자신의 삶에 대해 '그래도 괜찮아'라고 말하고 싶은 경우에 버드나무가 주는 상징성은 그에게 좋은 영향을 미칠 수 있다.

우리는 자연에서 간혹 감명을 받는데, 자연에는 상징으로 보여지고 해석될 수 있는 것들이 있다. 이와 동시에 자연은 자아 성찰을 할만한 편안한 장소도 제공한다. 이와 같이 자연은 우리에게 물질을 제공하고, 그 물질을 성찰할 공간도 제공한다. 황야에서 생활하는 경험의 가치는 떨어져 지내기 being away, 즉 '다른 곳에 있는 것'에 있다. 일상의 경험에서 벗어나 전혀 낯설지만 영감을 주는 환경에 머물면 일상의 여러 문제와 약간의 거리를 갖게 된다. 심리학자 레이첼 카플란과 스티븐 카플란은 자연 체험이 우리의 정신에 영향을 미치고 우리의 영혼에 빈 공간을 주는 가장 중요한 메커니즘들 중 하나로 떨어져 지내기를 꼽는다. 이러한 결론은 피험자들이 자연에서 휴식처를 찾고 황야 환경이 그들에게 어떤 영향을 미쳤는지 보고한 많은 연구에서 확인되었다.

떨어져 지내기는 사회 활동을 멈추고 인간 문명을 잠시 떠나는 것이며, 혼자 할 수도 있고 단체 프로그램을 이용할 수도 있다. 이는 소비, 디지털 세계, 타인의 기대, 성과에 대한 압박 등 현대 생활에서 우리를 짓누르는 것들에서 벗어나는 것을 의미한다. 이것은 어떤 정해진 이미지에 우리를 끊임없이 맞춰야 하는 세상에서 벗어나는 것을 뜻한다. 그리고 '좋은' 사람, '잘 맞춰 주는' 사람, '열심히 일하는' 사람, '성과가 좋은' 사람을 강요하는 세상에서 떠나는 것을 의미한다.

떨어져 지내기는 우리 모습 그대로 있을 수 있는 환경에 머문다는 것을 의미한다. 나는 앞에서 언급했던 무아경의 여행에서 이것을 경험했다. 나의 무의식에서 만들어진 천국 같은 풍경 속의 노인은 자연 체험의 근본적인 특징을 상징했다. 그것은 '있는 그대로 받아들여지는 특징'으로, 나는 마침내 그 수준에 도달했다. 식물, 동물, 산, 강, 바다는 우리의 업무 수행 능력, 성과, 외모, 월급, 정신 상태에 관심이 없다. 우리가 일시적으로 약하거나 길을 잃거나 생각이나 행동이 과잉되더라도 우리는 자연과 하나가 되어 자연의 생명 네트워크에 참여할 수 있다. 자연은 우리에게 비용을 청구하지 않는다. 산을 따라 걷거나 산에서 캠핑을 하거나 강의 맑고 깨끗한 물을 먹더라도 산이나 강은 우리에게 요금을 청구하지 않는다. 자연은 우리를 판단하지도 않는다. 떨어져 지내기는 평가받거나 판단받지 않아도 되고, 다른 사람의 기대를 충족해야 한다는 압박으로부터도 자유로워지는 것을 의미한다.

사회에서 잠시 떠나 자연에서 머물기: 치유

어떤 사람들이 황야에서 자연을 경험하면서 자신들을 비난하는 사회에 대한 적개심을 갖지 않게 되는 한 흥미로운 연구를 접했다. 몬타나 대학교 University of Montana의 안젤라 메이어Angela Meyer는 여성들을 황야로 초청해서 며칠 보내도록 했다. 이들에게는 한 가지 공통점이 있었는데, 이들은 모두 레즈비언, 양성애자, 트렌스젠더로 이성애자가 아니었다. 현대 사회는 진보되었지만 동성애에 대한 편견이 아직 많은 것이 사실이다. 안젤라 메이어의 연구를 계속 언급하기 전에 한 가지 짚고 넘어가고자 한다. 이 책을 읽는 독자가 현재 우리 사회에서 동성애가 인정된다고 생각한다면 뒤에서 다루는 내용은 여러분의 생각이 틀리다는 확신을 줄 것이다.

사회적 편견

이 책의 독일어판 원고를 출판사에 넘기기 직전, 빈의 오래된 유명한 커피 전문점에서 사건이 하나 발생했으며, 이 사건은 독일어권 전역에 보도되었다. 한 레즈비언 커플이 한 카페에서 키스를 했는데 웨이터가 키스 자제를 거칠게 요청했다. 이후 이 커플은 사람들로부터 업신여김을 당했고, 두 여성은 매니저에게 항의를 하였으나 매니저는 오히려 항의를 했다는 이유로 두 사람을 가게에서 쫓아냈다.

오스트리아의 한 라디오 방송에서 카페 매니저는 "두 사람이 함께 있다는 모습을 꼭 그렇게 모두에게 보여줄 필요는 없었습니다. 그들이 자신들의 애정을 공공장소에서 보여줄 필요가 있다고 느낀 것이 슬프다는 생각이 들었습니다"라고 말했다. 그 매니저는 '다름을 보여준 것'을 판결한 것이다.[18]

두 사람이 자신들의 애정을 '공개적으로' 표현하는 것을 누군가가 '슬프다'고 여긴다면 그것이야말로 정말로 슬퍼해야 할 이유다. 어떤 사람들은 동성 커플이 자신들의 사랑을 다른 사람들에게 숨기기를 원하는데, 이 자체가 사실 슬픈 일이다. 그리고 이는 동물, 식물, 자연이 하지 않는 것, 즉 판단하기, '다름'을 거부하는 일, 틀에 넣어 맞추는 일을 사람들이 얼마나 자주하는지를 보여주는 사례이기도 하다. 동성애는 인간과 마찬가지로 동물 세계의 일부 종에서도 존재한다. 그렇다고 해서 동성애 동물이 숲 밖으로 내쫓기거나 배척당하지는 않는다. 자연과 자연에서 사는 종들은 친절하고 관대한 동반자로, 그곳에서 우리는 그들이 제시하는 요구 조건과 규범을 처음부터 맞추려고 하지 않아도 된다.

안젤라 메이어는 황야 연구에 참여한 여성들과 폭넓은 인터뷰를 진행했다. 그녀는 "나는 참가자들로부터 자연과의 연결에 관한 좋은 이야기들을 들었고, 황야는 구조적이고 비난이 난무하는 사회에서 벗어날 장소이자, 각자의 몸과 자연 세계를 연결하기에 최적인 장소라는 말을 들었습니다"라고 보고

---

18) "Rauswurf aus Café Prückel wegen Kuss," *NEWS* (Austria), January 12, 2015, news.at/a/cafe-prueckel-lesbisches-paar-kuss-rauswurf-protest.

서에 적었다.[19] 연구에 참가한 많은 여성들이 일상생활에서 경험했던 배척, 비난, '다름' 같은 느낌을 황야에서는 느끼지 못했고, 자연과 연결되어 하나로 수용되는 느낌을 받았다고 했다. 인터뷰 중에 중립^{neutrality}이라는 표현이 계속 나왔다. 자연은 성적 성향에 있어 그들에게 중립적이었다. 참가자 중 한 명인 베아트리체^{Beatrice}는 황야에서의 경험을 다음과 같이 회상했다. "황야는 사회에서 멀리 떨어진 곳이에요. < 중략 > 때로는 현실과 동떨어져 있기도 하죠. 나에게 있어 자연은 내가 나 자신으로 존재하면서 편안하게 있을 수 있는 곳이고, 나를 어떤 것에 맞추지 않아도 되는 곳이에요. 그리고 삶으로부터 그리고 모든 것으로부터 벗어나서 그냥 휴식만 취할 수 있는 실질적인 방편이기도 해요. < 중략 > 처음에 저는 그것이 무엇인지 잘 몰랐어요. 내가 무엇을 느끼고 있는지 몰랐어요. 제가 왜 편안한지 모르겠더라구요. 가장 큰 부분을 차지했던 것은 제 자신을 남성, 여성, 이성애자, 게이, 레즈비언, 양성애자로 보지 않아도 된다는 점이었던 것 같아요. 정말 중요하지 않았어요. 저는 숲속에서 그저 또 다른 하나의 생명체일 뿐이었어요."[20] 자신의 몸과 조화를 이루려는 모습, 몸을 있는 그대로 받아들이는 태도, 몸이 속한 자연을 존중하는 감정은 안젤라 메이어의 황야 연구뿐만 아니라 다른 연구들에서도 중요한 역할을 했다. 과학자들은 황야 체험이 사람들을 변화시키며, 사람들이 자신의 몸을 보고 대하는 방식에 긍정적인 영향을 미친다는 연구 결과를 계속 발표하고 있다. 이미 저체중이면서 자신이 너무

---

19) William Borrie, Angela Meyer, and Ian Foster, "Wilderness Experiences as Sanctuary and Refuge from Society," in *Wilderness Visitor Experiences: Progress in Research and Management*, ed. David Cole (Fort Collins, CO: US Dept. of Agriculture, 2011), 70-76.

20) Ibid., 73.

뚱뚱하다고 생각해서 섭식 장애를 가진 사람들도 황야 체험을 통해 자신의 몸을 다르게 인식하는 변화를 경험하는 것으로 나타났다. 이것은 외모 콤플렉스가 있는 사람에게도 적용되는데, 외모 콤플렉스가 있는 사람은 사소하거나 상상한 신체적 결함을 심각한 결함으로 인식하고, 사회에 적응하지 못하고 사회를 멀리하거나 심지어 자살 충동을 느끼기도 한다. 객관적으로 말해서 심각한 결함이 아니지만 외모 콤플렉스를 가진 사람은 그것을 심각한 결함으로 상상할 수 있다. 외모 콤플렉스로 고통을 받는 많은 사람들은 하루 중 상당 시간을 거울 앞에서 보내고 일하러 나갈 수도 없다. 하지만 이들도 황야에서 시간을 보냄으로써 본인의 객관적인 자아상을 다시 찾고 자신의 몸을 받아들일 수 있게 된다.

몸을 인식함에 있어 이와 같은 긍정적인 변화가 놀라운 일은 아니다. 이 책에서는 이와 관련해서 몇 가지 기본 요소들을 자세히 살펴본 바 있다. 자연은 우리에게 특별한 인상을 주고, 우리의 관심을 외부로 돌린다. 이렇게 되면 (상상이든 실제든) 신체적 결함에 대한 내면의 관심은 전면에서 사라져서 뒤로 물러간다. 매료의 메커니즘을 통해 자연에 대한 관심이 활성화되면서 생각의 공간에 빈 공간이 생기고, 오랜 문제를 바라보는 관점이 새로워지고 새로운 시각이 생긴다. 레이첼 카플란과 스티븐 카플란은 특별한 형태의 관심인 매료가 새로운 아이디어와 깊은 통찰력을 위한 공간을 제공할 수 있다고 믿는다. 자신의 몸에 대해 부정적인 시각을 가진 사람이라면 누구나 자연에서 거리낌없이 자신을 드러내는 것을 즐길 수 있다. 나무, 동물, 곰팡이, 강은 우리 사회 많은 사람들과 달리 우리를 겉모습으로 판단하지 않는다. 눈을 뜨고 자연 속을 걷다 보면 자연이 불완전함을 받아들이는 것을 상징하는 수많은 예들을 분명히 발견할 것이다. 우리를 매료시키고 우리가 아름답다고 여기는 나무, 관목, 동물에는 물리적 결함이나 상처가 많이 있다. 그럼에도 불구하고 우리는 그것들을 매력적이라고 여긴다. 자연 속 모든 생명체가 균형 잡혀 있고 완벽한 모양을 하고 있지는 않다. 황야에서 사람들을 매료시키는 것은 이러한 다양한 형태와 자연스러운 비대칭성이다. 이런 모습의 황야를 관찰하면서 마음이 열린 사람들은 자신의 몸을 바라보는 방식을 바꾸고 자신의 몸이 어떻게 보여지는지에 대한 기대치를 조정할 충분한 근거를 찾을 수 있다. 이를 경험하기 위해서는 사회와 사회의 영향력에서 분리되는 것, 즉 떨어져 지내기가 필요하다. 황야에서 며칠을 보낸 사람들은 미디어, 광고, 뮤직 비디오, 타블로이드판 언론, 즉 포토샵이 만들어 낸 미에 대한 사회적 기준에서 벗어나게 된다. 아름다우려면 어때야 하고, 진짜 남자라면 어떻게 보여져야 하고, 여자가 가장 예뻐 보이려면 어떻게 해야 하는지를 끊임없이 강요하는 사회로부터 벗어나 잠시 동안 자신을 잊는다. 외부에서 제시되는 이런 유형의 강요된 속박으로부터 우리 자신을 분리할수록 자연은 우리가 그러한 인위적인 기준을 벗어나게 도울 수 있으며, 분리 기간이 길수록 벗어나는 속도는 그만큼 빨라진다.

안젤라 메이어는 '몸의 활력을 받아들이는 것'에 관해, 그리고 '지구상에 살아 있는 많은 동물들 중 하나가 되어' 치유 의식 경험을 갖는 것에 관해 이야기한다. 설문 조사 참가자 중 세이지Sage는 황야에서 다른 여성들과 지낸 경험을 이같이 이야기했다. "이곳에 도착했을 때 우리는 덥고 피곤하고 더러웠어요. 우리는 한동안 물도 보지 못했어요. 그래서 모두 배낭을 땅에 던지고 옷을 벗었어요. 저에게 있어 그것은 완벽한 것이었어요. < 중략 >

예상하겠지만 그 순간만큼은 우리 몸은 그냥 동물 같았어요. 우리 몸은 그저 도구이자 엔진이었어요. 우리의 몸은 우리가 계속 나아가게 했고 우리가 존재하게 해 주었어요. 우리의 몸이 곧 우리였어요. 우리 몸은 하나의 공동체가 되었어요. 음, 그 느낌은 마치 < 중략 > 저는 제 자신, 다른 사람들, 자연 풍경과 연결되었고, 그런 연결되어 있는 느낌을 절대 잊지 못할 거예요."

황야 여행 얼마 후 또 다른 참가자는 자연 체험이 자신의 인생에 어떤 영향을 미쳤는지 다음과 같이 설명했다. "제 인생의 닻이 닿은 느낌이에요. 그곳에서 시간을 보내며 삶의 목표와 우선순위에 대해 생각할 시간이 많아졌어요. 제 모든 신념이 더 안정감 있게 견고해지는 느낌을 받았어요."

또 다른 참가자도 황야에서 시간을 보낸 후 더 균형 잡힌 삶을 사는 것 같다고 했다. "일상 속에서 어떤 문제들이 닥쳐도 항상 자연으로 들어가서 생각해 보고 그 문제들이 실제로는 얼마나 사소한 것이었는지 깨달을 수 있게 되었어요. 자연은 확실히 진실된 제 모습을 저에게 알려주는 곳이예요."

또한 많은 참가자들은 이메일이나 페이스북을 이용할 수 없고 휴대폰의 전원을 끄는 등 '디지털 자아'를 뒤로 하는 것만으로도 즐거워 했다.

메이어 교수는 동료인 윌리엄 보리^{William Borrie}와 이안 포스터^{Ian Foster}와 함께 전혀 다른 황야 연구에 참여했던 참가자들이 회복이나 재발견을 뜻하는 용어를 사용했다는 점을 알아냈다. 그들은 방향 전환과 새로운 초점을 자주 이야기했고, 자기 자신, 인생, 본성에서 새로운 측면을 발견했다고도 이야기했다. 그들은 자기 자신을 중심에 두고 삶의 계획, 관점, 목표를 재조정했다. 참가자들 중 많은 사람들이 에너지가 다시 생기는 것을 느꼈고, 그로 인해 기존에 세운 목표를 훨씬 더 적극적으로 수행하고, 자신의 비전을 고수하고, 타인의 의견이나 사회적 시선이 더 이상 방해가 되지 않는다고 했다.

산과 달이 나에게 교훈을 주었을 때

 황야에서 완전히 홀로 있는 것은 다소 놀라운 일이다. 자기 자신을 위한 시간을 갖고, 바위나 강가에서 머무는 시간을 마음 내키는 대로 정할 수 있다. 그리고 혼자서 존재하는 경험에서 여러 이점을 누릴 수 있다. 이는 각자 자신을 받아들이는 연습을 하는 것과 같다. 혼자 지내는 것은 매우 풍요로운 경험이 될 수 있다. 몇 년 전, 한겨울에 산에 들어가 작은 오두막에서 지낸 적이 있었다. 오두막은 눈으로 뒤덮인 침엽수림 속에 아늑하게 자리잡고 있었다. 나는 한 농부에게서 이 오두막을 며칠 동안 빌렸는데, 오두막에 도착했을 때 매우 신이 나 있었다. 그 당시에 나는 바이오필리아 효과를 연구하고 있었고, 나의 업무와 일상생활에 약간의 거리를 두고, 스스로 방향 전환을 하고 싶었다. 나는 농부가 알려준 대로 숲속에서 위로 난 길을 따라갔다. 작은 공터에 이르렀을 때 저 멀리 오두막 지붕이 보였다. 그 오두막은 작은 진저브레드 하우스gingerbread house처럼 뾰족하고 가팔랐으며, 지붕은 지붕널로 덮여 있었다. 나의 기대는 커져 갔고, 마지막 모퉁이를 돌자 오두막 전체를 볼 수 있었다. 그 오두막은 진짜 진저브레드 하우스였다! 그 오두막은 앞으로 며칠간 나의 쉼터가 될 곳이었다.

 오두막 옆에는 외부 화장실이 있었는데, 수도가 없어서 양변기는 아니었다. 문 옆에는 앞으로 며칠간 나를 따뜻하게 해 줄 장작더미가 있었다. 나는 오두막 안으로 들어가 배낭을 내려놓고 낡은 난로에 불을 피웠다. 점점 따뜻해졌고, 물을 끓여 마실 차를 한잔 준비했다. 전기는 들어오지 않았다.

밖에는 어둠이 깔렸고 달이 차올랐다. 나무로 지어진 오두막에서 차를 마시며 창밖을 내다봤다. 해가 사라져 지구 반대편을 비추기 시작한지 오래되었으나 그리 어둡지는 않았다. 달빛은 마치 마법을 부리듯이 풍경을 비췄다. 그것은 숲과 나무 전체에 마법을 거는 듯한 신비한 은빛이었다. 경치가 아름다웠지만 동시에 약간 초현실적이고 으스스하기도 했으므로 내 몸은 조금 떨리고 있었다. 마치 달빛 속에 숨겨진 비밀이 있고, 내가 그 비밀을 발견하기를 기다리는 것 같았다. 땅에 쌓여 있는 눈과 나뭇가지에 달빛이 반사되어 밝은 낮만큼이나 밝았다. 늦은 밤이었지만 산책을 나가지 않을 수 없었다.

나는 곧장 산속으로 들어갔다. 머리 위 바다처럼 흩어진 별과 동행하며 눈 속 가파른 비탈길을 걸었고 바위 투성이 울퉁불퉁한 지형을 따라 휜 향나무 덤불을 지나 더 높은 곳으로 굽이쳐 올라갔다. 적막이 너무나 뚜렷한 나머지 나는 고요함을 들을 수 있었다. 내 발 아래에 잠들어 있는 펼쳐진 계곡과 나무 꼭대기들을 내려다 보았다. 몇 시간에 걸친 등산을 마치고 자정이 지난 후에 오두막으로 돌아왔다. 나는 자기 전 바깥에 모닥불을 피우고 불꽃이 춤추는 모습을 바라봤다. 기타를 치며 그 어느 때보다 오랫동안 혼자 있는 시간을 즐겼다. 사실 나는 온전하게 혼자였다고 할 수 없다. 왜냐하면 내가 도착한 것을 감지한 모든 야행성 동물들과 산을 공유했기 때문이다. 그중에는 오두막 뒤 어두운 곳에서 나를 부른 생명체도 이에 속한다. 그 동물은 불안하지만 위협적인 으르렁 소리를 냈고 그 소리에 나는 사색을 멈춰야 했다. 그 지역에는 곰이 없는데도 처음에는 곰이 떠올랐다. 그 생명체와의 첫 교감은 내 사지에 밀려든 공포만큼이나 빨리 사라졌다.

내게 소리를 낸 짐승은 아마 내가 피운 모닥불 때문에 불안에 빠진 오소리였을 것이다.

    황야에서 보낸 그 며칠 동안 내가 지금까지 겪었던 것 중 최고의 치유를 경험했다. 오소리를 다시 보지는 못했지만 매일 아침 오두막 앞에서 오소리의 흔적을 발견했다. 벤치가 두 번이나 넘어져 있었는데 나는 오소리를 의심했다. 오소리 발자국이 벤치까지 이어져 있었고, 오소리는 벤치 옆의 얼어붙은 땅을 파기까지 했다.

    눈 덮인 산속에서 홀로 휴식을 취하는 동안 바쁜 일상에 있을 때보다 생각들을 더 잘 정리할 수 있었다. 나는 인간 사회의 다양한 목소리와 영향력으로부터 해방되었다. 이때 얻은 통찰 덕분에 나는 지금 이렇게 글을 쓰고 있다. 책을 쓰고 싶고 최소한 생활에 필요한 정도로만 벌고 싶은 사람은 의욕을 떨어지게 만드는 많은 충고와 예측을 마주하게 될 것이다. 사람들은 글쓰기는 취미로 여가 시간에 해야 하는 것이라고 말할 것이다. 그렇게 취미로 하면서 약간의 돈을 벌기 위해서 하거나, 이름을 알리는 수단으로 커리어에 도움이 되는 수준으로 해야 한다고 권고할 것이다. 사람들의 이런 태도는 우리 사회에 만연해 있는 경제적 비용만을 따지는 사고에 기인한다. 작가 인세를 몇 퍼센트 더 받기 위해 협상할 때 출판사 담당자가 한 말을 기억하고 있다. "아르베이씨, 글쓰기만으로 먹고 살 수 없다는 것을 잘 알고 계시잖아요." 어떤 면에서 그녀의 말이 옳았지만 내가 꿈꾸던 직업은 항상 작가였고 앞으로도 그럴 것이다. 나는 생물학자로 행정 업무를 하는 것이 행복하지 않았다. 왜냐하면 통계를 작성하고 행정 관련 표를 만들기 위해 생물학을 공부하지 않았기 때문이다. 산에서 시간을 보내는 동안 다른 누구의 방해도 받지 않은 상태에서 나 자신과 앞으로의 비전을 마주할 수 있었다. 진정한 직업이 무엇인지, 책을 쓰는 것을 업으로 삼는 것이 얼마나 절망적인지를 설명하는 사람은 있었으나, 내가 작가가 되고자 하는 이유를 알고자 하는 사람은 아무도 없었다. 그 이유를 묻는 유일한 존재는 나의 내면의 목소리였는데, 산에 왔을 때 동물, 식물, 산의 풍경도 그 이유를 물어 주었다.

나는 나 자신을 내 인생의 네트워크의 일부로 명확하게 인식할 수 있었다. 그곳에서는 아무도 월간 업무 계획, 급여 명세서, 커리어, 경제적인 상태에 관심을 두지 않았다. 나는 내 인생이 꽤 자유롭고 명확하게 돌아가고 있다는 사실을 새삼 깨달았다. 또한 외딴 곳에 있는 이 작은 오두막 같이 아주 작은 것으로 행복해질 수, 아니 어쩌면 내가 생각한 것보다 더 많이 행복해질 수 있다는 것을 느꼈고, 오스트리아 배우 롤란트 뒤링거Roland Düringer가 말했듯 '컴퓨터 속 숫자'에 불과한 은행 계좌 숫자를 두려워해서는 안 된다는 것도 깨달았다. 황야의 분위기는 내가 쓰고 싶었던 주제에도 영향을 미쳤다. 이후에 집필한 모든 책은 인간과 자연, 음식과 농업, 정원과 생태 사이의 관계를 다루고 있다. 나는 산 위에서 황야의 마법의 힘을 빌려 생물학과 전혀 관련이 없는 관료적인 직업을 그만두고 위험을 무릅쓰고 저축한 돈을 담보로 글쓰기에만 전념하기로 결정했다. 나는 작가로서 사는 것에 대한 온갖 비관적인 시선을 무시하고 내면의 목소리에만 귀를 기울이기로 했다. 온 힘을 다해서 더 많은 시간을 들인 결과 두 번째 책을 썼고 이 책은 오스트리아에서 베스트셀러가 되었다. 후에도 여러 책이 성공적으로 발간되었다. 여러분의 손에 쥐어져 있는 이 책은 영어판의 한국어 버전이며, 이 책은 스페인어, 프랑스어, 이탈리아어, 폴란드어로도 번역되었다. 또 다른 책은 일본어로 번역되기도 했다.

나는 작가로서 수입이 많지는 않지만 평균 수입은 벌고 있다. 하지만 진짜 보상은 내가 내 일을 온 마음으로 좋아하고 그 일이 나에게 의미를 준다는 것이다. 예전의 지루한 사무직으로 다시는 돌아가지 않을 것이다. 재정이 너무 안 좋으면 차라리 진저브레드 하우스로 뚜벅뚜벅 걸어가서 주인 농부에게 농장 일을 도와주는 대가로 그 집에서 살 수 있는지 물어볼 것이다.

황야 속 고독한 경험이 두려움이나 걱정, '만약에' 혹은 '그러나' 같은 방해 요소 없이 책을 쓰는 내 소명을 따르도록 도와줬다고 확신한다. 황야는 작가로 사는 것이 이윤상으로 보면 얼마나 말이 안 되는지를 강조해서 말하는 주변의 여러 사람들, 출판사, 사업가의 예측이 아닌 내 내면의 목소리만 듣도록 나에게 힘을 주었다.

그때 황야에서 보낸 시간은 그 어느 때보다 신비로웠다. 어느 날 저녁, 오두막 마당 모닥불 앞에 앉아서 눈 덮인 숲 나무 꼭대기 너머 구불구불한 언덕과 계곡이 있는 산의 풍경을 바라보고 있을 때 갑자기 어떤 목소리를 들었다. 지금까지도 그 소리가 뭔지는 모르겠지만 일종의 속삭임이 나무를 지나 내게 들렸다. 바람 소리였을까? 한밤중에 아래 계곡에서 나에게 전달된 바람의 목소리였을까? 아니면 깊은 밤에 열리는 숲속의 속삭임 음악회에 모인 동물들의 조용한 소리였을까? 나는 자리에서 일어나 멀리 있는 풍경을 바라보며 조용히 귀를 기울였다. 그런 사운드 트랙은 태어나서 처음 들었다. 나는 경이로움에 빠져 몸을 떨기까지 했다. 나는 숲이 나에게 귓속 말을 하는 것 같은 느낌을 받았다. 나는 생물학자임에도 불구하고 큰 수수께끼이자 비밀처럼 남아 있는 자연의 어떤 부분에 대한 깊은 경외감에 압도당했다. 숲에서 나는 속삭이는 소리가 어떻게 생겼는지는 모르겠다. 그 소리가 분명히 나의 상상은 아니었으며, 그것을 설명할 수 있는 분명한 무언가가 있다. 나는 그 순간 내가 경험한 자연과 자연의 비밀에 대한 글을 쓰고 싶어한다는 사실을 깨달았다. 나는 모닥불 옆에 다시 앉았고 그때 자연의 부드러운 속삭임은 점차 사라졌다. 평안하고 특별한 존재가 되었던 그날 밤을 즐겨 회상한다. 그날 밤 들었던 숲속의 속삭임이 자연이 만들어 낸 사소한 소리였더라도 그 순간은 내게 중요한 영향을 미쳤다. 그날 밤 내가 목도한 것은 가장 신비스러운 형태의 바이오필리아 효과였다. 그것은 나와 자연 사이에 형언할 수 없는 어떤 것, 즉 수수께끼 같은 것이었다. 그리고 그 이후로는 자연에서 그런 속삭임을 들어보지 못했다.

다른 사람들과 함께 황야 치유 경험하기

산에서 나는 주로 자기 성찰의 시간을 보냈으며, 혼자 있다 보니 나 자신에게 훨씬 더 많이 집중했었다. 그러나 황야는 다른 사람들과 시간을 함께 보내기에도 좋은 장소이다. 자연에서 집단으로 생활하는 것에는 또 다른 장점이 있다. 사람은 사회적 동물로서 친구가 필요하다. 바쁘고 스트레스가 많은 일상에서 사회적 상호 관계의 중요성이 조금씩 잊혀지는 경우가 있다. 결국 우리는 지하철, 버스, 쇼핑몰, 영화관에서 항상 사람들을 마주친다. 학교나 회사에서 동료들과 대화를 나눈다. 그리고 우리는 항상 새로운 만남이 이루어진다는 느낌을 가질 수 있다. 그러나 사람들과의 대화는 우리가 일상에서 연결되어 있는 것들, 즉 최신 영화, 직장, 학교, 쇼핑이 주를 이루며, 간혹 사회나 정치 이슈가 끼어들기도 한다. 이것은 모두 매우 중요하다. 그러나 사람들이 열린 공간, 특히 아무런 건물이 없는 곳에서 얼굴을 맞대고 만나는 일은 매우 예외적인 일이 되었다. 사람들의 소통은 디지털 세계로 옮겨가고 있다는 것은 누구도 부인할 수 없는 현실이다. 사람들은 이메일이나 소셜 미디어를 통해 사회적인 접촉을 이어가고 있다고 생각할 수 있지만 사회적 공존의 필수 요소인 디지털 세계에서 '상대방의 존재감'은 현실 세계보다 떨어질 수밖에 없다.

    자연과 황야에 있는 여러 유용한 환경에서 사람들은 서로 만날 수 있고 서로에게 집중하여 시간을 보낼 수 있다. 이번 절에서는 황야 체험을 단체로 하는 방법을 제안할 것인데, 이를 황야 수련회^{wilderness retreat}라고 부르기도 한다.

　황야 수련회는 일상 환경에서 벗어나서 정신적 휴식 기간을 계획적으로 갖는 것을 목표로 한다. 이것은 자연 치유적인 바이오필리아 효과의 이상적인 형식으로써 환경 심리학자 레이첼 카플란과 스티븐 카플란은 이것을 '떨어져 지내기'로 묘사했다. 물론 꼭 자연에서 수련회를 진행할 필요는 없지만 황야는 인간의 근본과 닿아 있기 때문에 완벽한 장소가 될 수 있다. 상징적일 뿐만 아니라 현실적으로도 우리는 황야에서 '완전히 인간'이 되어 우리 옛 조상들과 거의 비슷하게 살 수 있다. 우리는 우리의 야생적인 측면을 조금 더 재발견할 수 있는데, 인도의 과학자이자 인권 운동가인 반다나 시바 Vandana Shiva는 그렇게 재발견된 야생적인 측면이 '문명화된 것'의 반대가 아니라고 말한다. 따라서 황야 수련회는 관습과 사회적 제약으로부터 벗어나는 것이다. 그리고 호텔 세미나실이나 명상실에서는 이 귀중한 경험을 하기가 어렵다.

　황야 수련회는 며칠간 진행될 수 있으며, 하룻밤 숙박도 가능하다. 이를 위해서는 자연 속 오두막이 적절하고, 숲이나 초원에 텐트를 치는 것도 괜찮다. 황야 수련회에서는 일상생활에서 벗어나는 경험을 크게 느낄 수 있는데, 이를 이루는 몇 가지 요소가 있다. 첫 번째 요소는 문명에서 벗어난 낯선 환경이다. 이 낯선 환경은 문명 사회와 다른 규칙이 지배하는 곳이며, 이곳에서 여러분은 전혀 새로운 것을 접하게 된다. 버튼 하나만 누르면 모든 것이 해결되던 편의시설과 떨어져 지내야 한다는 사실은 황야 수련회에서 특히 중요하다. 스위치 하나로 켜고 끌 수 있는 전기, 가스, 수돗물, 난방 시설이 황야에는 없다. 대신 수련회에 참여한 사람들이 힘을 합해서 모든 것을 조직화하고 함께 일을 해야 한다. 밤에 따뜻한 불을 피우고 낮에 물을 데우려면 숲에서 나무를 자르거나 주워 와야 한다. 모든 음식은 재료를 손질하여 요리해야 한다. 하루 종일 많은 일을 해야 하며 사람들이 각자의 역할에 충실해야 한다. 함께 일하고 최소한의 필수품만으로 살아가는 것은 아마 문명과 떨어져 지내기를 하는 가장 적절한 방법일 것이다. 황야 수련회에 참여하는 사람들은 많은 유익을 얻을 것이다. 숲에서 나무를 하는 활동만으로도 어떤 행위에 깊게 몰입하여 시간의 흐름이나 공간, 더 나아가서는 자신에 대한 생각까지도 잊어버리게 되는 몰입flow 경험이 촉발될 수 있으며, 나무를 하는 한 가지 활동으로 사람들이 완벽하게 하나로 합쳐지는 경험을 할 것이다.

    몸과 마음 특히 영혼을 치유할 수 있는 황야 수련회는 아래에 언급한 대로 구성할 수 있다. 준비와 실행의 모든 과정에서 공동체 정신과 협력이 필요하며, 이것이 진행되는 동안 참가자들의 유대 관계가 더욱 돈독해진다. 여기서 제시된 가이드는 다른 사람들과 함께 황야 수련회를 하는 것에 대한 영감과 권고 사항을 제안하는 것에 의미가 있다. 따라서 여기에 제시된 제안을 꼭 지켜야 하는 필수 요구 사항으로 해석하지 않았으면 한다. 여러분 각자에게 맞는 아이디어는 취하고 개인 상황에 맞지 않는 아이디어는 과감히 무시하기 바란다. 황야 수련회에 대한 필자의 의견은 절대적인 강제 사항이 아니며, 서바이블 훈련 같은 것과도 아무 상관이 없다. 황야 수련회는 즐겁게 함께 즐기는 자리여야 하고, 적극적으로 힘들게 무언가를 해야 하는 야외 훈련 캠프가 아니라 아이들도 참여할 수 있는 그런 곳이어야 한다. 나는 자연과 훨씬 더 조화롭게 융합된 모임을 염두에 둔다.

황야 수련회 구성 및 개최 가이드

그룹 규모, 시기, 기간 결정

그룹 규모를 어떻게 할지 결정해야 한다. 황야 수련회를 주변의 가까운 몇몇 친구들과 하고 싶은가, 아니면 더 많은 사람들과 하고 싶은가? 황야 수련회를 공개적으로 알려서 낯선 사람들의 신청을 받을 수도 있다. 하지만 대부분의 황야 수련회는 비공개이므로 여기서는 주변 친구들과 하는 것을 전제로 이야기하겠다. 황야에서 지낼 기간을 정해야 하고, 모든 사람이 좋은 시간을 보낼 수 있는 방법도 찾아야 한다. 일년 중 봄과 여름이 황야 수련회를 하기에 좋은 계절이다. 그러나 일부 수련회는 가을, 어떤 경우에는 겨울에 진행되기도 한다. 황야에서의 4계는 숨이 막힐 정도로 아름답다. 겨울에는 마법에 걸릴 수도 있다. 우리는 자연에서 1월부터 12월까지, 24시간 내내 바이오필리아 효과를 얻을 수 있다.

사전 답사

장소를 찾고 현장을 답사할 팀을 꾸려야 한다. 이 팀의 임무는 수련회를 하기에 적절한 장소를 찾는 것이다. 먼저 수련회 장소가 갖춰야 할 기본 특징을 친구들과 함께 정한다. 이를 위해 두 가지 방법이 있다. 하나는 이 책의 앞선 장들을 읽고 풍경의 치유 요소들과 그 요소들이 인간의 무의식에 어떤 영향이 미치는지를 참고해서 장소를 선택하는 것이고, 다른 하나는 여러분의 직관, 즉 여러분 자신이 가지고 있는 바이오필릭 느낌을 따라 장소를 찾는 것이다. 오두막이나 작은 집이 있을 수 있고, 흙집이나 작은 집 여러 채가 있는 곳일 수 있다. 아니면 예전으로 완전히 돌아가서 야영을 하는 방법도 있다. 물론 딱 한 가지 방식을 고집할 필요는 없다. 일부는 오두막에서 잠을 자고 또 일부는 야외에서 야영을 해도 된다. 야영지 주변에 시냇물 같은 물이 있으면 원시적인 느낌이 더 많이 날 것이다. 강둑이나 호숫가는 사색을 하기 좋을 것이고, 물이 있으면 더위를 식히고, 멱을 감고, 옷을 빨기에도 좋다.

고대로부터 유전된 인간의 뇌는 물이 있는 곳을 특히 좋아하며, 물이 있는 곳에서 휴식 모드로 전환된다는 점을 기억하기 바란다. 물이 있으면 생명 유지에 필요한 필수 자원을 얻을 수 있고, 휴식과 깊은 사색을 누릴 수 있다.

장소가 한적한지, 바로 옆에 마을이 있는지 확인한다. 사람의 발길이 닿지 않은 태고의 황야는 아니더라도 광활한 산림 지대, 초원, 산, 바다를 끼고 있는 지역 정도면 황야 느낌을 갖기에 충분하다.

장소는 위험하지 않아야 하고 등산로와 멀리 떨어져 있어야 한다. 문명이 주는 영향으로부터 '떨어져 지내기' 느낌을 얻으려면 반드시 인적이 없는 곳이어야 한다.

화로가 구비되어 있어야 하고, 아니면 화로를 안전하게 만들 수 있는 장소가 있어야 한다. 수련회 장소가 개인 사유지에 있다면 소유주에게 필요한 허가를 얻거나 상의해야 한다. 가능하면 다양한 공간이 있어야 한다. 개인 참가자들이 쉴 수 있는 분리된 공간이 있어야 하고, 커뮤니티 활동을 할 수 있는 별도의 공간도 있어야 한다. 볼거리가 많은 곳이면 가장 좋은데, 경관이 다양하면 더 좋다 왜냐하면 경관이 다양하면 자연을 깊이 탐구하려는 인간의 욕구를 충족시킬 수 있기 때문이다.

또한 비상 상황 발생 시 오프로드 차량이 접근할 수 있어야 한다. 그리고 오프로드 차량을 주변에 주차해 둘 것을 강력히 권고한다. 4륜 구동 차량이 적절하다.

황야에서 적당한 장소를 찾으면서 큰 영감을 받을 수도 있다. 장소를 찾아다니는 동안 매력적이고 상상력을 자극하는 많은 장소를 보게 될 것이다. 괜찮은 후보지를 발견하면 그곳에 어떻게 올지, 주거지를 어떻게 구성할지, 임시 집을 만들지 어떨지 등을 생각하게 될 것이다. 답사를 하는 과정 중에 자연을 경험하고 황야와 소통하게 될 것이다. 결국 사전 답사 팀은 참가자들의 요구 사항에 가장 부합하는 장소를 최종적으로 정해야 한다. 모든 참가자가 한 장소를 만장일치로 동의하지 않는 이상 합의 과정을 거쳐야 한다. 대부분의 경우에는 마법처럼 매우 특별한 장소가 나오기 마련인데, 그렇게 되면 모든 참가자가 빠르게 동의하고 '임무 완수'라고 말하게 된다.

기본 규칙 설정

황야 수련회를 진행하기 위한 규칙을 함께 만들어야 한다. 휴대폰을 가져오되 꺼야 할지, 아니면 아예 집에 두고 올지를 정해야 하고, 비상 전화기 한 대는 남겨둬야 할지도 정해야 한다. 떨어져 지내기 경험에서 가장 중요한 것 중 하나는 평상시에 곁에 둘 수 있거나 할 수 있는 것과의 결별이다. 일부 수련회에서는 수련회 기간 동안 금주를 강제한다. 물론 여기에는 모든 약물도 포함된다. 금연을 규칙으로 내거는 곳도 있다.

또한 수련회 기간 동안 고기를 먹을지, 채식주의자 식단으로 할지, 비건 다이어트 식단으로 할지도 정해야 한다. 정크 푸드에 대한 규칙도 정해야 한다. 나는 개인적으로 황야 휴양지에서 칩 과자, 통조림 음식, 시판 음료는 적절하지 않다는 생각이다. 문명과 산업에서 멀어질수록 사회에서 받는 일상적 스트레스와도 거리가 멀어지며 떨어져 지내기의 효과도 더 커진다.

소재, 주제, 프로그램 선정

황야 수련회에 정보성 프로그램을 넣을지도 생각해 보아야 한다. 예를 들어 숲이나 초원에서 식용 야생 식물을 채집하는 방법을 알려줘야 하는지 고민해 봐야 한다. 우리는 자연에서 영양분을 찾을 수 있다. 계절에 따라 베리류, 과일, 견과류, 콩, 잎, 꽃, 씨앗, 버섯, 이끼, 뿌리를 얻을 수 있으며, 이것들을 구워서 맛있는 음식을 만들 수 있다. 만약 그룹 구성원들 중에 식용 식물에 대해 아는 사람이 없다면 전문가를 초빙하여 그와 함께 길을 걸으며 야생 식물에 대한 지식을 얻을 수 있다. 산림청이나 지방에서 운영하는 자연 관련 프로그램이나 대학 연계 프로그램을 통해 관련 전문가를 찾을 수 있다. 또한 참가자들이 자신의 지식을 다른 사람들과 공유하는 워크샵을 구성하거나 외부 전문가를 초청할 수도 있다. 워크샵 소재로는 음악, 명상, 시, 스토리텔링, 마사지, 잘 쉬는 방법 등과 같이 자연 경험을 풍부하게 해 주는 것이라면 어떤 것도 괜찮다. 그러나 이 워크샵이 단순 강의처럼 흘러가서는 안 된다. 초점은 '자연 경험 공유'에 있다.

자기 인식 프로그램 구성

황야 수련회에 심리적인 자기 인식self-awareness 탐구가 포함될 수도 있다. 예를 들어 수련회 기간 동안 매일 두 시간 혹은 하루 일정으로 심리 치료사의 지도하에 그룹으로 자기 인식 활동을 진행할 수 있다. 참가자 그룹에 훈련 받은 심리 치료사가 있어서 그가 이 세션을 이끌 수 있다면 더 좋다. 그렇지 않으면 참가자들이 비용을 조금 내서 외부 전문가를 초청해도 된다.

그룹으로 진행되는 이러한 자기 인식 활동을 특정 주제로 진행할 수 있다. 황야는 실존적 질문과 삶의 의미를 다루기에 좋은 환경을 갖추고 있다. 우리가 인간으로 존재하는 것에 있어 자연보다 더 많이 관련되어 있는 것은 없다. 이러한 자연은 우리의 기원이기도 하고 우리가 속해 있는 곳이기도 하다. 오스트리아 그라츠Graz에 있는 심신 행동 치료 연구소Institute for Psychosomatics and Behavioral Therapy의 안드레아 마리아 히르처 Andrea Maria Hirzer는 한 야생 수련회에서 *이 세상에서 인간으로서 나의 자리(My place as a human being in this world)*[21]라는 주제를 제안했다. 이것은 사적이든 직업적이든 삶에서 개인적인 역할과 자기 자신의 내면의 사명을 알아낼 수 있는 놀라운 아이디어다. 내가 정말로 원하는 것이 무엇인가? 나에게 무엇이 중요한가? 나의 삶에 의미를 부여하는 것은 무엇인가? 우리 존재에 대한 이런 근본적인 질문을 집중적으로 바라보는 데 있어, 가장 좋은 곳은 사회에서 멀리 떨어진 황야이다. 전문가와 함께 자기 인식 활동을 진행하려면 반드시 공인된 심리 치료사를 찾아야 한다. '자기 인식 시장'이 호황을 누리면서 많은 사람들이 활동하고 있지만 적합하지 않은 사람들도 많이 있다. 이것은 참가자들의 감정을 해치지 않고 지켜야 하므로 많은 경험과 지식 그리고 기술이 요구되는 조심스러운 작업이다. 심리 치료사는 자기 인식 분야에서 여러 해 동안 훈련을 받으므로 필요한 역량을 갖추고 있다. 가능하다면 친구나 가족을 통해 지역 사회의 지인을 추천받거나, 미국 심리치료협회American Psychotherapy Association 웹 사이트 (americanpsychotherapy.com/services/therapist)에서 심리 치료사를 찾을 수도 있다. 일반적으로 특정 주제나 테마로 수련회를 진행할 수 있으며, 이 모든 것을 미리 결정하고 정리해야 한다.

장소 준비

그룹 구성원 중 일부는 수련회 시작 전에 수련회 장소에서 행사를 준비해야 한다. 이런 장소 사전 준비는 아주 일찍 진행되는데, 몇 달 전부터 준비를 시작하기도 한다. 이

---

21) 2014년 9월, 안드레아 마리아 히르처와 저자의 토론 중에. 히르처가 준 영감에 크게 감사한다.

렇게 몇 달 전부터 진행하는 경우는 수련회 기간 내내 외부에서 음식을 구입하지 않고 자급자족하는 경우이다. 이 경우 자연에서 식용 식물을 채집하는 것만으로는 충분하지 않을 것이다. 텃밭이 있어야 하며, 제때 필요한 만큼의 농작물을 수확할 수 있어야 한다. 이렇게 자급자족 가능한 텃밭이 마련되면 자연에서의 자기 결정 의식이 높아지고 문명과 산업으로부터의 독립성도 강화된다.

물론 이것이 가능하려면 놀고 있는 가족 농장 같이 캠핑할 수 있는 사유지를 찾아야 하고 토지 소유주와 사전에 협의도 마쳐야 한다. 봄에는 작목 팀이 가서 땅을 갈고 채소를 심을 것이다. 가령, 수련회를 8월로 계획한다면 강낭콩, 콩깍지 콩, 호박, 옥수수, 토마토, 피망, 꽈리, 토마토, 근대, 시금치, 비트, 당근, 감자, 고구마 같은 것을 심을 수 있다.

이렇게 힘을 많이 쓴 사람에게는 보상이 따를 텐데, 비교할 수 없는 자율성을 느끼고 자연과의 유대감도 가질 것이다. 작물을 재배하는 동안에는 다가올 수확을 들뜬 마음으로 기다리며, 수확을 하면서 씨를 뿌렸던 장면들을 추억으로 떠올릴 것이다. 물론 밭은 정해진 기간 동안만 사용할 것이므로 특별히 크지 않아도 된다. 그럼에도 불구하고, 이런 프로젝트를 진행하려면 정기적인 유지보수가 필요하며, 해당 지역에서 이를 해 줄 사람을 구하지 못하면 그룹 내에서 누군가가 자원봉사를 해야 한다. 토지 소유주와 합의가 된 후에는 비옥한 토양과 충분한 일조량이 있는 장소를 선택해야 한다. 아마도 숲속 빈 땅에 밭을 만들게 될 것이다. 여러분은 아마 이 체험을 매우 좋아할 것이다!

수련회에 사용할 자급자족 텃밭 대신 지역 농부와 협의하여 농부가 자신의 땅에 농작물을 심고 수련회에 참가한 사람들이 수확하거나, 아니면 농부가 기존에 재배하고 있는 농작물을 수련회에 참가한 사람들이 수확하는 방법도 있다.

수련회 기간 동안 음식을 얻는 가장 간단한 방법은 해당 지역의 농산물 직거래 장터나 유기농 매장에서 쇼핑을 하고, 참가자들이 자연에서 채집한 식용 식물과 함께 먹는 것이다. 일반 마트나 할인점의 상품은 황야 수련회에 적합하지 않다.

수련회 시작 전에 수련회 기간 동안 사용할 텐트를 쳐야 한다. 텐트 임대 매장에서 대여하는 천막이나 원형 모양의 유르트는 공동 텐트로 적합하고, 수련회 주최 측에서 제공하는 숙박 옵션을 선택하지 않고 본인 텐트를 가져와서 잠을 잘 수도 있다. 주방으로 사용할 장소를 찾고 그곳에 캐노피를 설치하고, 냄비와 주방 도구를 이곳에 보관한다. 야외 주방에서 야채와 과일을 손질하여, 재료를 준비하고, 버섯을 깨끗이 세척하고, 감자 껍질을 까고, 견과류를 다듬는 등의 작업을 할 것이다. 불을 피우는 장소가 멀면 안 된다. 특히 내면의 바이오필리아 느낌을 크게 받고 싶다면 점토 오븐을 미리 만들거나 수련회를 시작할 때 그룹 프로젝트로 점토 오븐을 만들기 바란다. 이 프로젝트는 꽤 훌륭하고 생산적인 그룹 경험으로, 사람들은 이를 통해 장인 체험을 할 수 있다. 인류의 조상들은 간단한 진흙 오븐을 만들었다. 이 프로젝트 진행에 필요한 가이드를 인터넷과 책에서 많이 얻을 수 있지만 아예 그런 가이드를 만드는 워크샵을 진행할 수도 있을 것이다.

숲에서 가져온 나무로 작은 별채들을 만들고, 방수포, 이끼, 나무껍질로 지붕을 덮는다. 이 작은 별채는 비가 올 때 비를 피하면서 쉬는 용도로 사용될 것이다. 나무 사이에 방수포를 매달 수도 있지만 자연 풍경과 맞지 않을 것이다.

어린이를 위한 안전 구역도 확보해야 한다. 아이들은 놀 때 매우 창의적이다. 아이들은 자연에서 장난감이나 물건을 가져오거나 자연을 무대로 역할 놀이를 한다. 따라서 아이들을 위해 전통적인 의미의 놀이터를 만들 필요는 없고, 아이들 눈높이에 맞는 공간을 마련하면 아이들이 알아서 놀 것이다. 아이들을 항상 살펴보아야 한다. 부모가 자기 아이들을 책임지고 살피는 것이 가장 좋다. 그리고 나이대를 엄격하게 구분할 필요는 없다. 나이가 든 사람과 젊은 사람이 동등한 수준으로 서로를 만날 수 있어야 한다. 황야 수련회에서 어른들은 아이들이 자연에서 창의적으로 적응하여 뛰어다니고 자연과 상호 작용하면서 자연을 받아들이는 방식을 보고 많은 것을 배울 수 있다.

바이오필리아 효과가 아이들에게서 특히 강하게 나타난다. 아이들은 자연으로부터 거의 영향을 받지 않고 있으며 아이들의 세계관은 대부분의 성인보다 사회적 규범에 영향을 훨씬 적게 받았다. 자연을 대할 때 나타나는 아이들의 상상력은 수련회에 참여한 모든 어른들에게 영향을 미칠 것이다. 우리는 아이들에게서 배워야 한다. 아이들이 보는 자연에는 마법이 있고 신비롭다. 아이들에게 자연은 생물학자나 수학자가 밝혀서 공식으로 만든 어떤 것이 아니다. 아이들은 자연에 대한 미묘한 인식과 환상의 힘을 가지고 엘프와 요정이 실제든 상상이든 상관없이 우리의 황야 수련회에 엘프와 요정을 초대할 것이다.

앞서 여러 번 언급한 화로는 저녁에 모든 참가자가 둘러앉을 수 있을 만큼 크게 만들어야 한다. 인간은 수백만 년 동안 불과 특별한 관계를 맺어 왔다. 불은 인간의 생물학적, 문화적 진화를 촉진한 주요 원동력이었다. 현대인들이 불과의 관계를 잃어가는 경향이 심해지는 것은 안타까운 일이다. 하지만 사람들은 모닥불의 매력을 선천적으로 쉽게 재발견할 수 있다. 사람들은 어둠 속에서 일렁이며 춤을 추는 불꽃을 보며 영감을 얻고 매료되곤 한다. 불꽃은 인간의 상상력과 생각에 날개를 달아 준다. 야외 치료사들과 교육자들은 모닥불이 인간 영혼을 여는 자연스러운 열쇠 같은 것이라고 말한다. 사람들은 모닥불 주위에 둘러앉으면 서로 더 가깝게 느끼고 장벽을 더 빨리 낮춰 평소보다 자신의 많은 것을 드러내곤 한다. 좀더 개방적이고 정직한 태도로 서로를 마주한다. 이것은 진화로도 설명될 수 있다. 오랜 세월 동안 화로는 대인 관계의 중심이 되는 장소였다. 황야 수련회에서 화로는 반드시 있어야 하므로 수련회를 준비할 때 특별히 주의를 기울이기 바란다.

위생도 반드시 고려해야 할 사항이다. 화장실은 민감한 주제다. 가장 이상적인 것은 간단한 실외 화장실이나 퇴비 화장실을 갖추는 것이다. 그러나 황야 수련회에서는 항상 위의 방식으로 화장실을 설치할 수 없다. 수련회 장소가 오지에 있다면 화장실 구역을 정할 때 최대한 주의를 기울여야 한다. 예를 들어 덤불이나 덤불 속 같이 눈에 띄지 않는 외딴 곳을 찾아야 한다. 사람들이 미끄러지지 않고 발을 딛고 서 있을 수 있도록 깊은 구멍을 파고 구멍 가장자리에 나무 판자를 설치한다. 그리고 구멍 옆에 톱밥을 둔다. 모든 참가자들이 이런 자연 화장실을 예외 없이 사용하고, 화장실을 사용한 후 항상 톱밥으로 덮는 것에 동의하는지 확인한다. 화장지는 흙을 묻히지 않은 상태로 밀폐된 용기에 수거해야 한다. 참가자들은 어떠한 위생용품도 화장실 안으로 버리지 않도록 해야 한다. 이들 규칙을 잘 지킨다면 지역 생태계를 보호하는 셈이 된다. 수련회가 끝나면 구멍을 다시 메우고 발로 흙을 가볍게 밟은 다음에 주변 흙에서 자연적으로 발견된 것과 동일한 물질들, 즉 숲이나 덤불 속에 있는 나뭇잎이나 솔잎, 작은 나뭇가지 등으로 구멍 부위를 덮는다. 잔디가 있었던 곳이라면 파낸 잔디로 덮어서 잔디가 뿌리를 내릴 수 있게 한다.[22]

---

[22] 여기서 설명하는 내용이 자연에서 사람의 배설물을 처리하는 탁월하면서도 환경을 지키는 좋은 방법이다. 그러나 공유지에서 캠핑할 경우 현지 규정이나 제한 사항을 반드시 준수하기 바란다.

또한 일상적 개인 위생에도 신경을 써야 한다. 비누, 로션, 자외선 차단제를 비롯한 개인 위생용품을 황야에서 사용하지 말아야 한다. 깨끗한 강이나 호수에서 몸을 씻는 것은 특별한 경험이다. 개인 위생용품을 사용하지 않으면 환경에 안전할 뿐만 아니라 해로운 오염을 일으키지 않고 물속에서 수영을 할 수도 있다. 오염은 황야 수련회 장소보다 사람이 많은 휴양지 호수에서 발생할 가능성이 더 높다. 황야 수련회에서는 물의 양과 물속에 들어가는 사람 수 사이 비율이 물에 매우 유리한 반면, 휴양지 호수에서는 물속에 너무 많은 사람이 들어가서 물에 전혀 유리하지 않게 된다. 흐르는 물에서는 끊임없이 새로운 물을 접하기 때문에 호수처럼 고인 물에서 몸을 담그는 것보다 훨씬 더 좋다. 비누와 샴푸를 사용하지 않고 흘러가는 깨끗한 물에 들어가는 것은 환경적으로도 안전하다. 양치를 할 때에는 계면 활성제나 발포제가 없는 순수 천연 치약을 사용해야 한다. 이런 종류의 치약은 건강 식품 매장이나 온라인으로 살 수 있다. 이렇게 하면 어느 누구도 여러분이나 여러분의 그룹이 자연을 오염시켰다고 비난하지 못할 것이다.

모든 규칙은 사전에 참가자들에게 명확하게 전달되어야 한다. 큰 규모의 수련회를 기획하고 있다면 규칙 준수를 책임지고 담당하는 팀을 소규모로 만들기 바란다.

준비 완료, 드디어 황야로!

장소를 포함해서 모든 준비가 끝났다. 한 주의 업무가 끝나는 금요일 저녁에 시작할 것을 추천한다. 그렇게 하면 분주한 문명과 황야의 고요함 사이의 대비감이 극명해진다. 이렇게 하면 사람들은 수련회에 바로 뛰어드는 느낌을 가지게 되고, 수련회가 시작되면서부터 떨어져 지내기의 이점을 몸으로 경험하게 된다. 몇 시까지 도착해야 할지 정하지 말되, 모두가 함께 출발하지 않고 개별 출발할 경우 도착 시간대는 정해야 한다. 어떤 참가자는 가는 길에 잠깐 걷고 싶을 수 있으며, 도착 시간이 정해지지 않은 유연함에 감사할 것이다.

참가자들이 도착했을 때 환영하는 분위기와 황야의 신비감을 느낄 수 있도록 해질녘 이후 도착하도록 안내해도 된다. 공용 구역으로 오는 길에 등불을 밝힐 수 있다. 등불을 따라오면 공용 구역으로 바로 연결되고, 이곳에는 이미 캠프파이어가 타오르고 있다. 불 위 강철 삼각대에는 주전자가 걸려 있다. 이런 모습은 따뜻하고 아늑한 환영 분위기를 연출할 것이다. 그러나 참가자들이 각자 자신의 텐트를 가져올 경우 해가 넘어서 도착하지 않도록 한다. 왜냐하면 밤에 어둠 속에서 텐트를 치고 싶지 않을 것이기 때문이다. 만에 하나 해가 져서 도착할 것 같으면 일부 참가자들이 일찍 도착하여 모두 힘을 합쳐 잠자리를 마련한 후 함께 모닥불을 피우는 방법도 있다. 이것은 수련회를 시작하기에 꽤 좋은 방법일 수 있다. 혹시, 날씨가 괜찮다면 첫날 밤에는 모두 따뜻한 불 옆에서 잠을 잘 수 있다. 그러나 이때에는 모든 사람이 교대로 불을 지펴야 한다.

수련회가 진행될 각 장소가 그려져 있는 지도를 배포할 수 있다. 이 지도에는 주방, 화장실, 물이 있는 곳, 화로, 공용 오두막, 어린이 공간, 텃밭 등이 표시되어 있을 것이다. 첫날 저녁을 어떻게 보낼지, 원하는 대로 진행한다.

일부 그룹은 매일 아침 명상을 위해 모닥불 앞에서 만날 수 있다. 선조들처럼 시계가 아닌 태양의 원리를 따라 하루 일과를 짠다면 이는 교육적이기도 하고 시간에 쫓겨 살지 않는 경험이 될 것이다. 이 경험을 통해 인식, 시간 감각, 주의력이 더 민감해질 것이다. 우리는 태양의 일일 주기를 훨씬 더 민감하게 의식하게 된다. 물론, 이렇게 해시계를 따라 일과를 보낼 경우 시간을 절대적으로 지키지 않아도 되며, 이는 여러 약속들로 허둥대며 분주하게 움직이며 스트레스를 받던 사람들에게 치유 경험이 될 수 있다.

예를 들어 모든 사람은 해가 제일 높이 떠 있을 때 점심을 먹고, 해가 질 때 음악을 듣거나 이야기를 나누며 하루를 마무리할 수 있다.

첫날 아침, 모든 참가자와 함께 지형을 탐색하며 풍경을 감상하는 것이 좋다. 인간은 새로운 환경에서 마음속에 인지 지도를 만들어야 한다. 이를 통해 안정감을 느낄 수 있고, 어디인지 전혀 모르는 상태에서 벗어나서 보다 더 편안하게 휴식을 취할 수 있다. 아마도 그룹 안에는 지역 식물과 동물에 관해 다른 사람들에게 말해 주고, 몇 가지 나무와 꽃을 구별해서 알려줄 수 있는 사람이 있을 것이다.

일과 중에 아침, 점심, 저녁을 함께 먹어야 한다. 모든 참가자가 불을 피우고 요리를 하며 나무를 하는 등 여러 작업을 분담해서 해야 한다. 한 가지만 하지 않고 돌아가면서 일을 하는 게 좋다. 수련회에서 얼마나 많은 프로그램을 진행할지는 전적으로 팀원들의 공동 목표와 합의에 달려 있다. 어쨌든 수련회는 모든 참가자가 충분한 시간을 두고 주변 환경에 흠뻑 취하고, 황야에서 영감을 얻을 수 있도록 해야 하고, 각자 사색할 수 있는 공간도 제공해야 한다. 또한 모든 참가자가 함께 보내는 시간도 있어야 하고, 소규모 워크샵 또는 자기 인식 활동을 위한 시간도 있어야 한다.

팁: 발언 지팡이

지난 날을 회상하려면 저녁 시간이 좋다. 회의를 하거나 그룹으로 모여 의견을 나누면 의례적인 규칙이 만들어질 것이며, 이는 자연과 공존하며 살아가는 지구상의 다른 많은 사람들이 만드는 규칙과 비슷할 것이다. 예를 들어 모든 참가자가 화로 주변에 둘러앉고 돌아가면서 '발언 지팡이'를 건넬 수 있다. 장식을 하거나 페인트칠을 한 나무 막대도 괜찮지만 숲에서 구한 단순한 모양의 나무 막대나 나무 뿌리도 괜찮다. 발언 지팡이는 북미와 남미의 여러 원주민 공동체에서 수세기에 걸쳐 내려온 전통 문화다. 돌아가며 한 번씩 발언 지팡이를 들게 되며 지팡이를 건네받은 사람은 발언권을 갖게 된다. 말을 하기 싫으면 아무 말도 하지 않고 발언 지팡이를 다음 사람에게 넘겨주면 된다. 이 같은 의식에 타인에 대한 존경심의 표시가 가미될 수도 있다. 가령, 지팡이를 주고받을 때 주고받는 사람이 서로를 향해 고개 숙여 인사할 수 있다. 이렇게 하면 그 이면에 상호 감사 분위기가 조성되는데, 발언 지팡이를 들고 있는 사람은 본인이 말하고 싶은 것을 자유롭게 말할 수 있고 그가 말하는 동안 누구도 방해할 수 없다. 다른 사람들에게도 발언 기회가 주어져야 하므로 발언 시간이 공평하게 주어지고 시간을 초과하지 않도록 조정하는 사회자를 선정하는 것이 좋다. 이런 식으로 해서 경험을 공유할 수 있고, 수련회나 다음날 프로그램에 대한 생각과 계획을 논의할 수 있다. 그리고 참가자 간에 상호 감사 분위기도 만들어지므로 갈등도 해결할 수 있다. 심리 치료사가 주관하는 그룹 자기 인식 활동에서도 발언 지팡이가 사용되기도 한다.

이러한 특별 의식을 통해 발언 기회를 갖는 것이 이상하게 느껴지더라도 각자의 방식과 시간에 맞춰서 시도해 보기 바란다. 황야의 멋진 분위기와 활활 타오르는 모닥불 옆에서 진행되는 이러한 의식은 참가자 전원에게 만족감을 줄 뿐만 아니라 영감까지 불러일으킬 것이다.

'이 세상에서 인간으로서 나의 자리' 같은 특정 주제에 초점을 맞춰 황야 수련회를 진행할 수 있다고 앞에서 언급한 바 있다. 황야 수련회에서 자기 인식과 심리 치료 같은 측면을 강조하고 싶다면 수련회에 참가할 모든 구성원이 현재 관련되어 있는 것들을 주제로 선택해도 된다. 예를 들어 자기애 self-love를 주제로 정할 수 있으며, 발언 지팡이 프로그램과 그룹별로 진행되는 자기 인식 프로그램에서 자기애를 집중적으로 살펴볼 수 있다. 여러 가지 측면에서 볼 수도 있다. 시간이 지나면서 황야에서 자신을 대하는 태도가 어떻게 변하는가? 자연에 있는 동안 자기애와 자기 수용을 상징하는 무언가를 경험했는가? 그룹 내 사회적 공동체 경험이 나의 자기애에 어떤 의미를 주었는가? 나 자신과 다른 사람들에게 어떻게 반응하는가? 이런 종류의 성찰은 수련회 내내 매일 일어날 수 있고, 어느 시점에 가서 그룹별로 자기애에 관한 대화로 마무리될 수 있다. 참가자들은 자신의 다양한 관점과 경험, 생각, 느낌을 말할 수 있다. 그룹에 참가한 이들은 자신의 자기애와 자기 수용에 관해 발견한 내용을 토대로 서로 영감을 나누고 격려할 수 있다.

황야 수련회에서 다루기 좋은 주제들을 모아 보았다.

- 나의 몸과 나
- 나를 불안하게 하는 것과 편안하게 하는 것
- 엄마나 아빠로서의 내 역할
- 내가 믿을 수 있는 사람은 누구인가?
- 삶과 죽음
- 내 병을 어떻게 치료할까?
- 새로운 용기를 얻는 방법

황야 수련회는 자조 모임^{self-help group}에서도 유용하게 쓰일 수 있다. 사회, 교육, 의료 분야에서 일하고 있다면 황야 수련회가 고객, 환자, 학생에게 훌륭한 방법이 될 수 있다는 점을 명심하기 바란다.

성과 땅: 성생활 치료사로서의 자연

그리고 사랑은 산의 참나무에 떨어져 내리는 바람처럼
내 마음을 흔들었습니다. 사포[23]

지금까지 이 책에서 자연, 자연스러움, 건강, 사람의 몸에 대한 모든 내용을 다루었다. 의심할 바 없이 성에 관한 모든 것, 즉 섹슈얼리티sexuality는 자연과 관련이 있는데, 이렇게 말하는 것이 꿀벌이 꽃에서 꽃으로 날아다니기 때문만은 아니다. 섹슈얼리티가 한편으로는 신체 건강과 다른 한편으로는 정신 건강과 연결되어 있다는 것을 부인할 수 없다.

이번 절에서 바이오필리아는 두 가지 의미를 갖는다. 필리아Philia는 사랑을 뜻하고 바이오bio는 생명과 자연을 뜻한다. 나는 자연의 헌신과 사랑에 대해서는 더 이상 언급하지 않을 것이다. 이제부터는 자연 속의 헌신과 사랑에 대해 이야기하고자 한다.

한 가정 전문 치료사가 오스트리아의 한 부부를 소개했고, 그 부부는 위기에 처했던 성생활을 자연의 도움을 빌어 극복한 사례를 나에게 들려주었다.

---

[23] Sappho, *The Poetry of Sappho*, trans. Jim Powell (Oxford: Oxford University Press, 2007), 16. 사포(약 630-570 BC)는 레스보스 섬 출신의 그리스 서정 시인이다.

소냐와 조나단, 그리고 숲속 비밀 장소

소냐Sonya는 남편 조나단Jonathan에게 미소를 지으며 "우리 관계에서 더 이상 불꽃은 튀지 않았어요"라고 말했다.[24] 소냐는 스물 여덟, 조나단은 서른 하나였고, 10년을 함께했다. "비교적 어린 나이에 아우렐리아Aurelia와 노아Noah를 낳았고, 그들은 다섯 살, 일곱 살이예요"라고 조나단이 덧붙였다. 큰 아이인 노아가 태어나면서 둘의 상황이 달라졌다. "우리는 집에만 틀어박힌 채 예전처럼 더 이상 짧은 여행도 못 가게 되었어요. 다른 모든 부모들처럼 우리도 희생을 해야 했지만 선물 같은 아이의 존재로 그 희생을 보상받았어요." 소냐는 공부를 잠시 중단해야 했고, 출산 후 학업을 이어갔다. 그녀의 전공은 문학이고, 출판사의 편집자가 되고 싶어한다. 소냐는 단편 소설을 틈틈이 쓰고 있으며, 그중 일부를 작은 문집으로 출간하기도 했다. 오후에 소냐는 아이들을 학교에서 데려오고 오후 내내 아이들을 돌보는 일에 전념한다. "육아와 공부를 병행하다 보면 스트레스를 많이 받는데 어느 하나 그만두고 싶지 않아요. 저녁에는 녹초가 되어 침대에 쓰러지죠. 조나단도 다르지 않아요. 조나단은 집안일을 최대한 도우며 가끔 요리도 해요. 그는 의학 연구실에서 프로젝트 관리자로 일하는데 야근이 일상이예요. 일이 그 사람을 가만히 두질 않아요."

조나단은 "하루가 끝날 때쯤 저희는 항상 녹초가 되어 있어요"라며 동의했다. 두 사람은 시간이 지나면서 자신들의 일상이 어떻게 자리잡았는지 말해 주었다. 부부라기보다는 하나의 '팀'으로, 가족, 집안일, 공부, 수입을 체계적으로 처리하고 있었다.

---

[24] 두 부부와 아이들의 이름은 가명이다.

"저희는 관계를 유지하기 위해 정기적으로 휴식을 취할 시간이 없었고, 긴장을 풀고 마음을 자유롭게 할 시간도 없었어요. 심지어 아이들 없이 밤을 보내는 것도 할 수 없었죠. 우리 둘의 시간은 점점 줄어들었어요. 물론 밤에 서로 껴안기도 했지만 보통 몇 분 후에는 곯아 떨어지곤 했죠. 친밀한 관계를 유지하기 위한 에너지가 부족했어요. 우리의 성생활은 말 그대로 깊이 잠들었죠"라고 조나단이 말했다.

소냐가 말을 이어갔다. "오랜 세월 동안 함께 지내다 보니 서로에게 너무 익숙해져서 상대방에게서 매력을 느끼지 못했어요. 이게 별로 좋은 상황은 아니지만 많은 부부에게서 일어나는 일이라고 생각해요. 어쨌든 모든 것이 평범해졌어요. 상대방의 마음도, 심지어 몸도 거의 다 알았으니까요."

조나단이 말을 이었다. "네, 맞아요. 저는 단지 과로나 피곤함 때문만은 아니었다고 생각해요. 모든 것이 일상이 되었고 우리는 서로를 당연하게 여기게 되었어요. 열정이 사라졌어요. 저는 새로운 자극이 필요했어요. 평범하지 않고 재발견할 수 있는 새로운 무엇인가가 필요했어요. 나는 소냐가 여전히 아름다운 여인이라고 생각했지만 10년이 지나고 나니 그녀의 아름다움을 모두 겪은 것 같았어요. 이 느낌을 이해할지 모르겠어요. 이 말이 이기적인 것처럼 들릴 수 있지만 느낌이 그랬어요. 물론 나는 여전히 그녀를 사랑하며, 다른 여자를 전혀 생각하고 싶지도 않아요. 그런 점에서 볼 때 부부간 사랑은 여러 해가 지나면서 다른 수준의 연결로 바뀌고 열정이 약해지는 것은 지극히 정상이라고 생각해요. 이것이 내가 내린 결론이었어요."

소냐가 말했다. "확실히 시간이 지나면서 호르몬은 줄어요. 그럼에도 불구하고 부부로서 함께 있다면 그것을 진정한 사랑이라고 말할 수 있지 않을까요? 그 상태에서는 더 이상 호르몬이 아니라 두 사람이 서로를 의식적으로 선택한 것이 아닐까요. 저는 우리 사이의 이 연결을 절대 놓치고 싶지 않아요. 이건 섹스와는 아무 관련이 없어요."

조나단은 대답했다. "제가 말하는 게 바로 그거예요. 처음에는 열정이 줄어들고, 열정이 줄어든 상태로 사는 것이 정상이라고 생각했어요. 둘 사이의 깊은 연결과 줄어드는 열정을 맞교환하는 것이라고 생각했어요. 그러나 지금은 그렇게 생각하지 않아요."

업무, 학업, 육아에서 오는 스트레스가 이뿐만이 아니었다. 소냐가 말했다. "그때 가정 전문 치료사께서 저희를 많이 도와주셨어요. 선생님은 저희 둘이 자연에서 정기적으로 시간을 보내라고 조언하셨어요."

그녀의 말에 나는 당황했다. 해결 방법이 그렇게 간단한가? 내가 놀란 것이 얼굴에 그대로 나타났는지 조나단은 바로 다음과 같이 말했다. "맞아요, 선생님은 바로 그렇게 추천했어요. 물론 우리는 자연에서 시간을 보내면서 성생활 이외에 다른 것들도 많이 해결했어요. 숲 덕분에 저희 관계에도 열정이 다시 생겼어요. 치료사 선생님의 조언에 감사드려요."

나는 두 사람에게 그 문제에 어떻게 접근했고, 숲이 둘의 관계를 되살리는 데 구체적으로 어떻게 도움이 되었는지 물었다. 소냐는 즉시 열정적으로 이야기를 시작했다. "친정 엄마가 아이들을 주말에 맡아 주시고, 저희는 자전거를 타고 도시를 벗어나 시골로 갔어요. 저희는 시골길을 따라 들판을 가로질러 갔어요. 그것은 흥분되는 일이었어요. 우리는 자연 속에서 시간을 보내는 것을 학수고대했어요. 숲의 끝에서 자전거에서 내렸고 걷기 시작했어요. 처음에는 그냥 평범한 산책이었어요. 다른 사람들을 마주칠 일이 없는 꽤 외진 곳에 있는 숲이었어요. 때론 길 주변이 무성했고 숲 전체가 하나의 큰 은신처 같았어요. 저희는 그냥 앞으로 나아가다 유난히 거칠고 울창한 곳에 다다랐을 때 멈췄어요. 신발을 벗고 맨발로 걷기 시작했죠. 땅은 두꺼운 낙엽들로 매우 부드러웠고 길 옆을 따라 이끼가 덮인 카펫 위도 걸을 수 있었어요."

두 사람은 그 시점에는 이제 보통의 산책 이상의 걷기가 되었다고 나에게 말했다. 맨발로 땅을 감촉함으로써 육체적, 감각적 측면의 경험이 발현되었다. "갑자기 소냐가 너무 아름다워서 그녀에게 스킨십을 시도하고 싶은 마음이 간절해졌어요. 그러나 저는 기다렸어요"라고 조나단이 말했다.

두 사람은 그때 숲이 놀라울 정도로 목가적이었다고 회상했다. 조나단은 다음과 같이 덧붙였다. "저는 원래 맨발로 다니지 않지만 그날은 매우 즐거웠어요. 치료사 선생님이 우리에게 조언한 대로 정확하게 제 발 아래에 있는 땅의 촉감을 느끼려고 노력했어요. 저희는 그곳에서 조용히 맨발에 전해져 오는 느낌에 집중했어요. 너무 편안하더라구요. 저는 일상의 걱정을 모두 잊었어요. 그리고 다음 모퉁이에서 우리는 곧장 덤불 속으로 계속 들어갔어요."

소냐가 말을 이었다. "우리 주변과 머리 위에는 온통 덤불만 있었어요. 개암나무, 어린 서어나무, 작은 소나무, 자작나무 및 기타 식물들이 있었고, 덤불 가운데에서 너도밤나무가 서 있는 곳에 도착했어요. 그 나무는 약간 구부러져 있고 그늘에 있어서 그런지 크게 자라지 못했지만 우리 눈에는 매우 웅장하게 보였어요. 그곳은 아름다웠고, 우리는 몇 분 동안 나무 꼭대기에서 우는 새들의 소리를 감상했어요."

소냐는 남들의 시선이 닿지 않는 곳에서 안전함을 느낀 듯 했다. "저는 돗자리를 펼치고 너도밤나무 아래에 앉았어요. 야외에 있었지만 덤불에 둘러싸여 있어서 사생활이 보호받는 느낌이었어요. 저는 망설임 없이 티셔츠를 벗고 맨 등을 나무에 기대었어요.

피부에 거친 나무껍질을 느끼기 위해 앞뒤로 천천히 움직였어요. 마사지 받는 것처럼 기분이 좋았고 나무의 촉감이 좋았어요. 조나단은 저보다는 조금 더 절제하는 것 같았어요."

조나단이 대답했다. "맞아요. 처음에는 머뭇거리며 손으로 나무를 만졌어요. 그리고 주위를 보면서 아무도 보고 있지 않은지 확인했습니다. 물론 덤불이 우거져서 누가 우리를 발견하기란 거의 불가능했어요. 이상하게 들리겠지만 그렇게 의식적으로 나무를 만져본 건 처음이었어요. 저희 상담 선생님은 모든 감각을 이용해 나무를 느껴 보라고 하셨어요. 그래서 저는 나무껍질 냄새도 맡았어요. 그것은 제 코에게 주는 보상 같은 것이었어요. 나무에서는 나무 냄새와 이끼 냄새가 났어요. 시간이 조금 흐른 후 저도 상의를 벗었어요. 이제부터 진짜 이상하게 들리겠지만 저는 나무를 껴안고 상체 전체로 나무를 느꼈어요. 그것은 낯설지만 강렬한 경험이었어요. 얼음이 깨진 거죠!"

소냐가 말했다. "저는 일어났고 조나단은 제가 기댈 수 있는 자리를 내주었어요. 저는 나무에 기댔고 조나단이 다가와서 저와 나무를 함께 껴안았어요. 나무는 그렇게 두껍지 않았어요. 조나단과 나무의 촉감이 동시에 닿는 느낌은 매우 강렬했어요. 앞에서는 조나단의 피부를, 등에서는 나무껍질의 촉감이 느껴졌어요. 저는 나무 꼭대기를 올려다보았고 마치 강력한 생명체와 하나가 된 것 같은 느낌을 받았어요. 초록 나뭇잎 사이로 하늘이 조금 보였어요. 저는 완전히 내려놓고 숲의 향기를 맡았고 새의 노래 소리를 들었어요. 그날 저희는 서로와 나무를 만지는 것 외에는 아무것도 하지 않았어요. 예전에 그렇게 한 적이 한번도 없었는데 그날은 왜 그랬는지 궁금했어요."

소냐와 조나단은 나무와 숲속의 그 은밀한 장소에 연결되었던 느낌을 떨쳐 버릴 수 없다고 했다. 그들은 집에서 그날의 경험에 대해 이야기했다. "그날 밤 자기 전 저희는 침대에 누워서 우리의 그 나무로 돌아가는 것을 상상했어요. 우리는 그곳에서 발에 닿았던 이끼와 등에 닿았던 나무껍질을 느끼며 함께 껴안는 것을 떠올렸어요. 숲으로 꼭 다시 가고 싶었어요."

그 다음 주말, 숲속 비밀 장소가 둘을 이끄는 것 같았다. 소냐는 다음과 같이 회상했다. "이번에는 아무도 저희를 볼 수 없고 방해받지 않을 것을 알았기 때문에 저희는 처음부터 편안하게 있었어요. 저희는 자연의 일부를 피부로 만져 보려고 하면서, 서로의 몸도 마사지해 줬어요. 모든 촉감이 평소보다 훨씬 더 예민해졌죠. 충동에 몸을 완전히 맡기자 황홀한 기분이 들었어요. 그런 느낌은 태어나서 처음이었어요!"

소냐와 조나단은 자연 체험을 통해 서로에 대한 새로운 설렘을 가질 수 있었다. 그렇게 함에 있어 그들은 숲에서 서로를 성적으로 보는 것에 집중하지 않았다. 조나단은 이렇게 말했다. "성적으로 무언가를 하지는 않았어요. 다만 저희는 저희 자신의 몸을 다른 눈으로 보기 시작했어요. 자연은 그동안 우리를 떠나 있었던 사랑을 다시 가져다주었어요. 겨울을 뺀 나머지 계절에 저희는 그곳을 찾곤 해요. 하지만 저희는 그곳이 특별한 곳으로 남기를 바라기 때문에 너무 자주 가지는 않아요. 어쨌든 저희와 그곳은 이제 하나가 되었어요."

소냐가 이어서 설명했다. "집에서 자연 속 비밀 장소에 있는 것을 자주 상상해요. 이 상상은 저희 침실을 새롭게 해요. 저희는 영감을 주는 다른 장소를 찾을 것이며, 그렇게 해서 더 많은 다양성을 가지려고 해요. 하지만 저희는 자연과의 신체적, 정서적 연결을 놓치고 싶지 않아요. 자연과 신체적, 정서적으로 대면하는 일은 이제 저희 관계의 일부가 되었고, 우리에게 하나의 의식처럼 되었어요."

나는 자연 체험으로 인해 그들이 그들의 섹슈얼리티에 새롭게 접근할 수 있게 만든 메커니즘이 있으면 설명해 달라고 부탁했다.

이에 소냐는 이렇게 말했다. "우리의 몸이 자연에서 느낌이 달라져요. 무언가 활성화되면서 더 민감해져요. 아마 우리의 기분을 좋게 하는 감각적인 것들이 많아서인 것 같아요. 그래서 우리는 자연의 일부가 된 듯한 느낌을 받아요. 그리고 저희는 서로를 다르게 바라보는 것도 배웠어요. 자연 속의 나무 위에 있는 몸은 평소와 다르게 보여요. 자연과 어우러지죠. 미적으로도 매우 만족스럽고, 그것이 저에게는 크게 자극적이었어요."

조나단이 말했다. "저는 소냐의 몸에 더 존경심을 갖게 되었어요. 그녀의 몸은 자연이 준 기적의 일부라는 생각이 들었어요. 네, 마치 그 나무처럼, 그녀의 몸은 기적이에요! 저는 자연 속에서 소냐의 몸에서 디테일한 아름다움을 주목해서 볼 수 있었고 그녀의 몸의 형상을 훨씬 더 강렬하게 감지할 수 있었어요."

소냐가 덧붙였다. "저도 똑같았어요. 자연 속에서는 신체적 결함은 보이지 않아요. 상대의 몸을 새로운 방식으로 보게 되는 거예요. 자연스러움을 인정하고 우리 몸을 있는 그대로 사랑하는 법을 배웠어요."

게다가 둘은 자연에서 절제나 파괴적인 생각 없이 그들의 섹슈얼리티를 인식하고 허용할 수 있다는 것에 동의했고, 그렇게 할 수 있었다고 했다. 소냐가 말했다. "저희는 긴장을 완전히 풀 수 있었고, 자연의 모든 것이 섹슈얼리티를 기반으로 하고 있었기 때문에 저희는 섹슈얼리티로 둘러싸이게 되었어요. 섹슈얼리티는 자연스럽게 주어진 것이었고, 그것이 숲에서는 지극히 자연스러운 것이었어요. 섹슈얼리티는 자연의 기본적인 힘이고, 자연은 우리의 생명을 유지시켜요. 숲에는 자연의 야생성이 존재하기 때문에 사람 본연의 야생성과도 연결되기가 쉬워져요. 어떤 사람들은 편견을 갖고 저희를 볼 수 있겠지만 숲속 은신처에서의 섹슈얼리티는 전혀 더럽거나 불쾌하지 않았어요. 오히려 어느 때보다 공손하고 경건했으며, 또한 강렬했어요. 이건 누구든 한 번 경험해 봐야 알 수 있어요. 온몸이 떨릴 때 피부로 자연을 느끼고 나무 꼭대기를 올려다보며 사랑하는 사람을 가까이에서 느끼는 것은 기분 좋은 일이예요. 그냥... 놀라워요!" 조나단이 끄덕이며 덧붙였다. "그냥 모든 게 너무 강렬해요!"

우리의 신체 건강과 정신 건강에 긍정적 영향을 미치는 데 중요한 역할을 하는 자연 경험에 대해서 소냐와 조나단 두 사람 모두 똑같이 말하는 것이 인상 깊었다. 다시 말해서 그것은 떨어져 지내기의 메커니즘이었으며, 그 가운데 자연은 두 사람의 성생활을 풍요롭게 만들었다. 스트레스가 생기지 않게 하는 환경과 휴식도 중요한 역할을 했다.

떨어져 지내기

자연은 성적 영역에도 영향을 미치는데, 이는 떨어져 지내기 효과 덕분이다. 떨어져 지내기는 약속, 일, 가사 책임과 거리를 두는 것이고, 일상생활에서 우리를 둘러싸고 있는 것들에서 벗어나는 것이다. 떨어져 지내기 상태에서 두 사람이 서로를 경험하는 새로운 모드가 만들어지고, 모든 감각에 새로운 자극이 가해져서 완전히 새로운 분위기가 만들어진다. 이것은 소냐와 조나단이 낯선 여러 감각들로 인해 자신들의 성생활에 새로운 에너지가 어떻게 불어넣어졌는지 이야기할 때 집고 넘어간 것들 중 하나이기도 하다.

성생활 치료사 도리스 크리스팅거는 감각에 대해 이렇게 말했다. "인간의 감각은 매우 중요하다. 감각은 우리의 몸과 우리의 몸이 이 세상에 존재한다는 것을 직접 연결하는 수단이기 때문에 성적 에너지를 내보낼 때 감각은 중요한 역할을 한다."[25]

성의 맥락에서 떨어져 지내기는 사회가 미치는 영향과 사회에 규정되어 있는 이상적 아름다움에서 거리를 두는 것을 의미하기도 한다. 이 부분은 나중에 다시 언급하겠지만 지금은 떨어져 지내기를 새롭게 꾸미는 것, 혹은 환경을 새롭게 만드는 것 정도로 생각하기 바란다.

모험

자연에는 모험이 있다. 소냐와 조나단은 숲의 외딴 곳을 걸으며 은신처를 찾는 것만으로도 신이 났을 것이다. 비밀 장소를 찾는 것은 원시적이지만 모험을 하고 있다는 느낌을 갖게 한다. 대부분의 사람들은 이런 일을 자주 접할 기회가 없으므로 자연에서 은신처를 찾는 일은 이 프로젝트가 얼마나 특별한지를 보여 준다. 이러한 이유로 이 프로젝트에는 스릴이 있을 뿐만 아니라 신선한 공기를 마시면서 새로워질 수 있는 기회이기도 하다. 우리 선조들에게 있어 자연에서 은신처를 찾는 일은 성적인 결합을 위해 필요한 일이었지만 침실이 갖춰진 집에서는 은신처를 찾을 일이 없어졌다. 아마도 많은 성적인 관계에서 열정이 금방 식는 것은 이러한 자극적인 측면이 부족해

---

[25] Doris Christinger, *Auf den Schwingen weiblicher Sexualität: Eine Liebesschule für Frauen* (Munich: Piper Verlag, 2013), 10.

서였을 것이다.

몸에 대한 경외감

자연은 다양성의 전형적인 예이다. 이는 다양성이 자연의 미학과 얽혀 있는 소중한 자산이라는 것을 우리에게 보여주고 있다. 인류 문명에서 '아름다운' 신체에 대한 이해는 매우 편협하며, 문화적으로 그리고 시대에 따라 큰 영향을 받았다. 선천적으로 사람들은 대중 매체에 공개적으로 몸을 드러내지 않는다. 심지어 신체의 털도 그것이 가장 자연스러운 것임에도 불구하고 부정적으로 생각한다. 미디어와 광고에서 보여지는 것에 익숙하고, 컴퓨터로 만들어진 체형과 자기 신체를 의식적으로나 무의식적으로 비교하는 사람들은 스스로 실망하게 된다. 점점 더 많은 사람들이 본인의 원래 몸에 만족하지 못하고 있다. 앞서 언급한 바와 같이, 외모 콤플렉스와 함께 섭식 장애가 늘고 있으며, 여기에 속하는 사람들은 신체적 결함으로 심한 고통을 받고 있다. 그런데 그들이 생각하는 신체적 결함은 객관적으로 말해서 실제로는 존재하지 않는 결함이다.

게다가 우리 사회에서 성이 소비나 성취와 연관되는 경향이 점점 더 심해지고 있다. 연인들이 깊고 유대감 있는 만남을 가지는 것이 아니라 기계적이거나 물리적인 만남에 초점이 더 맞춰지는 경우가 많다.

자연에는 미적 기준이 없고 포토샵이 만들어 낸 신체 템플릿도 없다. 자연은 미디어나 광고에서 하듯이 우리의 성을 자본과 연계하지 않는다. 자연에서 성적인 것과 육체적인 것은 자연에서 살아가는 데 필요한 전체의 일부일 뿐이다. 소냐와 조나단은 자신과 상대의 몸에 더 깊은 경외심을 갖게 되었고, 서로가 미학적으로 더 즐거워하였고, 결점일 것이라고 가정했던 것이 전혀 결점이 아니라는 것을 알게 되었다고 명쾌하게 말했다. 자연에서 다양한 형태와 모양은 풍경의 전체 구성을 매력적으로 만든다. 이 또한 사회적 영향력으로부터 멀리 떨어져 지내기와 연관이 있다. 떨어져 지내기는 미용 산업이 제시하는 엄격한 미의 기준에 대한 대안이 될 수 있다.

아무것도 걸치지 않은 채로 다양한 생명에 둘러싸인 살아 있는 몸은 그 자체가 가진 고유함과 독특한 모양 덕분에 특별한 무언가가 되며, 그 안에서 자연은 포용력 있는 다양성을 표현한다. 또한 이 관점에는 새로워짐 renewal, 즉 우리의 자연스러운 미적 인식의 새로워짐이 포함된다.

심오한 차원의 섹슈얼리티

황야에서 섹슈얼리티는 기본적인 힘을 나타내는데, 소냐는 숲에서 섹슈얼리티에 어떻게 둘러싸였는지, 그리고 자신의 섹슈얼리티가 어떻게 더 높아졌는지를 밝혔다. 이것 역시 일종의 '새로워짐'이라 할 수 있다.

자연을 자세히 관찰하면 섹슈얼리티가 실제로 의미하는 바를 배울 수 있다. 그것은 결코 또 다른 사람의 몸을 소모시키는 것이 아니며, 순전히 육체적인 행위이다. 자연에는 '창조의 힘'이라고 부를 수 있는 어떤 것이 스며들어 있다. 그렇다고 해서 종교적 의미가 있는 것은 아니다. 자연계에는 일종의 생명 원리나 생명력이 분명히 작용하고 있다. 이 주장은 매우 과학적이다. 바이오필리아라는 용어를 최초로 만들어 낸 철학자이자 정신 분석학자인 에리히 프롬은 다음과 같이 말했다. "생명은 그 자체로서 내적 역동성을 가지고 있다. 생명은 성장하고, 표현되고, 살아간다."[26]

생명체의 살고자 하는 의지와 살아가려는 충동을 자연 어디에서나 느낄 수 있다. 이런 경향이 내가 말하고자 하는 '창조의 힘'이다. 종의 번식은 생명 보존을 위한 여러 역할 중 하나이다. 자손이 없으면 생명도 없다. 그러므로 살고 싶은 충동은 성적 파트너와 결합하고 싶은 충동과 항상 밀접하게 관련된다. 이는 자연 모든 곳에서 계속 일어나는 일이다. 버섯은 생식 세포를 보내는데, 이는 합치기에 적절한 다른 생식 세포를 찾기 위해서다. 식물은 곤충에게 꽃가루를 제공하고, 곤충은 다른 식물의 꽃에 수분을 제공한다. 동물은 서로 짝을 이루고 새끼를 낳아 기른다. 일부 종의 새들은 수컷과 암컷이 백년해로한다. 조류는 세포를 분열하여 번식한다. 식물은 새로운 식물이 자랄 수 있도록 줄기를 생산하며 모체 식물을 복제한다. 자연은 자손 번식을 통해 지구 구석구석 침투하고 뿌리내리며, 자손들 안에서 생명 원리의 상속이 계속 진행되게 한다. 이 창조의 힘은 대대손손 전해진다. 이 생명력의 영향을 인정하기 위해 종교적일 필요는 없다.

우리의 근원인 생동감 넘치는 자연에 빠져들면 창조의 힘이 우리에게도 작용한다는 것을 비교적 빨리 인식할 수 있다. 우리는 우리가 살아 있게 하는 기본적 욕구가 충족되는 것뿐만 아니라 우정, 사랑, 친밀감, 스킨십도 채워지기를 갈망한다. 인간의 섹슈얼리티를 우리 자신과 살아 있는 모든 생명체 안에 있는 자연의 창조하는 힘의 일부로 보는 것은 우리 사회가 성을 바라보는 방식과 확실히 다르다. 자연이 가진 분위기는 우리가 우리 안에 있는 창조하는 힘을 경험하는 데 도움이 된다. 이에 대해서는 소냐와 조나

---

[26] Erich Fromm, *Escape from Freedom* (New York: Avon Books, 1941), 206-7.

단이 열정적으로 묘사한 바 있다. 이렇게 되는 이유는 자연에서 우리는 성적 에너지의 근원으로 돌아가기 때문이다.

긴장의 완화

그밖에도, 자연의 안전한 장소에서는 긴장을 풀고 스트레스를 해소하는 데 도움을 받을 수 있다. 이렇게 되는 과정의 메커니즘은 앞에서 언급했었다. 우리 뇌 속에 있는 어떤 부분은 자연의 안전한 장소에서 우리를 이완 모드로 전환시키며, 이때 대뇌의 변연계와 뇌에서 원시부터 있었던 부분은 어떤 위험도 감지하지 못한다. 마음이 평화롭고 평온해지며, 스스로를 놓을 수 있게 된다. 긴장이 풀리고 스트레스가 완화되면 성생활의 질에 긍정적인 효과를 준다는 것은 꽤 분명한 사실이다.

물론, 황야의 비밀스러운 장소를 대신할 곳들도 있다. 정원 애호가가 된다면 정원을 훌륭한 대안 장소로 사용할 수 있다. 사랑하는 두 사람이 자신의 집 뒷마당을 충분히 사적으로 쓸 수 있다면 방해받지 않고 함께할 수 있는 자연 속 공간을 마련할 수 있으며, 그곳에서 완전히 새로운 분위기를 만들어 시간을 함께 보낼 수 있다. 충분히 가능한 일이지 않은가?

정원에 있는 '사랑의 보금자리'

뒷마당에 '사랑의 보금자리'로 쓸 오두막을 짓는 것만으로도 이 방법을 실천할 수 있다. 두 사람이 알맞은 장소를 고르고 오두막을 설계하는 것만으로도 이전과 달리 설레고 생활이 즐거워질 수 있다. 오두막 근처에 화로를 만들어서, 밤에 불꽃의 춤추는 빛이 오두막에 닿을 수 있게 한다. 사람의 살결은 어둠 속에서 불빛을 받으면 믿을 수 없을 정도로 아름다워 보인다. 불빛이 주는 대비를 통해 윤곽과 모양이 강조되기 때문이다. 불꽃의 빛을 받은 사람의 몸은 고대의 비밀스러운 분위기를 자아낼 것이다.

나무, 진흙, 짚, 기타 천연 재료로 오두막을 지어야 한다. 어린 버드나무 가지를 이용할 수도 있다. 눈이 오는 지역이라면 겨울에 지붕이 눈으로 무너져 내리지 않도록 경사를 주거나 이글루 모양으로 만들어야 한다. 외벽은 덩굴장미, 딸기, 담쟁이 같은 덩굴식물로 덮는다. 단단한 판자가 아닌 버드나무 가지를 사용한 경우 진흙과 짚으로 모든 틈을 막아야 한다. 오두막에서 사생활이 보호되어야 완전한 휴식을 취할 수 있다.

화로의 불꽃에서 만들어진 빛이 내부로 들어올 수 있도록 오두막 입구를 화로로 향하게 한다. 또한 거리나 근처 집에서 어느 누구도 오두막 입구를 볼 수 없게 만든다. 필요 시에는 두꺼운 대나무 울타리나 격자형 울타리를 설치하고 울타리를 타고 올라가는 덩굴장미나 덩굴딸기를 심도록 하다. 빗물이 새지 않고 습기가 차지 않도록 오두막에 방수 공사를 해야 한다. 바닥에는 방수포를 깔고 그 위를 짚으로 덮는다. 그런 다음에 두꺼운 면 담요나 여러분이 원하는 다른 재료로 된 부드럽고 포근한 천연 소재로 바닥을 마감한다. 바닥에 깔린 짚은 수시로 바꿔줘야 한다.

오두막이 다 지어져서 안락한 은신처가 되면 파트너와 함께 완공을 기념할 수 있다. 이제부터는 오두막 안에서 가끔씩 함께 휴식을 취할 수 있다. 이 은신처는 사생활을 보호하는 작은 동굴과 같으므로 오두막 안에서 편하게 있어도 문제가 되지 않는다. 이곳은 함께 휴식이나 명상을 하고 서로 마사지를 해 주거나 스킨십을 할 수 있는 둘만의 사적인 자연 공간이다. 화로의 불꽃은 편안함을 주는 특별한 분위기를 자아낼 것이다. 그리고 따뜻한 날에는 오두막과 오두막 주변에서 밤새 지내며, 와인을 곁들인 불멍을 즐길 수도 있다.

정원 공간이 넓다면 유르트나 티피 같은 천막을 설치할 수 있다. 이것들을 아웃도어 전문점에서 살 수 있으며 인터넷에 올라와 있는 설명을 참조하여 DIY로 직접 설치할 수도 있다. 텐트 중앙에 벽난로가 있는 더 큰 유르트나 티피도 있다. 이 경우 텐트 지붕 중앙이 오픈되어 있고, 이곳으로 연기가 빠져나간다.

텐트든 천막이든 오두막이든 은신처를 떠날 때는 화로의 불이 완전히 꺼졌는지 꼭 확인해야 한다.

위에서 설명한 오두막을 설치한다면 두 사람의 관계는 분명히 좋아질 것이다. 이런 분위기에서 모든 감각이 활성화된 상태에서 부부가 오두막에서 함께한다면 두 사람의 관계는 매우 좋을 것이다. 이 경험은 두 육체가 단순히 하나가 되는 행위에 국한되는 것은 아니다. 섹슈얼리티는 육체적인 관계 그 이상이다. 섹슈얼리티는 시간을 함께 보내고, 서로를 신뢰하고, 흘러가는 대로 두는 등 다양한 수준에서 일어난다. 관계에서 친밀감을 높이는 데 있어 뒷마당 자연 가까이에 사적인 공간을 두는 것보다 더 좋은 방법은 없을 것이다.

녹색 소파

전 세계의 많은 과학자들은 정신 건강상 문제가 있는 사람이 자연에서 시간을 보내면 유의미한 개선 효과가 있다는 것을 증명했다. 그런 점에서 자연은 최소한 공동 심리 치료사라고 할 수 있다. 자연은 치료가 일어나는 공간을 제공하며, 그 공간에서 개별 치료나 집단 치료가 이루어진다. 게다가, 앞에서 계속 언급한 바와 같이 자연은 정신 건강에 긍정적인 영향을 많이 주며, 이를 통해 인간의 치료에 도움을 준다.

자연 속에서 정기적으로 시간을 보내면 아래와 같은 증상이나 문제의 완화에 도움이 된다.[27]

- 불안 장애 및 공황 장애
- 우울감
- 소진 증후군과 만성 스트레스
- 방향감 장애
- 피로(신체적 질병 포함)
- 인간 관계 및 정체성 혼란
- 경력 위기, 관점 상실

---

[27] Kjell Nilsson et al., *Forests, Trees, and Human Health*, (New York: Springer Publishing, 2011); Qing Li, *Forest Medicine* (New York: NOVA Biomedical, 2013); Jan Hassink und Majken van Dijk, *Farming for Health: Green-Care Farming across Europe and the United States of America* (Dordrecht: Springer Verlag, 2006).

- 적응 장애(인생에서 스트레스가 되는 사건을 겪은 후 부적응으로 위기에 빠질 때 발생한다. 이러한 적응 장애는 사회적, 문화적, 경제적 요구에 적응하지 못하는 것과는 관련이 없다.)

이 책을 집필하는 동안 공황 장애를 겪고 있는 젊은 패션 디자이너인 자스민Jasmine과 대화를 나누게 되었다.[28] 그녀는 증상이 심할 때 정신 병원에서 입원 치료를 받기로 결정했다. 앞에서 언급했던 텔레비전 뉴스 진행자 울프람 피르치너와 비슷하게 자스민에게도 바이오필리아 효과는 공황 장애 개선에 많은 도움이 됐다. 그녀는 나중에 자연이 어떤 도움이 되었는지 회고했다. 자스민의 말을 통해 놀랍게도 자연은 매번 유사한 메커니즘으로 사람들을 치유한다는 사실을 한번 더 확인할 수 있었다.

    자스민의 말을 들어보자. "정신 병원에서 내 병실로 들어갔을 때 저는 정신적으로 너무 힘들었어요. 너무 무서웠고 공황 발작이 연달아 일어날 정도였어요. 하지만 다행히 3일 후에는 안정을 되찾아서 밖에 나갈 정도가 되어서 하루 외출해도 된다는 허가를 받았어요. 예전에도 자연의 도움을 받은 적이 있었기 때문에 기차를 타고 근처에 있는 자연 보호 구역으로 가고 싶었어요. 하지만 기차가 오지 않아서 두려움이 다시 몰려왔어요. 지하철역이라는 환경이 저를 압도한 것이지요."

    자스민은 지하철역의 많은 사람들로 인해 당황했다. 또한 기술적인 문제로 기차가 오지 않는 것에 대해서도 걱정이 되었다. 결국 그녀는 두 정거장을 걸어서 가야 했다.

---

[28] 자스민은 가명이다.

"저는 공원으로 갔지만 두려움이 줄어들지 않았어요. 공황 장애가 일어날까봐 두려웠어요. 산책로를 벗어나 숲과 초원을 가로질러 걸었어요. 발 밑의 부드러운 땅과 잔디를 의식적으로 느끼면서 걸었어요. 나무 꼭대기를 올려다보며 주변의 소란스러움을 잊으려고 노력했어요. 나무를 보는 동안 저는 '나는 이 자연의 일부이다. 나는 세상의 일부이다'라고 계속 되뇌었어요. 그렇게 걷고 난 후에 안전하고 편안한 느낌을 가졌고 다시 안정감을 회복했어요."

그렇게 자스민은 나무의 아름다움을 감상하는 데 집중하려고 노력했다. 그녀는 공원을 지나 기차가 다시 운행하기 시작한 역으로 갔다.

두려움에서 완전히 벗어나 자신감이 넘친 자스민은 지하철을 타고 병원으로 돌아가 담당 의사에게 외출에서 일어났던 일을 말했고 이 말을 들은 의사는 기뻐했다. 이렇게 자스민은 공황 장애를 어느 정도 다스릴 수 있는 효과적인 전략을 습득하게 되었다. 우리는 이러한 전략을 위기 대처법 coping skills이라고 부른다. 이 전략 덕분에 그날 이후 자스민의 상태는 나아졌다. 자스민은 매일 병원 정원이나 근처 자연이 있는 곳으로 갔고, 덕분에 얼마 지나지 않아 퇴원할 수 있었다. 이후 공황 장애가 일어날 것 같은 순간이 올 때마다 자스민은 바로 공원이나 푸른 자연이 펼쳐져 있는 곳을 찾아 신발과 양말을 벗고 새롭게 습득한 위기 대처법으로 머리 속 작은 '공황 악마'와 맞서 싸웠다.

"발 아래 땅이 주는 감각을 느끼고 촉감에 의식적으로 주의를 기울이는 것이 도움이 가장 많이 됐어요. 땅은 저를 단단히 붙잡아 주고, 저는 이제 더 이상 발을 '헛디디지' 않아요. '두 발을 땅에 딛고 서라'는 말은 공황 장애로부터 저를 지켜줘요."

가끔씩 자스민은 자신이나 주변 세상을 더 이상 현실로 받아들이지 못하곤 했다. 그러나 자연에 대한 경험, 땅에 두 발을 딛고 선 경험, 생활 환경과 맞선 경험 덕분에 자스민은 공황 장애에 맞설 수 있게 되었다. "제가 자연의 일부라 느낄 때 저는 더 이상 저와 세상을 비현실적으로 인식하지 않게 되었어요."

자연 치료사: 강

심리 치료사 사무실에서 존John을 만났다.[29] 그는 심리적으로 쇠약해진 상태인 소진 증후군에서 회복하는 중이었다. 존이 직접 체험한 자연 경험을 나에게 이야기해 주었는데, 자신의 정신 치료가 자연스럽게 이루어졌다고 했다.

존은 음악가로, 학교 음악 선생님이었다. 선생님으로써 가르치는 일도 재미있었지만 그것보다는 음악가로 활동하고 싶었다. 그는 선생님으로 일하는 것 외에도 매일 같이 기타와 피아노를 연습했다. 그는 웹 사이트를 만들어서, 라이브 음악가로서 자신의 음악을 그곳에 올렸다. 웹 사이트 덕분에 공연 예약이 들어오기도 했지만 대부분 작은 공연이었다. 100달러 또는 150달러를 받고 도심의 트렌디한 까페나 연기가 자욱한 지하에 있는 바 그리고 펍에서 공연했다. 공연은 항상 저녁에 시작해 밤 늦게 끝났다. 그렇게 늦게까지 공연을 한 다음날에도 가끔은 아침 일찍 학교에 가야 했다. 프리랜서로서 열심히 음악 일을 했고, 곡을 쓰고, 데모 테이프를 녹음했다. 마침내 한 프로듀서가 그에게 음반을 내자고 제안했다. 존은 사비를 털어 스튜디오 녹음 비용을 부담했다. 그는 성실하게 앨범 작업을 했지만 그의 앨범은 시장에 나오지 못했고 프로듀서는 다른 앨범을 녹음해 보자고 했다. 하지만 존은 그 시점에 재정 상태가 좋지 않았고 예전에 갖고 있던 용기와 에너지도 남아 있지 않았다. 그는 인생의 꿈이 눈앞에서 무너지는 것을 보았

---

[29] 존은 가명이다.

고, 집중력도 떨어졌다. 큰 어려움에 봉착했지만 아무 일도 없었던 것처럼 여전히 학교로 출근했다. 그러나 수업을 제대로 관리하지 못했고, 수업의 질도 떨어졌다. 급기야 교장실로 불려가기까지 했다. 그 사건으로 인해 그의 멘탈은 완전히 무너졌다.

우울증 외에도, 소진 증후군 환자에게는 종종 현실감 상실이라는 증상이 많이 나타난다. 이 경우 압도당한 뇌는 비상 모드로 전환된다. 원시 시대에 비상 사태는 위험 상황에서 도망쳐야 하고, 그렇지 못하면 포식자에게 사냥을 당할 가능성에 직면하는 것을 의미했다. 존의 마음에 불안감이 밀려왔다. 하지만 무엇보다 그는 더 이상 세상을 현실로 인식하지 못했다. 만약 존이 원시 시대에 살고 있고 비상 사태에 해당하는 어떤 위험에 처했다면 그의 뇌가 그에게 시키는 모든 일은 의미가 있었을 것이다. 야생 동물에게 잡혀서 온몸이 찢어질 때 그 사실을 현실이 아니라고 의식적으로 인식하는 것은 분명히 도움이 된다. 그러나 존이 처한 위험은 그런 종류의 위험이 아니었다. 그는 본인의 존재가 위협을 받고 있으며 정신력이 떨어지는 것을 보았다. 존은 현실감 상실 증상을 더 이상 참지 못했다. 존은 다음과 같이 말했다. "마치 꿈속에 있는 것 같았고, 눈앞에 솜이 있는 것처럼 눈에 보이는 모든 것이 명확하지 않았어요. 시내를 걸을 때면 집이 입체적으로 보이지 않았어요. 무대를 걷고 있는 것 같은 느낌이 들었어요. 집 앞이 평평한 합판처럼 보였어요. 모든 것이 2차원으로 느껴졌어요." 존은 다른 사람들이 실제로 존재하지 않는 것으로 인식했는데 더 심각한 것은 그 스스로도 실재하지 않는 것으로 인식했다는 점이었다.

그 당시 상황을 존은 다음과 같이 설명했다. "제가 존재하지 않는 것 같았어요. 마치 로봇이라도 된 것 같았어요. 팔을 들어올렸을 때 나 스스로 하지 않은 것처럼 느껴졌어요. 제 자신이 빈 껍데기 같았고, 리모콘 같은 것에 의해 삶이 조종당하고 있으며, 제가 실제로 존재한다는 생각이 들지 않았어요. 현실감 상실은 정말 끔찍한 정신 상태였어요."

그의 주치의는 병가 처방을 내리고 심리 치료사의 도움을 받도록 했다. 그러나 3주가 지난 후에도 그의 상태는 좋아지지 않았다. "저는 어떻게 해서든 그 비현실적 상태를 견디면서 미치지 않으려고 노력했어요. 집에서는 밀실 공포증이 느껴졌고 밤에는 잠을 제대로 잘 수 없었어요. 그래서 농장에 사는 옛 친구 집으로 갔어요. 저는 누군가와 같이 있기를 바랐고 자연을 보고 싶었어요. 그랬더니 제 상태가 확실히 좋아졌어요."

시골에 온 첫날, 존은 마을을 흐르는 강에 끌리는 느낌을 받았다. "강을 따라 걸으며 들판과 초원을 지나 작은 숲이 있는 범람 지역까지 갔어요. 단번에 그곳에서 머물고 싶다는 생각이 들었어요. 아직 이른 아침이었지만 내가 도착한 곳을 문자 메시지로 친구에게 보냈어요. 깊은 자연 속에서도 신호가 잘 잡혀 안심할 수 있었어요. 그런 다음에 기타를 들었어요."

존은 신발과 양말을 벗고 무릎까지 오는 시원한 강물을 헤치면서 걸었다. "강 바닥은 기분 좋게 돌로 가득차 있었어요. 물이 제 다리를 감싸며 흐르는 것을 느꼈어요. 강 한가운데 바위로 갔는데, 그곳에는 작은 폭포도 있었어요. 바위에 앉아 기타를 연주하기 시작했죠. 저는 강물 소리를 들으며 마음의 평온을 찾았고 음악 속으로 빠져들었어요. 얼마나 오랫동안 거기에서 연주했는지 모르겠어요."

존이 말하기를, 물가에 있으면서 자신의 상태가 좋아졌다고 했다. 나중에 존은 물에 완전히 몸을 담갔다가 강가로 걸어 나왔다. 그리고 부드러운 모래밭에 앉아서 머물렀다.

"모래사장을 보니 바다가 생각났어요. 발 아래 모래가 제 발바닥을 긁는 것 같은 느낌에 집중했고, 발가락으로 모래를 파고, 손가락으로 여러 모양과 그림을 모래 위에 그렸어요. 하늘을 올려다보고 구름도 보았어요. 시간이 많이 흘렀지만 지루할 틈 없이 새로운 감명을 계속 받았어요. 제 주변의 자연을 비현실적인 것으로 인식하고 있지 않았다는 것을 깨달았어요. 몇 주 전에는 주변의 모든 것이 실제로 존재하고 있지 않다고 생각했는데 말이죠! 그리고 놀라운 일이 일어났어요. 저는 잠을 자야겠다는 생각은 하지 않고 그냥 모래사장 위에 드러누웠어요. 지난 며칠 동안 잠을 잘 자지 못했어요. 밤마다 자지 않고 깨어 있으려고 제 자신과 맞서 싸웠고 혹시 잠이 들더라도 몇 분 후에 깜짝 놀라 깨어나기 일쑤였죠. 불안해서 잠을 잘 수 없었어요. 눈 밑에는 큰 다크 서클이 생겼고, 너무 힘들었어요. 그래도 잠을 잘 수 없었어요. 부드러운 모래가 있는 강둑에 누워서 새소리를 들었고, 친구에 대한 생각을 끝으로 기억이 나질 않았어요. 강에서 몇 시간을 보냈으니 친구가 걱정할지도 모른다는 생각을 했고, 그 순간 잠이 들었어요."

해질녘이 되었을 때에도 존은 흐르는 물소리와 저녁 새들의 연주 소리에 둘러싸여 깊이 잠들어 있었다. 그는 깊은 잠에서 서서히 깨어났다. "제 친구가 저를 집으로 데려가려고 강으로 왔어요. 제가 잠에서 깼을 때 몇 시간 동안이나 잠을 잤다는 사실이 믿기지 않았어요. 제가 지금까지 잔 잠 중 가장 편안하고 맛있는 잠이었어요. 친구의 팔에 몸을 기대면서 더 이상 내가 약하다고 느껴지지 않았어요."

현실감 상실 상태가 다시 올 것 같았는데 존에게 다시 그런 상태가 오지 않았다. "저는 완전히 깨어났고 예전의 저로 돌아간 것 같았어요. 우리가 농장에 도착했을 때 집도, 내 친구도, 친구의 가족도 더 이상 비현실적으로 느껴지지 않았어요. 그날 밤, 저는 아기처럼 잠을 잤고, 다음날 아침 마치 다시 태어난 것 같았어요. 아침 식사 시간에는 사람들과 교류도 하였는데, 그 전에는 거의 할 수 없었어요. 며칠 더 시골에 머물며 매일 강으로 가서 자연 경험을 계속 했어요. 물 근처에서 기타를 치고, 자연에서 들리는 각종 소리들을 들었어요. 마지막 날에는 저를 손님으로 받아준 자연을 노래하는 시도 썼어요. 지금도 가끔 우울할 때면 그 시를 읽어요. 그러면 그 치유되던 날이 떠오르고 기분이 좋아져요. 시골에서 도시 집으로 돌아와서는 치료에 진전을 보이기 시작했어요. 그 이후로는 현실감 상실 증세가 더 이상 나타나지 않았어요. 우울감과 균형감 부족 현상이 줄어들기 시작했죠. 다시 일을 시작하겠지만 앞으로는 다를 거예요. 예전처럼 제 자신을 몰아붙이지 않을 거예요."

나는 존에게 현실감 상실 증상 치료에 도움이 됐을 것 같은 자연 요소로 무엇이 있었는지 물었다. 자연스러운 치료를 촉발시킨 것이 무엇인지 물었다. 그가 설명한 바이오필리아 효과는 다음과 같다.

- 새로운 많은 감각 때문에 갑자기 혼란스러워졌어요. 저는 자연, 물, 돌, 식물, 모래, 새, 바람, 흐르는 물을 느낄 수 있었어요. 다시 생각해 보니 비현실적 느낌을 지속한 것은 제 자신이었어요. 이는 과한 요구에 대한 반응으로 일과 사회가 위협으로 다가온 것이었죠. 이후, 이런 부담감이

느껴지는 것이 두려웠고 스스로 현실로부터 멀어지려 했어요. 제 자신을 비현실적인 상황으로 밀어넣는 방식으로 두려움에 반응했던 것이죠. 자연스럽게 내 관심을 끈 자연과 자연에서 받은 새로운 감각들이 오히려 저를 산만하게 했고, 그로 인해 마침내 막연한 두려움이 사라지고 악순환에서 벗어날 수 있었어요.

- 저는 강에서 안전하고 보호받는 느낌을 받았어요. 이로 인해 내면이 편안해졌어요. 모든 감각이 안정되면서 위협받는다는 느낌이 들지 않았어요. 이로 인해 제 뇌는 예전에 빠져 있었던 두려운 상태에서 벗어나게 되었어요.
- 자연은 저에게 중요한 일을 할 공간이 되었어요. 그래서 자연 속에서 음악을 만들고, 창작 욕구가 생기고, 시를 쓸 수 있었어요. 자연은 제 뇌가 다시 다른 여러 생각들을 할 수 있게 도왔어요.
- 자연에 있는 동안 사회적 문제 및 일과 관련된 문제들은 매우 멀리 떨어져 있었기 때문에 저를 휘두르지 못했어요.

집에서 경험하는 바이오필리아 효과

자연이나 화초를 보는 것만으로도 수술 후 빠른 회복, 스트레스 감소, 긴장 완화 효과가 있으며, 직장에서도 즐거움이 더 많아지고 좌절감은 줄어든다. 이에 대해서는 여러 과학적 연구로 이미 입증되었다고 앞에서 여러 번 언급했었다. 과학자들은 황야와 자연이 있는 사진과 영상뿐만 아니라 자연 소리가 녹음된 사운드도 황야에 있는 것만큼이나 우리의 건강과 정신에 도움을 준다는 사실도 발견했다. 물론 현장에서 느끼는 자연 그 자체를 대체할 수는 없다. 그러나 아파서 외출을 할 수 없거나 여러 다른 이유로 자연으로 갈 수 없다면 바이오필리아 효과를 실내로 가져오는 것도 좋은 방법이다. 사진, 영상, 사운드 외에도 무한한 상상력을 발휘하여 자연을 체험할 수 있다.

앞서 말한 자율 훈련법autogenic training을 통해 상상 여행을 할 수 있다. 아니면 단순히 녹음된 새소리나 명상 음악을 들을 수도 있다. 혹은 침묵의 힘을 사용할 수도 있다. 실제 장소든 허구의 장소든, 숲에서 가장 선호하는 곳이나 아니면 자연 속 어떤 곳이든 상상 속에서 그곳으로 간다. 그곳에 도착하면 생각이 무의식적으로 흐르게 둔다. 상상 속 자연에서는 영감으로 떠오른 모든 것을 할 수 있다. 상상 속에서 일어난 일들이 종종 매우 현실적으로 보일 수도 있다.

예를 들어 힘을 상징하는 동물을 상상 속에서 만날 수 있다. 영혼 세계나 원시 자연 세계에서 만들어진 힘의 동물의 근간은 치유 기술과 샤머니즘에 있으며, 지구상의 많은 문화와 사람들은 수천 년 동안 이를 추종했다. 특히 아메리카 원주민 문화에서 힘의 동물을 많이 찾아볼 수 있다. 힘의 동물은 자연의 특별한 특징이나 창조의 힘을 상징했다. 심지어 조상들이 힘의 동물로 나타난다고 여기기도 했다. 그러나 대부분의 경우 개별 인간의 자질과 강점이 힘의 동물로 상징된다. 또한 힘의 동물은 각 사람의 삶에서 그 사람이 현재 겪고 있는 이슈들을 나타내기도 한다. 최면 상태나 명상 중에 힘의 동물이 상담사로서 찾아올 수도 있다. 과연 이런 존재가 인간의 상상 속에만 존재할까? 이에 대해 의견 차이가 있다. 그러나 힘의 동물이 무의식의 상징에 불과하더라도 힘의 동물이 인간에게 주는 의미는 줄어들지 않는다. 우리 자신의 진짜 모습을 알려주는 것이 무엇인가? 우리 인생에 필요한 지혜를 주는 것이 무엇인가? 우리 내면의 무의식의 언어보다 그 역할을 더 많이 하는 게 있을까?

바이오필릭 라이프 실습: 상징적 힘을 가진 동물과의 만남

자리에 앉기

집에서 조용한 곳을 찾는다. 명상 음악을 틀거나 침묵을 즐긴다. 음악을 들으려면 편안하고 명상적인 분위기의 음악을 고른다. 단순하고 반복적인 드럼 리듬의 음악을 선택할 수도 있지만 흥이 넘치거나 주의를 산만하게 하는 음악은 선택하지 않는다. 새가 창밖에서 공연이라도 하고 있다면 창문을 열고 소리에 귀를 기울인다. 새소리도 좋은 배경 음악이 될 수 있다.

부드러운 것에 등을 대고 누워 다리를 편안하게 뻗고 팔을 허리 옆에 편하게 둔다. 몸에 힘이 들어가지 않는 자세로 누워 있는지 확인한다. 어깨와 목의 긴장이 더 잘 풀리도록 가급적 베개는 쓰지 않는다. 이제 시작한다!

명상 상태로 들어가기

눈을 감고 호흡에 주의를 기울인다. 먼저 코의 감각에 집중하고 숨을 쉴 때마다 공기가 어떻게 들어오고 나가는지 살핀다. 천천히 숨을 쉬면서 가슴과 배가 오르내리는 것을 느낀다. 이 과정을 인식하면서 잠시 동안 그렇게 누워 있는다.

2장 자율 훈련법의 '내 오른팔은 무겁다'에서 배운 지시 사항을 마음속으로 실행한다.[30] 내면에서 차분한 목소리로 '내 오른팔은 무겁다. 매우 무겁다'라는 문장을 반복한다. 왼쪽 팔과 두 다리에도 똑같이 한다. 팔과 다리가 바닥에 얼마나 무겁게 있는지 확인한다. 산만하게 하는 무언가가 떠오르면 그것이 구름이라고 생각하고 그 구름이 당신을 지나 저 멀리 가는 것을 상상한다. 그리고 계속 이어 나간다.

상상 여행 떠나기

한 송이 꽃을 상상한다. 꽃 외에는 아무것도 없다. 시간이 지날수록 그 꽃을 더 자세히 들여다본다. 꽃은 무슨 색인가? 꽃잎의 모양이 어떤가? 향기가 있는가? 그렇다면 냄새는 어떤가? 꽃줄기는 어떻게 생겼는가?

마음의 눈으로 꽃줄기를 따라 천천히 내려간다. 줄기에는 어떤 잎이 있는가? 어디에

---

[30] 신체를 이완시키는 이 절차는 정신과 의사인 요하네스 하인리히 슐츠의 자율 훈련법에 기초한다. 이번 경우에 이 훈련이 상상 여행 준비에 도움이 될 것이다.

뿌리를 두고 있는가? 시선이 땅에 닿았을 때 주위를 둘러본다. 꽃이 심겨진 흙 주변 환경은 그 모습이 어떤가? 이제 풍경을 그려볼 차례다. 여러분이 지금 있는 곳의 모습을 상상해 본다. 그곳에서 어떤 풍경이 보이는가? 상상 속 풍경이 마음의 눈 앞에 조금씩 펼쳐진다.

이제 멀리서 동물이 여러분을 향해 어떻게 다가오고 있는지 보일 것이다. 그 동물이 특별히 당신을 위해 여기에 왔다는 것과 그 동물이 당신에게 해를 끼치지 않는다는 것을 깨달을 것이다. 동물이 가까이 올수록 점점 더 자세한 모습을 볼 수 있다. 그 동물은 무슨 색인가? 무늬가 있는가? 어떻게 움직이는가?

그 동물은 이제 가까이 왔고 당신은 그 동물이 무엇인지 정확히 알고 있다. 여러분만의 방식으로 동물을 맞이한다. 만나서 행복하다는 것을 동물에게 알려 준다.

동물에게 그 존재 이유와 여러분에게 주는 메시지가 무엇인지 물어본다. 예를 들어 "나의 장점이 무엇이니?"라고 구체적으로 질문할 수도 있다.

상상의 흐름에 맡긴다. 현재 인생 문제가 있다면 그 고민을 함께 나눈다. 가능한 한 자연스럽게 동물과 교류한다. 당신이 동물을 만질 수도 있고, 동물이 당신을 만지게 할 수도 있다.

잠시 후, 동물이 당신을 위해 있어 줘서 고맙다고 인사하고, 자연스럽게 생각나는 몸짓으로 작별 인사를 한다.

당신을 여기로 이끈 꽃에 주의를 다시 기울인다. 시선을 꽃줄기 위로 미끄러지듯 올린다. 심호흡을 하고 손을 천천히 움직인다. 그 자리에 계속 누워서 지금까지 한 것을 다시 할 수 있고, 아니면 기지개를 켜고 천천히 일어날 수 있다.

경험한 것을 숙고

모두 마친 다음에, 상징적인 힘이 있는 동물과의 만남에서 경험한 개별 요소들, 이벤트들, 상징들을 떠올려 본다. 상상 속 여행에서 중요하게 나타났던 현상들을 해석한다. 여러분 자신의 무의식 속에 있는 메시지는 상징적 이미지로 암호화되어 있으며, 이를 해독할 수 있는 것은 여러분 자신이다. 꿈과 환상 속에 만난 이미지들에 구체적으로 어떤 의미가 있는지를 설명한 안내서가 서점에 많이 있지만 이에 의존하지 않는다. 어떤 의미가 있는지 발견하는 것은 순전히 여러분 자신에게 달려 있다. 카타팀 상상 심리요법Katathym imaginative psychotherapy에서도 본인만이 자신의 내면 이미지를 해석할 수 있다고 했다. 치료사가 개입할 수도 있지만 가급적 해석은 삼가야 한다.

상상에서 만난 동물과 주변 환경을 그림으로 그려서 경험을 담을 수도 있다. 그렇게 하면 경험을 훨씬 더 내면화할 수 있다. 원한다면 여러분이 만난 힘 있는 동물과 여러분 자신을 찰흙으로 재현할 수도 있다.

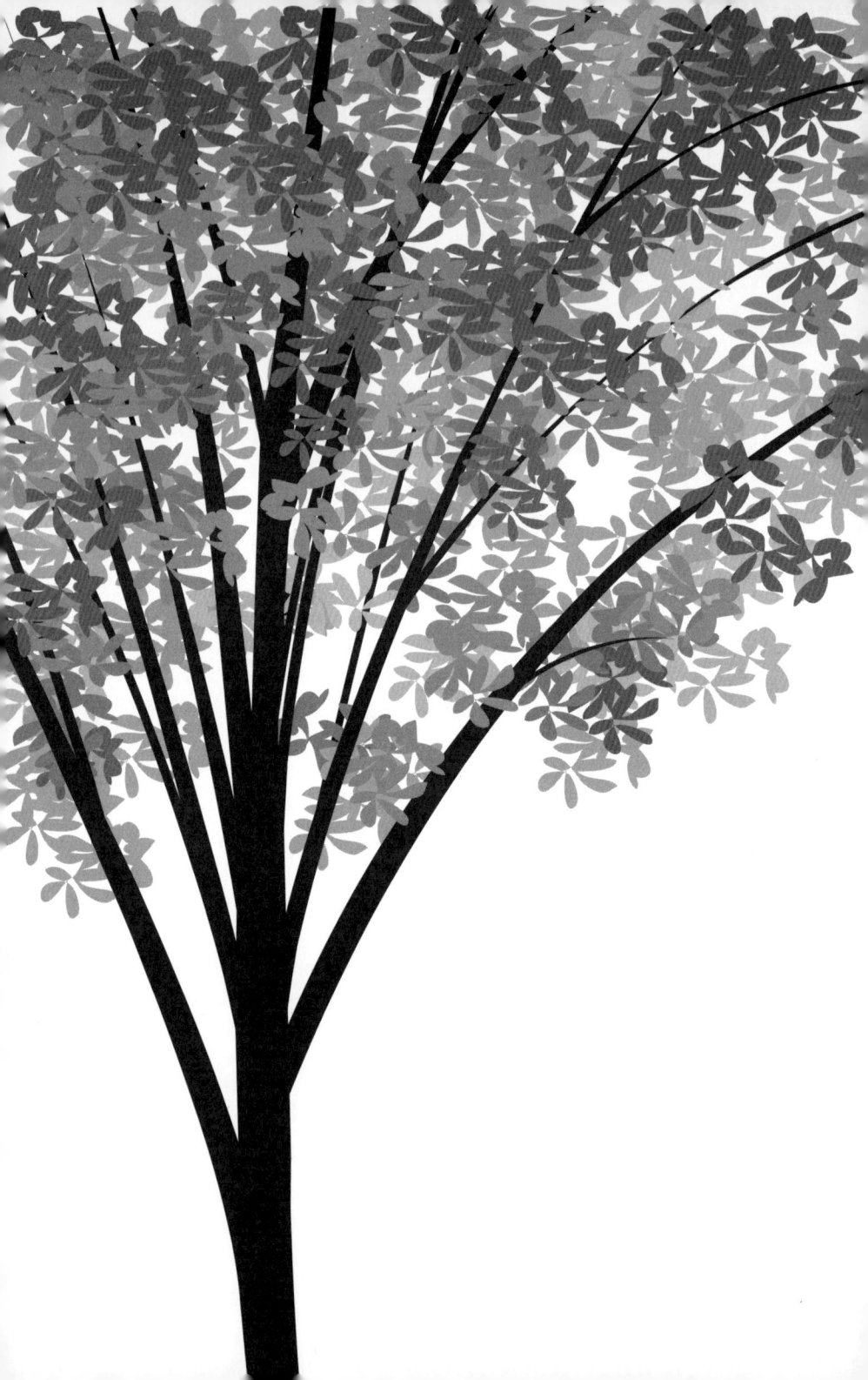

4장

당신의 정원, 당신의 치유자

마당과 정원의 치유력

천국의 정원사들은 재미의 교목과 행복의 관목,
웃음 짓는 열매, 그리고 춤추는 채소를 심는다. 알프레드 셀라허[1]

---

1) Alfred Selacher, *Aphorism.de*, 2015년 1월 4일 접속, aphorismen.de/zitat/106946. 알프레드 셀라허는 스위스 아티스트이자 아마추어 철학자이다.

사람들과 그들의 자연애, 즉 바이오필리아에 관해 말하자면 마당과 정원을 빼놓을 수 없다. 마당과 정원은 우리의 생활 공간인 집의 일부다. 뤼디거 달케는 이 책의 서문에서 발리에 있는 그의 정원을 초록의 '거실'로 묘사한다. 우리는 마당을 공동의 영역으로 사용할 수 있고, 병원과 치료 센터에서 정원은 환자들의 회복을 돕는다. 자연의 치유 효과를 당신의 집 문간으로 가져다 주는 정원에서 우리는 창조적으로 생활할 수 있다. 정원은 심리적 또는 신체적 필요에 따라 매우 특수하게 변용이 가능하며, 특히 생태적이고 지역적인 방식으로 우리에게 먹을 것을 제공할 수 있다. 정원은 다기능적인 공간이며, 특정한 신체적·심리적 장애의 치유를 돕기 위해 매우 의도적으로 활용할 수 있는 치료와 의료의 도구다. 정원은 우리의 건강 유지와 질병 예방에도 도움을 주고, 아이들이 자연에 가까운 아동 친화적 환경에서 성장할 수 있게 해 주며, 노년층에게는 말년에 더 나은 삶의 질을 제공한다. 일부 호스피스에서는 사람들이 생명으로 둘러싸인 정원에서 존엄하게 죽는 법을 택할 수 있다.

정원: 영감과 행복, 건강의 원천

이번 장을 쓰던 한겨울에 나는 사무실 창가에 앉아, 파란 하늘 밑에 눈으로 뒤덮인 나의 정원을 내다볼 수 있었다. 눈의 결정들이 햇빛을 받아 반짝거렸다. 식물들은 한 켜의 눈을 뚫고 초록 잎사귀들을 내뻗고 있었다. 중부 유럽에 있는 다른 많은 정원들과 달리, 나의 정원에서는 겨울철에도 수확기가 지속된다. 내게 이 정원의 계절은 결코 끝나는 법이 없는데, 추운 계절 서리에 견디는 강인한 채소들을 많이 키우기 때문이다. 나는 이 정원에서 1년 내내 신선한 비타민과 영양분, 자연의 맛을 공급받는다. 청갓과 얼청갓, 얼갈이배추, 셀러리, 배추, 다채, 경수채, 몬티아, 로즈메리 등 많은 식물들이 추운 온도를 견뎌낸다.

매일 정오경이 되면 글쓰기를 멈추고 눈 내린 정원으로 가서 즙이 많은 초록색 잎이나 맛있는 줄기, 둥글둥글한 구근, 또는 향기로운 풀잎들을 수확했다. 가끔 속속들이 얼어붙은 경우도 있었지만, 그렇다한들 식물들의 생명에는 아무 영향이 없었다. 나는 겨울철 나의 정원에서 하는 수확이 나의 심리에 긍정적 효과를 준다는 사실을 알게 되었다. 흐리고 안개 낀 날에도 정원 식물들을 수확하며 기분이 밝아졌고, 겨울철의 모든 우울한 기미를 날려 버릴 수 있었다. 정원에서 수확을 하고 나면 이 책을 계속 쓰려는 의욕도 다시 늘어났는데, 살아 있는 자연과의 접촉이 그것에 관한 글쓰기에 영감을 주었기 때문이다. 정원에서 시간을 보내고 나면 집중력도 높아지고 더 쉽게 글을 쓸 수 있었다. 나의 겨울 정원이 나의 건강에도, 정신과 신체의 수행 능력에도 도움이 된다고 여겨졌다.

나의 겨울 정원에 있던 식물 중에는 외래종과 아시아 품종도 있었지만, 유럽에서 오랜 전통을 지녔음에도 대체로 잊히고 만 품종도 있었다. 1월 중순의 겨울 수확은 내 안에 봄의 느낌을 일깨웠다. 강인한 초록의 겨울 식물들을 보면 내가 그것들을 심은 가을의 화창한 날이 떠오르는 동시에 다가올 봄의 감질나는 이미지들이 연상되기 시작했다. 나는 봄철의 생기가 되살아나는 나의 정원을 상상했다. 어떻게 모든 것이 꽃피우고 싹트며 초록색으로 변할지를, 또한 내가 정원에서 영감을 받아 책상에서 하고 있던 글쓰기가 어떻게 그 정원처럼 결실을 맺을지도 떠올려 보았다. 비옥한 봄을 향한 이 내면의 이미지들은 나의 정원에서 잘 자라던 겨울 채소들과 더불어 내 기분을 한결 좋게 해줬다. 가장 척박한 겨울철 날씨까지 견디는 이 식물들을 통해 나는 자연에 대한 경외감으로 가득해졌다. 틀림없이 자연으로부터 특별히 효과적인 부동액을 제공받은 듯했다. 이따금 몹시 추운 날씨에는 낙엽들이 떨어져 한 겹의 유리 같은 얼음장에 사로잡혔다. 하지만 다음날 다시 기운을 차린 낙엽들은 마치 아무 일도 없던 것처럼 나의 정원에서 상쾌한 초록빛을 띠고 있었다. 이 식물들은 너무도 생기로 그득해서, 그것들을 바라보던 내게도 그 에너지가 고스란히 전해졌다. 나는 매료되었고, 그저 좋은 기분만 느껴졌다.

게다가 나는 화창한 겨울 날 정원 일을 하면서 충분한 햇볕을 쬘 수 있었다. 겨울철에는 원래 우리의 기분을 좋게 해 주는 호르몬인 세로토닌이 부족할 때가 많지만, 내 몸은 피부로 햇볕을 흡수했기 때문에 세로토닌을 많이 만들어낼 수 있었다. 추운 계절에는 우리의 심신에 필요한 햇볕이 부족해서 세로토닌 결핍이 일어나며, 이것이 겨울철 우울증의 원인임은 잘 알려져 있다. 겨울철 우울증 또는 계절성 정서 장애를 앓는 사람들은 세로토닌 생산을 자극하기 위한 특수 광선 치료를 받는다. 나는 수일간 화창한 날씨에 채소를 수확하는 정원 일을 함으로써 자연에서 직접 세로토닌과 비타민 D를 공급받았다. 인체는 피부가 태양 에너지와 접촉할 때 비타민 D를 만들어 낸다. 겨울철에는 햇볕이 충분하지 않아서 이 중요한 비타민이 사라지지만, 우리의 면역 체계와 뼈, 근육, 그리고 피부가 적절히 기능하려면 이것이 필요하다. 추운 계절에 생기는 면역 결핍에 대해 의사들은 종종 비타민 D를 처방한다.

나는 겨울 정원에서 우리의 건강을 유지시켜 주는 몇 가지 기제를 제공받았다. 매료가 이뤄졌고, 정원 일로 스트레스를 해소했으며, 주의력과 집중력을 되살린 데다, 세로토닌과 비타민 D도 공급받았다. 나는 나의 마당에서 상록 식물과 소나무가 내뿜는 유익한 물질들도 들이마셨음을 확신한다. 이 책의 앞에서 이미 언급했듯이, 소나무에서는 테르펜^{terpene}이라는 항암 물질이 나온다. 겨울철에는 소나무가 테르펜을 덜 내뿜지만, 완전히 내뿜지 않는 것은 아니라는 점에서 낙엽수와는 다르다. 이에 대해서는 이 장의 후반부에서 다시 얘기하겠다.

문화 인류학자이자 작가인 울프-디터 스톨은 언젠가 이와 비슷한 경험들을 내게 얘기한 적이 있었다. 그가 자신의 정원에서 저술을 위한 창조성과 영감을 키울 수 있었다는 얘기였다. 그는 정원에서뿐만 아니라 그의 목가적인 정원 세계를 내다볼 수 있는 책상 앞에서도 '작업 명상'에 종종 빠져든다고 말했다. 우리는 짙은 안개 속에 자리잡은 그의 집 앞에 서 있었고,

그때 스톨이 나를 자신의 정원으로 안내했다. 정원과 자기만의 식량 농작에 대한 그의 관심은 수십 년간 이어졌고, 그는 유기농 정원사 자격증도 딴 적이 있다고 내게 말했다. 나는 그에게 개인 정원의 가장 중요한 장점들이 뭐냐고 물어봤다.

그러자 그가 대답했다. "자기만의 정원을 갖는다는 것은 훌륭한 일이죠. 먹을거리를 얻어서만이 아니라, 나의 뿌리들과 다시 접속하는 일이니까요. 저는 종종 제 정원에서 맨발로 걸어 다녀요. 햇볕 속에서 운동을 하는 거죠. 글도 많이 쓰고 강연도 종종 하는 저에게 이 정원은 훌륭한 균형추가 되어 줘요. 정원이 있으면 계절의 변화를 경험하게 되고, 자연의 리듬 한복판에 있게 되지요. 정원은 영혼에 좋고, 계절에 따라 먹을거리도 제공하죠. 다양성으로 가득하고, 식물들이 자라는 걸 보게 됩니다. 아무것도 가만히 있지 않아요. 정원에서는 누구나 '유기적'인 게 무슨 뜻인지를 알게 되는데요. 끊임없이 변화하고, 성장하고, 변형되고, 수확되고, 새롭게 시작하는 것이죠. 땅과 지렁이, 작은 곤충, 식물, 벌 사이에 이뤄지는 상호 작용은 마치 하나의 교향곡과 같아요. 이 세계로 들어가면 물리적인 영양분만 얻는 게 아니라, 정신적이고 심리적인 만족감도 얻게 됩니다."

뮌헨 감자 콤비나트Kartoffelkombinat의 직원인 크리스티안 마켈Christian Mackel도 정원 일을 할 때 자신에게 일어나는 느낌들에 대해 놀라우리만치 비슷한 묘사를 했다. 뮌헨 감자 콤비나트는 독일 뮌헨을 중심으로 가구들에 유기농 채소를 공급하는 프로젝트다. 농부들은 옛 품종들을 재배하고, 그 씨앗들도 업계가 아닌 농부들이 직접 생산한다. 가구들은 연간 회비를 내서 이 프로젝트의 자금을 지원하고, 농작물은 모두 회원들에게 배분되어 도시로 배송된다. 이 개념은 커뮤니티 지원 농업community supported agriculture 이라고 불린다. 나는 이 감자 콤비나트의 육묘장에서 마켈을 만나 밀림처럼 우거진 키 큰 토마토 식물들 사이에서 그와 얘기했다.

"저는 유기농에 숙련된 농부이고 1980년대 중반부터 정원을 가꿔 오고 있습니다." 크리스티안 마켈은 원예에 대한 자신의 열정과 더불어 나중에 갖게 된 직업을 언급하고 있었다. "25년 넘게 원예가 심신의 건강에 중요하다는 생각을 해 왔어요. 제가 하는 일이 몸과 영혼에 좋다고 느껴져요. 오늘은 이 토마토들을 수확할 겁니다."

그는 빽빽한 식물들 속으로 두 손을 넣어 선홍색 토마토를 하나 뽑아냈다. 그러고는 태양에 달구어진 피부를 손가락으로 쓸어내렸다. "저는 그냥 잘 익은 열매 하나만 봐도 좋아요. 식물을 다루는 일을 할 수 있다는 것은 근사한 일이라고 봐요. 뭔가 직감으로 하는 일이죠. 몸 전체를 움직여야 하고, 일은 단조롭지 않아요. 만약 제가 산업적인 채소 생산 일을 해야 했다면 완전히 달랐겠죠. 하지만 여기서는 그렇지 않아요. 일이 다채롭고, 매일 모든 근육을 다 쓰거든요. 어떨 때는 식물들의 머리 부분에서 아래를 굽어 보는데, 익은 열매가 달려 있을 때지요. 아니면 그걸 가꾸면서 식물 바로 앞에 서 있기도 하고요. 토마토 식물은 향기가 근사해요. 하루 일과가 끝나면 기분 좋은 피로가 몰려옵니다. 부정적인 느낌은 전혀 없고요."

마켈은 원예 지도사로 일한 적도 있다. "수년간 장애인들과 함께 일하고 있는 중인데요, 이 사람들한테 정원 일이 얼마나 정신과 신체에 도움이 되는지를 보아 왔죠. 원예가 우리를 행복하게 만들 수 있다고 확신합니다. 자기만의 정원을 갖는다는 것은 축복이예요."

그러고는 크리스티안 마켈은 울프-디터 스톨과 거의 똑같은 얘기를 했다. "정원사로서 다양한 방식으로 자연과의 관계를 경험합니다. 그냥 자연 속에서 날씨에 노출되는 방식도 있고요. 하루 중 다양한 시간을 자세히 관찰하며 계절의 변화를 경험하기도 해요. 정원사인 저는 이런 자연적 순환의 일부입니다. 토양과 식물에 대한 느낌을 키우는 것도 중요해요. 토양에 뭐가 필요하고, 언제 또 물을 줘야 하는지, 식물은 어떤 과정을 진행 중인지 직관적으로 알기도 하고, 두 손을 통해서도 알죠. 원예는 아름다운 활동입니다."

크리스티안 마켈과 울프-디터 스톨이 묘사한 경험을 해 본 사람들은 해가 갈수록 많아진다. 자기만의 정원이 있으면 단지 일만 생기는 게 아니라, 삶의 기쁨과 건강도 생긴다. 정원이 있으면 어떤 열매 나무와 베리를 기르고 싶은지, 어떤 채소와 식용 풀잎의 씨를 심고 싶은지 스스로 결정할 수 있다. 오래되고 흔치 않은 품종을 기르고, 이듬해에 심을 자기만의 씨앗을 수확하고, 어떻게 새 생명이 발아하며 새로운 세대의 다수확 식물이 등장하는지 경험해 볼 수 있다.

경력을 정원과 맞바꾸다: 한 여성은 어떻게 자신의 삶을 바꾸었는가

울프-디터 스톨과 크리스티안 마켈 말고도 정원에 관한 경험을 전해 줄 사람들을 찾던 나는 우연히 웨일스 서부에서 펠리시아 루퍼티$^{Felicia\ Ruperti}$를 만났다. 영장류 연구자였던 펠리시아는 연구 이후 많은 시간을 여행하는 데 보냈고, 아프리카에서 이뤄진 여러 연구 프로젝트에 과학자로 참여하여 침팬지와 고릴라를 관찰했다. 그녀는 유명한 영장류 동물학자 제인 구달의 전통 속에서 경력을 잘 구축해 가고 있었지만, 돈과 명성을 줄 수도 있었을 이 길을 택하지 않았다. 그녀의 바이오필리아, 즉 자연애의 목소리는 또 다른 삶으로 그녀를 소환했다. 그것은 웨일스의 펨브룩셔 해안 국립 공원의 낭만적인 해변 환경에 돌로 지은 어느 오래된 농가 주택에서 자족적으로 사는 일이었다. 그녀는 일군의 다른 사람들과 함께 큰 정원을 하나 경작하고는 주로 그 정원에 의존해서 살았다. 자신이 직접 재배한 농작물 외에 따로 음식을 사먹을 필요가 거의 없었다. 펠리시아 루퍼티는 자신의 경력을 정원과, 그리고 자연에 맞닿은 삶과 맞바꾸었다. 우리는 웨일스에서 가장 오래된 참나무 숲 중 하나를 관통하며 걸었다. 펠리시아는 내게 자신의 자족적인 원예 생활에 대해 말해 줬다. 옹이 투성이의 오래된 참나무에서 뻗어 나온 이끼로 덮인 가지들이 머리 위로 지나갔고, 양치식물 사이에서 숲의 요정들이 우리를 지켜보는 듯했다.

"저는 2년째 여기에 살고 있어요. 정원에서 저만의 먹을거리도 경작하고 우리의 젖 염소$^{milk\ goat}$도 돌보는 일을 정말 즐기고 있죠. 이런 시골에 살면 하루가 많은 의미 있는 일로 가득해져요." 펠리시아는 자신의 새 삶에 대해 열변을 토했다. "저는 한때 영장류 연구자였어요. 원숭이들을 연구했죠. 그러다 그런 연구에 필요한 생활 방식을 더는 이어갈 수 없어서 연구를 그만하기로 결심했어요. 최악의 온실가스 배출원 중 하나인 비행기를 타고 여행할 때가 많았었거든요."

우리는 어느 빈터에 도착했다. 하늘을 올려다보니 그날따라 거의 구름 한 점 보이지 않았다. 저 멀리 비행기가 만드는 구름조차 없었다. 나는 이런 날씨를 이미 며칠 전에 감지했었다. 펠리시아가 자족적인 생활 방식을 위해 택한 이곳에서는 하늘에 비행기조차 보이지 않았는데, 펨브룩셔 해안 국립공원 위를 지나는 비행 경로가 거의 없었기 때문이다. 그녀는 자신의 삶에서 비행을 완전히 제거한 것이었다.

펠리시아는 이렇게 회상했다. "저는 연구 여행을 다닐 때 우림에서 비축해야 했던 통조림 음식을 먹었어요. 그런데 그게 비윤리적이라는 생각이 들었죠. 현지인들은 어디에나 먹을거리를 심었고, 생태 발자국을 크게 남기지 않은 채 자급자족했는데 말이예요." 펠리시아는 자신의 팀이 지구 반대편에서 준비해 온 식량에 위화감을 느꼈다. "원숭이 공동체를 찾는 동안 황야에서 길을 잃지 않으려면 우리 탐험대를 안내해 줄 사람들을 고용해야 했어요. 아프리카 마을 출신으로 비교적 그곳에서 독립적으로 살던 사람들 말이예요. 그들은 우리가 오기 전까지 그 땅에 의존하여 살고 있었죠. 저는 원숭이들이 연구되고 있는 지역의 주민들이 아니라 제가 태어난 서구 문명이 이 지구의 생태 문제를 일으키고 있음을 자각하게 됐어요. 그래서 '저의' 문명으로 돌아와 여기서 기초적인 삶을 살기로 결심했습니다. 다른 삶이 가능함을 보여주고 싶었답니다."

펠리시아 루퍼티는 이런 상황에서 원숭이들의 행동을 세세히 연구하는 것이 더 이상 의미 있는 일을 한다는 느낌을 주지 않았다고 한다. 오늘날 더 이상 통조림 음식을 먹지 않는 그녀는 아프리카 마을 사람들과 그들의 단순한 생활 방식에서 교훈을 얻기를 원했고, 그들을 안내자와 짐꾼으로 고용하고 싶어하지도 않았다.

펠리시아는 말했다. "많은 사람들이 시골은 지적 능력이 떨어져 경력 구축에 실패한 사람들을 위한 곳이라고 생각하는 잘못된 믿음에 속고 있어요. 하지만 지방의 소규모 농업에서 많은 수확을 하거나 정원에서 자기만의 씨앗을 생산하려면 상당히 많은 지식이 필요하죠." 우리의 특수한 정원을 위한 새로운 유형의 채소들을 재배하는 것 또한 그 나름대로 과학이다. 나의 두뇌에 도전하는 자족성의 많은 매력적인 측면들이 존재한다. 우리의 정원에서는 결코 따분한 순간이 없다.

우리의 대화가 있기 2년 전 펠리시아가 이 시골로 이주하기 전까지 그녀가 알던 삶은 도시 생활밖에 없었다. "저는 영국의 겨울이 아주 우울하다고 생각하곤 했어요. 이제는 달라요. 시골에는 1년 내내 뭔가 할 일이 있거든요. 겨울에는 중요한 과업들이 있지요. 땔감을 패거나, 수확물을 처리하거나, 겨울 채소를 재배하거나, 이듬해에 경작할 밭을 준비하려고 겨울 내내 많은 퇴비를 뿌려두는 일들 말이예요. 이곳처럼 온화한 해안에서는 겨울에도 베리가 자란답니다. 이제는 제 삶이 전반적으로 훨씬 더 건강하게 느껴져요. 지금의 저는 도시에 살 때처럼 핼쑥하지도 않죠. 겨울철의 우울감도 더는 느끼지 않아요. 예전에는 많이 그랬었기 때문에, 추운 계절이면 가급적 열대 지방으로 달아나 제 원숭이들을 보려고 했었어요."

펠리시아는 자기만의 경험을 완벽히 요약하면서 과학적으로도 말이 되는 이야기를 했다. "자연을 가까이 하면서 땅과 조화를 이루며 사는 것이 인간에게 가장 자연스러운 행동이라고 믿어요. 이것이 바로 인간이 전체적인 진화 과정을 통틀어 했던 일이죠. 인간은 식량을 채집했다가 나중에는 농작을 했어요. 그리고 집단을 이뤄서 요리하고, 식사하고, 모닥불 주위에 모여 이야기를 나눴지요."

정원은 원시 인간 생활의 이 모든 측면들을 우리의 현대 생활로 가져다 줄 수 있다. 펠리시아는 정원이 야생과 동일한 바이오필리아 효과를 내는 이유를 훌륭하게 표현했다. 정원은 우리가 진화해 온 역사에 상응한다.

펠리시아가 다른 사람들과 함께 자족적인 정원을 경작한 이후로, 여럿이 함께한다는 점도 한몫을 했다. "우리 커뮤니티에서는 모두가 스스로 자기만의 관심사에 시간을 쏟기도 하지만, 함께 시간을 보내기도 합니다. 정원을 어떻게 경작할지, 어떤 식물을 재배할지, 자연과 함께하는 이런 삶을 어떻게 영위할지 생각하면서 말예요. 이건 아주 좋은 경험이죠. 왜냐하면 이 사회에서 자연과 접촉하는 단순한 삶을 혼자서 이어가기란 꽤나 어려울 수 있으니까요. 함께하면 풍요로워집니다."

정원은 남녀노소 가리지 않고 모두를 위한 곳이다. 인간 종은 수천 년간 정원 식물과 매우 특별한 관계를 유지해 왔고, 이런 관계를 통해 사람들은 그런 복잡한 문화와 현대 사회를 만들어 낼 수 있었다. 정원 식물은 인간의 진화에서 하나의 이정표이며, 우리의 급속한 발전을 뒷받침해 온 원동력이다.

인간과 정원 식물: 1만 년 동안 맺어온 관계

인간과 식물은 늘 가까운 관계를 맺어 왔다.
따라서 식물을 인간의 치료제로 활용하는 것은 합리적이다.
레네타 슈나이터-울만[2]

인간은 1만 년이 넘도록 농장과 정원을 경작해 왔다. 오늘날 우리가 아는 모든 정원 식물은 우리의 조상들이 채집한 야생 식물에서 온 것이다. 그들은 모든 씨를 먹지 않고 일부를 보관했다가 파종을 했다. 그럼으로써 이 식물들의 진화에 영향을 줬는데 특히 맛있거나, 큰 열매를 맺거나, 병충해가 없거나, 특별히 잘 자라는 것들을 심으면서 진화의 경로를 변화시켰다. 진화는 정원에서도 일어난다. 사람들은 거기서 그저 선택 기준의 일부를 통제할 뿐이다. 이렇게 인간의 개입이 없이는 존재하지 않았을 수천 가지의 농작물이 수천 년에 걸쳐 등장했다.

예컨대 옥수수는 중앙아메리카의 테오신트^{teosinte}라는 야생초에서 유래한 것이다. 테오신트는 다섯 내지 열두 개의 낱알들이 두 줄씩 채워지는 작은 이삭꽃들을 수백 개 형성한다. 지금의 옥수수가 여러 줄의 거대한 이삭들로 자라나는 것에 비하면 꽤 작은 규모다. 옥수수를 오늘의 다수확 곡

---

[2] Renata Schneiter-Ulmann, ed., jacket blurb for *Lehrbuch Gartentherapie* (Bern: Verlag Hans Huber, 2010). 레네타 슈나이터-울만은 생물학자이며, 스위스 취리히 응용과학 대학교에서 정원 치료 강의를 하고 있다.

물로 개량하는 데 도움을 준 유일한 요인은 인간의 농작이었다. 옥수수는 인간들 덕분에 진화적으로 거대한 도약을 이뤄냈는데, 이를 생물학자들은 몇 가지의 자발적인 돌연변이로 설명한다. 자연 상태에서는 이런 돌연변이들이 옥수수의 멸종으로 이어졌을 텐데, 거대한 옥수숫대가 너무 무겁고 덩치가 커서 바람에 날아가지 않기 때문이다. 하지만 무엇보다도 오늘날 옥수수의 알맹이들은 씨껍질에 견고하게 들러붙어 있어서 누군가가 알맹이들을 떼어 개별적으로 파종하지 않으면 토양 속에서 싹틀 수가 없다. 우리의 조상들은 오늘날의 농부들이 하는 것처럼 옥수수에 하는 이러한 작업을 인계받았다. 따라서 옥수수는 농장과 정원이라는 서식 환경에 의존하며 특히 그런 환경에 맞게 만들어졌다. 인간의 개입이 없었다면 옥수수는 지구에서 즉각 사라졌을 테지만, 옥수수는 이제 우리에게 먹을거리를 제공한다. 옥수수와 인간은 공생 관계다.

토마토는 아주 작은 노란 베리들이 달리는 어느 야생 품종에서 유래한다. 오늘날의 호박은 남아메리카와 동남아시아, 아프리카의 야생 조상들에서 기원을 찾을 수 있다. 사과와 배는 유럽과 중앙아시아에서 자라는 야생 나무들의 유전자를 지니고 있다. 식물 육종은 인류의 가장 오래된 기술 중 하나다. 우리의 농작물과 인간은 1만 년이 넘는 시간 동안 공진화해 왔다. 이는 식물들이 인간의 영향을 받아 변화했을 뿐만 아니라 인간의 문화도 농장과 정원 내 식물들의 강력한 영향을 받으며 발전해 왔음을 뜻한다. 따라서 우리는 문화적이고 진화적인 측면에서 야생 식물보다 정원 식물과 훨씬 더 가까운 관계에 있다.

문화적이고 자연적인 역사의 인상적인 조각 하나가 우리를 정원 식물과 연결시킨다. 게다가 식물은 삶의 원리를 상징한다. 식물은 지구의 거의 모든 표면에서 그것을 가로지르거나 그 위아래를 뒤덮으면서 자라난다. 식물은 어디서나 그것의 내적 충동을 표현하고, 가장 척박한 서식지에서도 모든 종류의 전략과 공생을 고려해서 서식한다. 심지어 얼음과 눈 속에서도, 대양의 심해 속에서도, 우리는 식물(종종 조류와 단세포 유기체들)을 발견하게 될 것이다. 지구는 식물들의 행성이다!

식물은 우리의 정원을 숨막히게 아름다운 삶의 다채로운 다양성을 위한 무대로 만들기도 한다. 모든 아이는 식물이 살아 있는 존재이며 벽돌이나 기타 사물과는 다르다는 사실을 인식한다. 우리는 식물에게서 동류의 존재를, 말하자면 우리와 같은 삶의 보트에 함께 타고 있는 존재를 인식한다. 우리에게나 그들에게나 삶의 힘, 또는 힐데가르트 폰 빙엔Hildegard von Bingen이 쓴 것처럼 '푸르게 하는 힘greening power'은 스스로를 표현하기 위해 분투한다. 따라서 우리는 본능적으로 식물과 연관되며, 식물이 무럭무럭 자라도록 돕고, 식물의 발달 과정을 지켜보고, 그것의 맛있는 열매들을 수확하기를 즐긴다. 식물은 대부분 '빛의 생물'이라는 점에서도 우리를 매료시킨다. 인간과 동물, 곰팡이류와 달리 식물은 햇볕으로부터 양분을 만들어 내는 능력이 있다. 물과 이산화탄소를 쓸 수 있는 조건에서라면 말이다. 식물이 자라나는 방식과 모습은 태양의 영향을 강하게 받는다. 식물은 햇볕을 향해 뻗고, 낮에는 태양의 위치에 따라 잎의 방향을 돌리며, 햇볕에서 꽃을 피운다. 식물은 태양광을 저장한다. 식물은 양분만 만드는 게 아니라, 열매와 씨앗과 뿌리 안에 태양 에너지도 저장한다. 우리는 토마토나 감자, 당근, 사과, 곡식, 또는 견과류를 먹을 때 비축된 태양 에너지를 우리의 몸

안에 흡수한다. 식물은 모든 먹을거리의 기반이다. 식물이 없으면 생명도 없다.

우리도 낮에 활동적이고 태양을 갈망하기 때문에, 우리의 영혼에 좋은 이 빛의 생물에 특히 매력을 느낀다. 하지만 우리의 초록빛 동류 존재는 빛의 생물일 뿐만 아니라 감각의 생물이기도 하다. 우리는 그것을 우리의 모든 감각을 통해 지각할 수 있다.

정원 식물을 보기

다채롭게 반짝이는 울창한 식물들, 정원 속의 저 눈부시게 다채로운 식물들을 우리는 육안으로 지각한다. 기가 막힌 나무줄기부터 거친 견과류 껍질, 가지를 뻗은 나무갓, 동글동글한 낟알들, 그리고 예술적인 곡선을 그리는 꽃잎들까지 모든 종류의 식물 형태가 보인다. 우리는 대칭뿐만 아니라 거친 비대칭 형태까지, 단순할 뿐만 아니라 얽혀 짜인 구성까지 인식한다. 수많은 꽃잎을 달고 치밀하게 활짝 핀 선홍색 장미처럼 말이다. 식물 세계 전반에 걸쳐 반복되는 형태도, 유일무이한 형태도 있다.

미학에 관해 말하자면, 앤젤 트럼펫angel trumpet이나 라일락 덤불, 만개한 살구나무, 또는 천국에서 온 듯한 보라색 가지 꽃의 황홀한 아름다움을 생각해 보라. 정원은 바라보는 눈을 위한 향연이다.

정원 식물의 냄새를 맡기

식물계의 향기들은 우리의 코를 즐겁게 한다. 토마토는 거의 새콤할 정도로 달콤한 냄새를 풍기며 군침을 돋운다. 토마토가 한때 천국의 열매paradise fruit로 불린 데에는 그만한 이유가 있다. 오스트리아인들은 여전히 토마토를 파라다이저paradeiser라고 부르고, 헝가리인들은 파라디촘paradicsom이라고 부른다.

다양한 꽃들은 우리의 후각을 다양한 향기와 냄새로 도취시킨다. 장미의 묘하게 달콤한 기본 향이 당신의 과거와 내밀하게 연관된다는 사실을 알고 있었는가? 모든 사람은 어머니의 몸에서 장미꽃에 있는 인돌indole이라는 물질의 냄새를 인식한다. 양수에 담긴 물질들이 분해되면 인돌이 만들어지는데, 인돌은 우리가 자궁 속에 있을 때 입과 콧속 점막을 통해 우리의 감각과 접촉하게 된다.[3] 순수한 형태의 인돌은 장미 냄새가 나지 않고, 많이 익은 과일에 가까운 냄새가 난다. 장미향의 칵테일은 다른 물질을 많이 결합해야 만들어진다. 하지만 우리는 태아였던 과거로 인해 무의식적으로 인돌의 냄새를 인식한다. 이상하게 들리지만, 장미는 실제로 우리가 엄마의 자궁 속에 있던 시절에 대한 전(前)의식적 기억을 불러일으킨다. 그래서 우리는 장미에서 따뜻함과 안락함을, 사랑과 자양분을 연상하는 것이다.

정원은 또 하나의 잘 알려진 후각 경험을 제공하는데, 일명 완전한 초록green의 경험이다. 초록색은 많은 사람들의 언어에서 어떤 냄새를 상징하는 유일한 색이다.[4] "여기는 아주 초록 냄새가 나네요." 이렇게 갓 깎은 잔디나 으스러진 잎들의 냄새가 묘사될 수 있다. '초록 냄새'는 녹색 식물의 성분에서 발견되는 특별한 탄화수소가 일으키는 것이다. 갓 깎은 목초지와 갓 깎은 잔디는 아주 좋은 냄새를 풍기고 우리의 내면에서 자연의 연상들

---

[3] Ibid., 49.

[4] Günther Ohloff, *Düfte: Signale der Gefühlswelt* (Zurich, Helvetica Chimica Acta Verlag, 2004), 71.

을 촉발시킨다.

사고나 뇌졸중을 겪은 이후 몸에 대한 통제력을 회복하는 법과 치료 정원에서 감각을 되살리는 법을 배우고 있는 사람들은 냄새 좋은 잎이나 향기 나는 꽃을 손으로 집고 코로 가져가 향을 맡음으로써 자극을 얻을 수 있다. 이 방법은 운동 능력과 감각 능력을 다시 익히는 데 도움이 된다.

정원 식물의 맛을 보기

우리는 이러한 빛의 생물들과 정원 속의 감각들을 미각으로도 감지한다. 땅에서 파내는 감자와 비트, 당근 같은 뿌리 식물들에서는 그 '땅'의 맛이 느껴진다. 라벤더 꽃, 호박 꽃, 주키니 꽃에서는 약간 달콤한 꽃 같은 맛을 경험할 수 있다. 짙은 빨간색이나 황금색의 토마토에는 뭔가 거부할 수 없이 태양 같은 sunny 맛이 있다. 햇볕에 익은 토마토를 식물에서 바로 따서 한 입 물어보면 강렬하게 달콤하고도 새콤한 맛을 경험할 수 있다.

뭐니 뭐니 해도 그 모든 식용 식물이 있는 정원은 다양한 맛으로 가득하다. 우리는 우리의 조상들이 농장과 식물 정원에 적응하기 시작한 지 1만 년에 걸쳐 정원의 감각적인 영향에 적응해 왔다.

정원 식물을 느끼기

우리는 정원 식물에 손을 대어 그 표면들을 지각해 볼 수 있다. 우리의 피부를 간질이는 미세한 털이 난 잎사귀, 부러지기 쉽거나 매끈하거나 거친 껍질과 뿌리, 꺼끌꺼끌한 과일, 연약한 잔디, 부드러운 이끼, 토실토실하고 매끈한 과일 껍질, 또는 가시를 말이다.

식물들을 느껴 보기는 정원 치료에서 특히 중요한 실습 과제다. 예컨대 시력을 상실한 사람들은 다양한 질감을 손으로 느껴 보면서 자신의 중요한 촉각을 섬세하게 훈련할 수 있다. 이러한 만지기를 통해 뇌졸중과 신경증 환자들은 세계의 모든 뉘앙스를 느끼며 세계와 소통하는 법을 연습한다. 그들은 자신의 몸과 촉각을 훈련하는 만큼 신경과 두뇌, 신경 연결부도 함께 훈련한다.

사고나 수술로 신경 섬유와 조직에 손상이 갔다가 다시 처음으로 자신의 손과 발로 느껴 보는 사람을 상상해 보라. 부드럽고 연약한 것부터 단단하고 거친 것까지, 식물의 다양한 구조들은 만져볼 수 있는 세계를 시험하고, 느끼고, 재발견하는 데에 수없이 많은 가능성을 제공한다. 환자가 자신의 피부로 고사리 잎의 간지럼을 처음으로 느끼는 순간, 그 피부가 느리지만 확실하게 감각을 되찾고 있는 그 순간은 얼마나 즐거운가.

정원 식물을 듣기

우리는 식물의 소리를 직접 들을 수 없다. 식물은 우리의 조용한 동류 존재들이다. 그들의 언어는 소리 없이 오며, 화학적인 언어를 사용한다. 그들이 땅 밑에서 뿌리로 내는 딸깍거리는 소리들은 인간의 귀에 들리지 않는다. 하지만 우리는 정원을 우리의 초록 친구들이 사는 하나의 전체로서 들을 수 있다. 캐노피를 통해 돌진하거나 우리의 정원에서 꽃피우는 호박들을 어루만지는 바람을 우리의 귀로 지각할 수 있다. 우듬지에 앉은 새들은 우리를 위해 노래하는 콘서트를 열어 준다. 나뭇잎들 위로는 비가 후두두 내린다. 듣기는 분명 정원의 전반적인 경험 중 일부에 속한다. 하지만 들을 수 없는 사람들에게도 정원의 즐거움이 결코 적지 않다. 정원에는 감각적인 자극이 가득하기 때문에 청각 장애인도 그 속에서 충분히 경험하고 지각할 수 있다. 다른 감각을 상실한 이들에게도 마찬가지다. 그리고 바로 이런 이유로, 정원은 치료에 좋은 효과가 있다. 그 누구에게도 빠짐없이, 자연은 모두를 위해 뭔가를 준다.

정원 식물을 상징으로서 지각하기

정원에 식물이 살면서 활기가 생기면, 우리는 야생에서 인식하는 것과 동일한 상징적인 힘을 그 식물들에게서 발견할 수 있다. 취리히 출신의 생물학자이자 대학 강사인 레네타 슈나이터-울만은 정원 식물의 상징적 특성에 관한 자신의 정원 치료 교과서에서 이렇게 기술한다. "초록은 생명과 희망과 젊음을 연상시킨다. 긴 겨울이 지나고 처음 찾아오는 봄의 전령들, 예컨대 노루귀와 갈란투스 같은 식물들은 식물이 자라나는 아름다운 계절의 시작을 알릴 뿐만 아니라 건강한 생애 단계가 시작되리라는 희망도 전한다. 봄의 초록은 새로운 시작을, 미래로의 긍정적 초점을 상징하며 성장과 발전을 상징한다. 이는 환자나 의뢰인이 겪고 있는 삶의 상황, 예컨대 그들이 삶에서 새로운 시작이나 모험을 시작하려는 상황 등을 은유적으로 연상시킬 수도 있다.[5]

정원 식물을 소중히 가꾸며 길러내기

환자와 의뢰인에게 정원 치료를 하는 의사와 심리 치료사들은 정원 식물의

---

5) Renata Schneiter-Ulmann, ed., *Lehrbuch Gartentherapie* (Bern: Verlag Hans Huber, 2010), 48.

가장 중요한 측면 중 하나가 우리가 책임질 수 있는 무엇이 된다는 사실에 있음을 지속적으로 보고하고 있다. 우리는 정원 식물을 소중하게 가꾼다. 봄철에는 땅이나 화분에 씨앗을 심고, 어린 식물들은 야외로 옮겨 심는다. 이런 과정은 창조적일 뿐만 아니라 배려를 실천한다. 우리는 이 작은 초록의 친구들을 보호하기에 알맞은 장소를 선택하여 그들의 삶의 여정에 좋은 성장 조건을 제공한다. 우리는 충분히 깊되 너무 깊지 않게 땅을 팜으로써 식물들이 초기 생애를 더 쉽게 시작할 수 있게 한다. 우리는 살아 있는 또 다른 존재한테 이로운 게 무엇인지에 대한 감각을 예리하게 다듬고, 그 식물들에게 어떤 감정을 느낀다. 우리는 땅을 세심하게 누르고, 식물이 토양에 잘 맞을 때는 충분히 물을 줘서 그 식물이 새로운 서식지에 뿌리내릴 수 있게 한다.

그 다음에는 수주와 수개월에 걸쳐 그것을 기르고, 잡초를 뽑고, 거름을 주고, 물을 준다. 어떤 식물은 말뚝에 고정하거나 다른 특별한 관리를 해 줄 필요가 있다. 예를 들어 토마토 식물의 곁가지로 자란 싹들을 떼어내고 주된 싹 한두 개만 남겨 더 길게 길러낼 수 있을 것이다. 이렇게 살아 있는 창조물들에게 우리는 사시사철 책임을 지며, 그러한 활동에는 의미가 있다.

우리가 떠맡는 과업들은 중요하고 핵심적이다. 우리가 없이는 어떠한 정원도, 정원의 식물도 없을 것이다. 재배 식물은 인간의 개입에 의존하기 때문에 우리가 활동을 중단하면 그 식물은 죽는다. 이런 활동은 애완동물 돌보기와도 좀 비슷하다. 식물과 정원을 가꾸고 보살피는 일뿐만 아니라 애완동물을 돌보는 일도 매우 효과적인 치료 과정이다. 사회적 상호 작용뿐만 아니라 책임을 실천하는, 말하자면 살아 있는 다른 존재의 필요를 지각하고 무엇보다 그런 필요에 응답하는 과정이기 때문이다. 정원사로서 개인적 책임을 맡으면 자긍심을 되살려 삶을 의미 있게 만드는 활동을 실천하는 데 도움이 된다. 수확기에는 정원 식물에 들인 노동과 가꿈의 결실인 열매가 맺혀 보상을 준다.

    인간과 정원 식물 간에 이뤄지는 이러한 수준의 상호 작용은 특히 심리 치료에서 가치가 있다.

아이들을 위한 집이자 놀이터로서 정원

> 최고의 놀이터들은 인간이 영장류였던 이래로 늘 숲 밖에서
> 새롭게 선호해 온 곳들과 닮았다.
> 예컨대 안전하게 숨어서 다른 존재들을 내다볼 장소,
> 기어오를 수 있는 장소, 그리고 암석, 막대기, 흙, 진흙 등,
> 뭔가를 만들어 낼 원료가 되는 자연 속 사물들이 그러하다.
> 돌로레스 라샤펠[6]

나는 아버지가 되었을 때 하루빨리 아들과 함께 정원에 가고 싶었다. 이런 나의 바람은 비교적 빠른 시점에 이뤄졌는데, 아들이 태어난 지 몇 주밖에 안 지났을 때였다. 아들이 신생아였을 때는 나무의 초록색과 엘더베리 꽃의 흰색을 얼마나 지각할 수 있었는지 모르겠지만, 거의 생후 2개월이 되자 나무줄기와 나무갓의 마법에 홀려 지극히 침착해지는 효과가 있음을 나는 실감했다.

아기에게 나무갓은 모빌과도 같다. 잎들 사이로 바람이 부스럭거릴 때면 뭔가가 늘 움직이고 있다. 여러 가지 색깔도 볼 수 있다. 나의 아들 요나스Jonas는 마법에 홀린 듯 나무줄기들을 올려다봤고, 우리가 나무 한 그루를

---

[6] Dolores LaChapelle, *Sacred Land, Sacred Sex: Rapture of the Deep: Concerning Deep Ecology and Celebrating Life* (Silverton, CO: Finn Hill Arts, 1988), 144. 돌로레스 라샤펠(1926-2007)은 미국 독립 학자이자 심층 생태학 운동의 리더였다.

지나칠 때마다 그 나뭇갓에 시선을 빼앗겼다. 그가 붙잡으려고 한 최초의 대상들은 나의 정원에 있는 살구나무 고목의 껍질과 아직 덜 익은 사과였다. 나는 그 아이에게 분명 자연이 집안의 어떤 대상보다 더 강력한 매료를 일으킴을 감지했다. 가장 아름다운 장난감마저도 교목이나 관목을 바라보고 만져보고 싶을 만큼의 매료를 일으키진 못했다. 자연이 영유아를 특히 매료시킨다는 사실을 감지한 사람은 비단 나뿐만이 아니었다. 진화 생물학자이자 하버드 대학교 교수인 에드워드 O. 윌슨^{Edward O. Wilson}은 바이오필리아가 뭔가 선천적인 것임에 틀림없다는 바이오필리아 가설을 내세웠다.

어린이 전문 병원의 의사와 치료사들도 회복기에 정원을 이용한 전 연령의 아이들에게서 긍정적 효과가 나타남을 경험해 왔다. 자연은 아이들이 자신의 고통과 병원에 머무르는 동안 수반되는 심리적 스트레스를 쉽게 잊게 해 준다. 정원 치료사들은 정원에 사는 허구적인 캐릭터들, 예컨대 귀가 뾰족하거나 뾰족 모자를 쓰거나 한 요정들, 살아 있는 나무들, 때로는 마녀까지 동반한 동화 같은 이야기들을 아이들과 함께 만들어 낸다. 우리 동네에 살던 다섯 살짜리 소년은 여러 번 심장 수술을 받았었는데, 부모님의 마당에서 자신이 상상한 이야기 속으로 나를 초대하고는 역시 수많은 수술을 받은 정원 요정에 관한 이야기를 들려줬다. 요정은 몇 번이고 계속 그 정원으로 돌아왔다. 소년은 그 요정이 사는 상상의 집을 자세하게 묘사했는데, 역시 그 집에도 병상이 있었다. 아이가 만들어 낸 이야기 속 요정은 늘 고통을 견뎠지만 용감하고 겁이 없었다.

나는 걸음마를 익힐 나이였던 1980년대 초에 정례적으로 수술을 받았는데, 그때 합병증이 있었다. 더 이상 정례적 방문이 아닌 3주간의 입원을 갑자기 하게 되었고, 몇 차례의 치료와 고통을 겪을 때 부모님은 계시지 않았다. 부모님은 낮에만 병문안을 올 수 있었고, 1980년대의 어린이 전문 병원들은 이런 면에서 잔인한 곳이었다. 나는 매일 밤을 완전히 홀로 지냈다. 매일 밤 부모님이 병원을 떠나야 했을 때 그저 홀로 남고 싶지 않았던 당시의 압도적인 감정은 지금까지도 기억이 난다. 그것은 외상적인^{traumatic} 경험이었다. 지금도 나는 병원에 들어가면 이따금 당시 느꼈던 감정들에 빠질 때가 있다. 나는 유년기에 퇴원 이후 건강을 회복하자 어머니의 정원에서 나만의 '동물 병원'을 개설했다. 외과 의사의 마스크와 플라스틱 메스를 이용해 수술하는 행세를 했는데, 특히 정원에서 발견한 달팽이와 딱정벌레 또는 상상으로 지어낸 여우와 사슴을 대상으로 한 거였다. 실제로는 어떤 동물도 해치지 않았고, 거의 모든 게 내 상상의 산물이었다. 정원 속에 만든 나의 애완동물 병원은 내 수술에 대한 모든 나쁜 기억과 나의 어린 영혼을 괴롭힌 고통을 극복하는 데 도움이 되었다.

자연과 정원은 아이에게 상상력을 불어넣고, 그 상상력은 다시 아이의 마음에 남은 상처를 치유하며 그가 스트레스의 경험을 처리하는 데 도움을 준다. 아이들은 각자의 고통을 다른 창조물에게 투사함으로써 정원에 사는 이러한 요정과 동식물, 그들의 상상 속 숲이나 정원에 사는 환상적 창조물과의 연대를 느낀다. 아이들은 이런 창조물들과의 관계를 구축하는 이야기를 만들어 가면서 든든한 응원과 위로를 느낀다. 한 아이의 환상이 갖는 치유력을 과소평가해서는 안 된다. 자연과 동식물 그리고 정원의 분위기가 그것을 일깨우고 장려할 수 있다.

아이들은 씨를 뿌리고, 묘목을 심고, 물을 주고, 잡초를 뽑고, 수확하는 과정을 돕도록 허락받을 때 자신의 운동 기술을 훈련한다. 너무 많은 기대를 받지만 않는다면, 아이들은 대부분 이런 활동을 아주 좋아한다. 내가 어릴 적 가장 기억에 남는 경험 중 하나로 지금까지도 생생하게 기억하는 일화는 어머니의 정원에서 완두콩의 껍질을 깐 일이었다. 나는 완두콩의 달콤한 맛도 사랑했다. 나는 보통 이 정원에서 내 유년기의 가장 아름다운 기억들을 떠올린다. 거기서 나는 모든 것에 매료되었다. 매일 빗물로 가득한 철통에서 익사할 뻔한 곤충과 딱정벌레를 구했고, 초록색 딸기 잎들 사이에서 달콤한 붉은 딸기를 찾았으며, 익은 당근을 파냈고, 다른 아이들과 함께 정원 속에서 숨바꼭질을 했다. 어디에나 구멍을 파놓은 눈먼 두더지들이 땅 밑에 땅굴을 판다는 걸 알았을 때는 정말 크게 놀랐다. 나는 그 정원에 갈 때마다 내 발 밑에 있을 이러한 땅굴 시스템과 그들의 집을 생생하게 상상했다. 동네 전역의 아이들이 늘 다시 찾는 장소가 정확히 두 곳 있었는데, 하나는 집 바로 옆에 있는 숲이었고 다른 하나는 내 어머니의 정원이었다. 바이오필리아 효과는 일찍이 유년기부터 우리를 마술적으로 매료시킨다.

나는 내 아들이 정원과 함께 자라날 만큼 충분히 운이 좋길 바랐다. 이미 나는 아들의 필요에 맞춰 나의 숲 정원을 계획하고 설계하는 중이다. 그는 아직 걷지 못하지만, 곧 걸음걸이를 익히게 될 것이다. 나는 나뭇갓이 넓은 벚나무 고목 옆에 아들의 모래 상자를 두었다. 뉴욕 시립 대학교의 환경 심리학 교수로, 수많은 연구를 해온 로저 하트 Roger Hart는 아이들이 맨 토양 위의 정원 속 나무 그늘 아래에서 가장 놀기 좋아한다는 연구 결과를 얻었다. 그는 대부분의 아이들이 필요에 따라 자연이나 정원 속에서 자기들의 놀이 구역을 바꾼다는 사실에 주목했다. 아이들은 목재와 이끼로 만든 작은 집을 세우고, 인형을 비롯해 정원 속 상상의 창조물을 위한 집을 짓고, 나무 집이나 텐트를 세우고, 구멍을 파고, 나무에 등산용 밧줄과 사다리를 설치하는 등의 활동을 한다. 이렇게 창조적으로 놀 수 있는 유년기의 역량은 아이들이 문제 해결법을 찾는 데 도움이 된다. 그렇게 그들은 각자의 운동 기술과 기계 조작 기술뿐만 아니라 계획 기술과 팀워크도 기른다. 현재 우리의 아이들은 많은 경우 바깥에서 노는 시간이 적고, 대신 상업용 장난감과 비디오 게임기, 컴퓨터 게임, 텔레비전, 스마트폰과 함께 자라난다. 자연 속에서 창조적으로 노는 것처럼 단순하고 즐거운 방식으로 실생활에 필요한 학습을 할 기회를 빼앗긴 채 말이다. 정원은 이런 세태를 벗어나 우리 아이들에게 필요한 발달을 회복시킨다.

나는 아들을 위한 맨발 코스를 설치해서 그가 잔디와 부드러운 이끼, 진흙, 모래, 돌과 같은 자연의 다양한 표면들을 자기 발로 직접 인식할 수 있게 할 계획이다. 이렇게 하면 발의 지각과 촉각이 선명해지고, 발바닥이 튼튼해지며, 혈액 순환도 좋아진다. 그렇게 그는 땅과 접촉하게 된다. 아이들은 맨발로 걸으면서 땅의 상태를 느끼는 법을 배운다. 자연의 물질로 이루어진 이런 종류의 코스에는 자갈이 깔린 자연 또는 인공의 작은 하천이나 연못이 포함된다. 그만큼 이 코스는 신선한 찬 물을 활용하여 면역 체계와 혈관을 강화하는 '물 치료^{hydrotherapy}'이기도 하다.

정원과 함께 성장하는 아이들은 햇볕에 익은 과일이나 채소를 바로 따서 씹는 게 어떤 느낌인지 알게 된다. 그들은 전형적인 슈퍼마켓 농산물에서 느낄 수 없는 자연의 다양한 맛을 경험한다. 나는 조부모님들이 아셨던 옛 품종들을 내 아들을 위해 그와 함께 심을 생각이다. 그의 토마토들은 물맛이 아니라 토마토다운 맛이 날 것이다. 오늘날 이런 맛에 익숙한 소비자는 거의 없는데, 나는 그들을 비난하려는 것이 아니다. 토마토라는 맛은 슈퍼마켓에서 판매되지 않고, 이는 현대의 생산업자들이 수확량과 운송 가능성만 신경 쓰기 때문이다. 당신에게 정원이 있다면, 자녀를 위해 옛 품종들을 길러 보라. 이듬해가 되면 그 품종들의 씨에서 새 생명이 싹틀 것이고, 그것은 식품 산업이 급속으로 생산하는 혼종들과 다를 것이다. 즙이 많고 달콤한 선홍색의 놀라운 옥스하트Oxheart 토마토를 길러보는 것은 어떤가? 아니면 그린 지브라Green Zebra라고 불리는 초록색과 노란색 줄무늬가 있는 품종은 어떤가? 붉은색과 노란색 줄무늬가 있는 레드 지브라Red Zebra 품종도 있다. 블랙 프린스Black Prince 토마토는 별미다. 검붉다 못해 거의 검은색에 가까운 이 품종은 항암 작용을 하는 리코펜lycopene 성분이 고농도로 함유된 귀한 품종이다.

    조상 대대로 내려오는 과일 및 채소 품종들의 다채로운 세계는 믿기 힘들 정도로 다양하며, 숙련된 정원사들조차 매료될 만큼 아주 많은 색과 모양, 맛, 뉘앙스로 이뤄져 있다. 자연과 문화가 만들어 낸 이 보물들에 대해 이제는 새로운 세대가 배울 때다. 동시에 우리에게는 이 건강한 문화적 자산들을 구해낼 마지막 기회가 있다. 이 자산들은 현재 급속도로 사라지면서 종자 산업의 유전자 변형 작물genetically modified organism: GMO로 대체되고 있기 때문이다.

바이오필릭 라이프 실습: 박으로 악기 만들기

정원에서 말린 박^{gourd}은 짧은 구형이든, 긴 원뿔형이든, 소리가 길게 울려 퍼지는 거대한 구근형이든 간에 아이들에게 훌륭한 딸랑이 장난감이 된다. 칼라바시^{calabash}라고도 불리는 호리병박$^{bottle\ gourd}$은 모든 품종이 딸랑이를 만들기에 좋다. 가을철에 숙성한 호리병박들을 수확한다. 수확했다면 안쪽의 해면 조직을 완전히 말려서 수축되게 하라. 이렇게 하려면 호리병박들을 집에 매달고 그 주위로 충분한 공기 순환이 되게 해야 한다. 난방기 위에 매다는 게 특히 좋은 방법이다. 말리기는 집에 난방기를 켜두는 추운 계절에 하는 게 제일 좋은데, 잘 말리려면 낮은 습도를 유지하는 게 중요하기 때문이다. 호리병박끼리 닿으면 부패가 일어나니 반드시 서로 닿지 않게 매달아야 한다.

말리는 도중 껍질에 약간의 곰팡이 막이 형성되는 것을 피하기는 어렵다. 이런 곰팡이 막은 천을 이용해 주기적으로 닦아내면 된다. 그밖에는 박이 부드러워지거나 군데군데 썩지 않도록 조심하기만 하면 된다. 경우에 따라서는 말리는 과정 초기에 가장 바깥쪽 외피를 벗겨내 호리병박에 곰팡이가 전혀 끼지 않게 할 수도 있다. 일단 이 과일을 완전히 말리기만 하면 딸랑이는 준비된 것이다. 안쪽의 과일 조직을 충분히 말리고 수축시켰기 때문에 빈 부분에서 자유로운 상태가 된 씨들은 박이 흔들릴 때마다 소리를 낼 것이다.

물론 호리병박을 더 정교한 악기로 만들 수도 있는데, 예를 들어 아이들이 특히 좋아하는 엄지 피아노(칼림바)로 만들 수 있다. 두 손을 쓰는 것을 즐긴다면 봉고bongo 북이나 인도의 현악기인 시타르도 호리병박으로 만들 수 있는데, 호리병박이 최적의 울림통을 제공하기 때문이다. 한편 아주 길고 좁은 형태의 호리병박 유형을 말리고 벗겨내면 베이스가 적절하고 배음이 풍부한 디제리두didgeridoo를 만들 수 있다. 호주 원주민들의 전통 악기인 디제리두는 야생 흰개미들이 내부를 파먹어 자연스럽게 비워낸 유칼립투스 나무의 가지와 줄기로 만들어졌다.

아이들은 정원에서 자라나며 줄곧 보아온 악기들을 즐겨 연주하게 될 것이다. 이런 경험은 매장에서 구매한 어떠한 딸랑이나 장난감 북보다도 훨씬 가치 있는 교감을 만들어 낸다. 호리병, 숟가락, 주전자, 인형, 장식품, 그 밖의 많은 일용품들을 박으로 만들 수 있다. 당신의 창조성에는 한계가 없으며, 인터넷은 호리병박을 악기와 도구로 활용하는 법을 알려주는 정보로 가득하다.

박은 수천 년간 인류와 동행해 왔다. 민족 식물학자들에 따르면 우리의 조상들은 농업이 발명되기도 전에 약 4만 년 동안 야생 박을 물과 음식을 담는 그릇으로, 단순한 악기로, 문화적·종교적 사물로 활용했다. 박을 최초로 재배한 농부들이 서아시아와 아프리카, 중미와 남미에서 등장한 지 1만 년이 넘었다. 박은 인류의 식물 재배 역사에서 디딤돌이 된 원초적인 품종이다. 오늘날 멕시코에서 박은 후이촐Huichol족에게 특별한 신화적 의미가 있으며 그에 관한 수많은 이야기가 전해진다. 매년 후이촐족은 아이들을 자연의 영혼과 교감시켜 땅과 후이촐족의 거대한 역사를 구성하는 일부로 만들기 위해 '어린이 축제'라고 불리는 의례를 연다. 이 의례는 박과 모든 식물의 창조자이자 어린이들의 보호자로 알려진 '어머니의 동쪽 물mother east water'을 기리는 역할도 한다.

한 주술사는 '신성한 할아버지 불holy grandfather fire'을 피운 곳에서 세계의 기원과 후이촐족이 한때 살았던 신성한 장소에 대한 이야기를 밤낮없이 풀어낸다. 모든 아이들에게, 심지어 영아에게도 박으로 만든 딸랑이가 지급된다. 그들이 함께 연주하는 딸랑이 소리는 그들을 이야기 속 성지로 데려가는 날개를 상징한다. 그들은 북을 두드리고, 춤을 추고, 노래를 부른다. 바가지 안에는 순수하고 신성한 샘물을 준비하고, 밤새 피워놓는 불 위에서 박을 재료로 한 요리를 준비한다. 아이들은 언제든지 원하면 잘 수도, 구경할 수도 있다. 박의 달가닥거리는 소리와 북소리 그리고 구호 속에서 그들은 꿈나라로 간다. 다음날 아침에 깨어나도 여전히 의례는 진행 중이다. 그리고 모두가 박으로 만든 음식을 즐긴다.

아이들이 열 살이 되면 성인들을 따라 기나긴 순례에 참여한다. 이미 그들이 의례를 통해 상상으로 경험해 본 성지로 순례를 떠나는 것이다. 후이촐족의 이러한 전통을 알았으니 아마 당신도 자녀와 함께 박 축제를 열고픈 영감을 받았으리라. 호모 사피엔스가 영겁에 걸쳐 해 온 것처럼, 당신의 정원에서 직접 박으로 딸랑이를 만들어 이야기를 나누며 함께 노래하는 축제 말이다.

로저 하트 교수는 몇몇 연구에서, 정원과 식물을 가까이 하며 자라난 아이들이 그렇지 않은 아이들보다 자연에서 길을 더 잘 찾을 수 있음에 주목했다. 그런 아이들은 교목과 관목, 베리, 야생화를 인식한다. 어떤 베리와 과일이 식용이고 어떤 계절에 야생에서 그런 과일을 채집할 수 있는지 아는 아이들이다. 정원과 함께 자란 아이들은 계절에 대한 느낌을 키운다. 언제 씨를 뿌려야 하고, 언제 수확기가 시작되는지를 안다. 그들은 자연에서, 그리고 정원 속에서 스스로 일하면서, 먹을거리를 얻는 법에 대해 헤아릴 수 없이 중요한 지식을 얻는다. 이것은 우리 아이들의 미래에 대한 최고의 투자로서, 그들이 위기에 대처할 수 있는 능력을 키워 준다.

지식과 기술의 전수에 관해서라면, 정원은 문화적으로나 사회적으로나 여러 세대에 걸쳐 의미 있는 기획이 된다. 아이들뿐만 아니라 노년층도 정원에서 혜택을 보며, 정원과 미래 세대들은 노년층에게서 이익을 얻는다.

므두셀라의 오아시스: 노년층을 위한 정원

늙어가는 사람들은 박물관 같은 존재가 아니다.
중요한 것은 겉면이 아니라 내부에 간직된 것들이다.

잔 모로[7)]

거의 90세쯤에 돌아가신 나의 할아버지는 교외와 촌락의 거의 모든 가구에 초본 식물과 채소가 심겨진 정원이 있던 시절의 분이었다. 할아버지는 사람들이 점점 더 자연과의 관계를 버리고 있다는 사실에 종종 슬퍼하셨는데, 정원이 건강한 먹거리 공급원의 역할을 잃어가고 척박한 불모의 잔디로 대체되면서 바이오필리아 효과가 있는 설레는 자연의 경험이 사라지고 있다는 것이었다. 할아버지가 생애 마지막 밤을 보낸 오두막 옆 그의 정원에서는 '재배된 야생 식물'이 자라났다. 그는 옥수수를 껍질 콩과 함께 재배했는데, 콩의 질소가 토양을 비옥하게 만든다는 점을 알고 있었기 때문이다. 콩 식물은 토양 속에서 질소를 만드는 박테리아와 공생하는데, 박테리아는 콩 식물의 뿌리 표면에 붙어살면서 함께 하나의 생물학적 단위를 이룬다. 이 박테리아의 신진대사로 만들어진 질소는 콩 식물의 양분이자 비료 역할을 한다. 어떠한 외부 개입도 없이 단지 자연의 의도로만 제공되는 유기질

---

7) Jeanne Moreau, *zitate.net*, 2015년 1월 5일 접속, gutzitiert.de/zitat_autor_jeanne_moreau_thema_alter_zitat_3807.html. 잔 모로는 프랑스 여배우이자 감독이다.

비료인 셈이다. 나의 할아버지께서 가꾸셨던 정원 속의 옥수수는 무성하게 자라서 크고 즙이 많은 달콤한 속대를 품었다. 옥수숫대는 껍질 콩이 기어오를 수 있는 버팀대 역할을 하면서 콩 뿌리의 질소에 보답했기에, 할아버지는 콩 버팀대를 따로 설치할 필요가 없었다. 그 결과 옥수수와 콩으로 이루어진 야생 밀림이 탄생했다. 껍질 콩들이 꽃을 피우자 옥수수 식물들의 주위를 밝은 오렌지색과 붉은색의 꽃들이 에워쌌다. 여담이지만, 여기에 잘 어울리는 제3의 정원 식물은 호박이다. 옥수숫대들 사이에서 위로 자라나는 호박은 옥수수와 콩 모두와 조화를 이룰 수 있다.

할아버지의 정원에는 단 한 종의 식물만 재배하는 단독 화단이 없었다. 이 노년의 신사는 식재 열plant row이 무엇인지도 몰랐다. 하지만 야생의 혼합이 무성하게 성장하면서 매년 풍부하고 다양한 농작물을 거둬들일 수 있었다. 그곳에는 거의 어떤 해충도 없었다. 식물들은 자와 각도기로 반듯하게 배열한 게 아니라 할아버지의 숙련된 지식으로 배열한 것이었다. 그는 늘 서로에게 유익한 종들을 함께 심어 서로의 해충이 가까이 오지 못하게 했고, 팀을 이뤄 토양을 느슨하게 하면서 양분을 주어 비옥한 토양을 만들었다. 뿌리를 깊이 내리는 식물들은 지하에서 지표면으로 미네랄을 끌어올렸다. 정원과 그 주변에 익충들이 정착했고, 살충제는 불필요해졌다.

할아버지의 정원에서는 확산하는 쐐기풀을 그대로 놔두었다. 그는 늘 이게 좋은 신호라면서 토양에 양분이 풍부하다는 뜻이라고 말했다. 그는 쐐기풀을 수확해서 차를 만들었고, 그것을 천연 비료로 활용했다. 내가 어릴 적 쐐기풀 덤불에 넘어졌을 때, 할아버지는 그게 건강에 좋다고만 말씀하셨다. 나는 계속 히스테릭하게 울었지만 말이다.

할아버지는 원예와 자연에 관해 깊이 알고 계셨다. 그는 내가 나무에 눈뜨게 해 주시고 숲속을 걸을 때도 나를 데려가신 분이었다. 할아버지는 임업을 공부하고 산림 감독관으로 정년까지 근무하셨다. 어릴 적의 나와 내 친구들에게는 할아버지와 함께 자연과 정원을 둘러보는 게 늘 특별한 일이었다. 할아버지의 귀가 씰룩씰룩 움직일 때마다 우리는 웃음을 참지 못했는데, 그때는 마음이 아프지 않았었다. 하지만 훗날 내가 십대가 되었을 때 할아버지는 체력이 약해져서 더 이상 정원을 관리하지 못하게 되었다. 할아버지는 더 이상 걸을 수 없었지만, 오랜 시간 동안 아무도 그를 휠체어에 태우고 다니지 못하게 했다. 결국 나갈 준비가 되셨을 때(외출하지 않으면 신선한 공기를 마실 수 없었기 때문에) 우리는 종종 할아버지를 휠체어에 태우고 다니며 정원 주변을 산책했다.

노인들에게는 매우 풍부한 경험과 지식이 있다. 그들은 대부분 자연에 관해 할 얘기가 많다. 정원에서 한 노인과 함께 보내는 하루는 그 노인에게도, 당신에게도 풍요로운 경험일 수 있다. 그는 내가 옛날부터 재배해 온 집안의 가보인 채소 품종 몇 가지를 알아보고, 과일나무를 어떻게 잘라내야 수확량을 늘리고 나무를 최적으로 보호할 수 있는지 설명하곤 했다. 휠체어에 앉은 그가 내게 준 지침에 따라, 나는 두 손에 톱과 전정가위를 쥐고 이쪽에서 저쪽으로 옮겨가며 나뭇가지를 자르곤 했다. 그럼에도 과일나무의 가지 자르는 법은 책에서 읽어가며 독학해야 했지만 말이다.

정원에는 여러 세대가 모여든다. 정원 식물은 많은 대화거리를 제공하며, 노인들은 그들이 젊었을 때의 이야기를 하거나 식물과 자연에 관한 지식을 전수할 수 있다. 이런 대화는 향수의 감정을 일깨우고, 이는 과거를 긍정적으로 바라보게 하는 만큼 노인들에게 유익하다.

특히 인생의 황혼기에는 정원이 노년의 삶에 의미와 목적을 가져다줄 수 있다. 점점 더 많은 노인 병원과 요양원에 정원이 도입되고 있는 게 바로 이 때문이다. 이런 정원에서는 조부모 세대와 손주 세대 간에 사회적 만남이 일어난다. 정원 치료사도 노인과 함께 정원을 가꾸고, 씨를 뿌리고, 채소와 꽃을 심는다. 정원은 노인들이 식물 관리를 책임짐으로써 자신의 일상생활을 구조화하고 뭔가 의미 있는 일을 하도록 돕는다. 이것이 노인을 위한 정원 치료의 기본이다.

당신의 가정이나 주변 친구들 중에 노인이 있고 그와 함께 당신의 정원에서 바이오필리아 효과를 공유하고 싶다면, 또는 당신 자신이 나이가 들었을 때 그런 정원에서 아침을 맞이하고 싶다면, 일정 높이로 들어 올린 높임 식재 화단raised planting bed을 설치해야 한다. 이런 화단에서는 허리를 숙이지 않고도 씨뿌리기나 묘목 심기, 잡초 제거, 맛있는 채소 수확을 할 수 있다는 게 주된 장점이다. 높임 화단에서는 휠체어 이용자도 작업이 가능하다. 지팡이 이용자들은 지팡이를 내려놓고, 높임 화단의 모서리에 기대고 설 수 있다. 따라서 노인들을 위한 높임 화단은 늘 목재나 벽돌 같은 견고한 재료들로 이뤄진 틀을 갖추고 있어야 한다. 높임 화단은 부엽토가 풍부한 심토(深土)로 채워진다는 점도 큰 장점이다. 그 밑에는 대개 나뭇가지들과 나무 껍질 조각들을 기초와 지지대로 활용한다. 높임 화단은 그 깊이 때문에 지표 화단보다 햇볕의 온기를 더 오래 비축한다. 밤낮 사이의 지온 변화가 덜하고, 추운 계절에도 지표 화단보다 동결이 더 늦게 일어난다. 이는 심토가 열을 비축해서이기도 하고, 식물들이 자라나는 흙의 상층부가 차가운 지반과 충분히 멀리 떨어져 있어서이기도 하다. 이런 이유로 높임 화단은 영속 농업permaculture의 생태 정원에서도 사용된다.

당신의 치유 정원에서 그 전체를 잘 관망할 수 있는 충분히 편안한 좌석을 노인들에게 제공하는 것도 중요하다. 고된 일을 모두 마친 노인들이 그런 좌석에서 쉬면서 자기가 한 노동의 결과를 즐길 수 있게 말이다.

노인들은 종종 불안을 겪는다. 이런 불안은 예컨대 안절부절못하며 앞뒤로 서성이는 식으로 표현된다. 의사와 심리 치료사들은 이를 방황wandering이라고 부른다. 방황은 일상생활에서 스스로 넘어져 다칠 위험의 증가와 연관된다. 방황을 겪는 사람들은 단순한 목재 난간이 있는 잘 포장된 통행로를 걸을 필요가 있다. 정원에서는 이런 필요를 충족할 수 있고, 자연의 많은 인상들은 그들의 불안을 줄이는 동시에 매료와 휴식, 이완의 상태로 이끈다.

빈의 노인 요양 센터 비너발트Wienerwald에서 일하는 오스트리아 의사 프리드리히 노이하우저Friedrich Neuhauser는 그의 병원에 있는 치료 정원으로 나를 데려 갔다. "과학자들은 어떻게 아주 나이든 사람들의 건강에 정원과 원예가 좋다는 확고한 증거를 제공할 수 있었나요"하고 내가 물었다. 숙련된 외과 의사이자 정원 치료사인 그는 이렇게 대답했다. "저희는 저희의 정원 활동에 참여하는 환자들에게서 진통제와 항우울제의 필요성이 유의미한 수준으로 줄었음을 발견했습니다. 이 결과에 대한 과학적인 입증도 이루어졌죠." 정원 활동은 환자들의 운동 기술과 감각 기관을 훈련시키고 유지시킨다.

정원 치료는 의료 부문에서 점점 더 인기를 얻고 있는데, 노인뿐만 아니라 모든 연령의 환자 집단에서 정신 장애와 신체 질환 모두에 대해 점점 더 많이 적용되는 추세다.

항암 정원: 집에서 만나는 치유의 숲

정원은 자연의 복제물이다. 우리의 건강을 유지하고 종양을 예방한다는 사실이 과학적으로 밝혀진 야생 환경과 특수한 자연 요소들을 모방함으로써, 암을 예방하는 자연의 특징을 우리의 정원과 마당으로 가져올 수 있다. 치유하는 숲보다 더 따르기 좋은 모델은 어디에도 없다. 당신이 자유롭게 쓸 만한 마당이 있고 그것을 가급적 당신의 면역 체계에 도움이 되는 방식으로, 말하자면 거기서 당신이 가능한 한 많은 항암 성분들을 흡수할 수 있도록 설계하고 싶다면 아래의 가이드가 당신에게 도움이 될 것이다. 당신에게 마당이나 정원이 없다면 이 항암 정원 가이드를 통해 공유 정원을 구성하는 영감을 받을 수도 있겠다. 설령 당신이 아파트에 살지라도 종종 도시의 한복판에서 공유 정원에 합류할 기회들이 있고, 거기서 다른 '바이오필리아인들'과 함께 당신의 원예에 대한 환상을 마음껏 펼칠 수 있음을 명심하기 바란다. 항암 정원은 신체적 수준과 심리적 수준 모두에 영향을 줄 수 있도록 설계되어야 한다.

바이오필릭 라이프 실습: 치유의 숲 복제하기, 항암 정원 가이드

숲을 모델로 삼기

이 책에서 나는 이미 산림욕이 우리의 건강을 얼마나 좋게 하는지 다소 자세하게 설명한 바 있다. 이 장에서 필수적인 내용이므로 여기서 잠깐 다시 요약해 보겠다. 식물들은 테르펜이라는 물질을 내뿜어 서로 교감하는데, 우리의 면역 체계가 이 물질을 '이해'하면 가장 중요한 세 가지의 항암 단백질뿐만 아니라 자연살해세포 natural killer cell의 수와 활동이 유의미하게 늘어난다. 자연살해세포는 우리의 면역 체계에서 발견되는데, 잠재적인 암세포들을 파괴하는 중요한 역할을 수행하는 세포다.

마당도 숲과 비슷한 장소로 바꿀 수 있다. 당신이 호흡하는 공기는 치유의 묘약과도 같다. 숲이라는 이 위대한 모델을 정확히 모방하진 못할 것이다. 마당은 결코 자연 생태계만큼 복잡할 수 없고, 대개는 그만큼 광대하지도 않다. 하지만 자연적인 숲에 가까이 다가갈 수는 있다. '숲 정원'은 특히 항암 정원으로서 적합하다. 숲 정원은 자연적인 숲 생태계의 모방을 시도한다. 여러 층위로 심은 교목과 관목들, 한 층위의 초본 식물들, 한 층위의 뿌리 식물들, 그리고 교목과 관목을 따라 땅에서부터 자라 오르는 덩굴 식물들은 정확히 숲과 같은 모습이다. 숲 정원의 큰 장점은 나무갓들이 정원의 건강한 공기를 감싸기 때문에, 완전히 개방된 정원에서는 보통 빠져나갔을 성분들을 더 많이 보유하고 있다는 것이다. 이것은 바로 자연적인 숲의 장점이기도 하다. 나무들은 치유하는 공기를 만들어 낼 뿐만 아니라, 이런 공기를 숲속에 유지하기까지 한다! 숲 정원은 탁월한 바이오필리아 정원이다. 우리의 문간에 야생의 바이오필리아 효과를 이보다 더 잘 가져다주는 정원 모델은 단연코 없다.

교목 선택하기

기본적으로 모든 식물은 들이마시면 우리의 건강에 좋은 화학 물질을 부수적으로 방출한다. 하지만 우리는 특히 나무에서 우리의 면역 체계를 강화해 주는 항암 물질인 테르펜이 많이 나온다는 점을 알고 있다.

일본의 산림 의학 박사인 오히라 타쓰로와 마쓰이 나오유키는 특히 침엽수가 건강한 테르펜을 많이 내뿜는다는 사실을 입증했다. 우리에게 가장 이로운 침엽수들은 아래와 같다.[8]

- 시더 Cedar[9]
- 사이프러스 Cypress[10]
- 소나무 Pine
- 구주 소나무 Scots pine
- 가문비나무 Spruce
- 전나무 Fir

---

[8] Tatsuro Ohira and Naoyuki Matsui, "Phytoncides in Forest Atmosphere" in: Qing Li, ed., *Forest Medicine* (New York: NOVA Biomedical, 2013), 31.

[9] 역주. 엄밀하게는 소나무과 Pinaceae에 속한 개잎갈나무속 Cedrus을 일컫는 말로 히말라야가 원산지이며, 성서에 나오는 백향목 Lebanon cedar이 대표적인 수종이다. 국내에서는 일본 수종인 삼나무 Japanese cedar의 영향으로 정작 진짜 cedar는 히말라야 삼나무라고도 불린다. 하지만 삼나무의 영어 표현인 Japanese cedar나 북미 수종인 Red cedar처럼 형용사를 붙인 이름들은 모두 시더와 유사한 느낌에 기인한 것으로, 실제로는 측백나무과에 속한 종들을 지칭하기에 진짜 시더와는 구분된다.

[10] 역주. 영어권에서 주로 측백나무과 Cupressaceae의 측백나무속 Cupressus을 일컫는 말이며, 피톤치드를 많이 내뿜기로 유명한 일본 수종인 편백나무 Japanese cypress 또는 Hinoki cypress는 측백나무과의 편백속 Chamaecyparis에 속한다.

침엽수 다음으로는 낙엽수가 나온다. 일본의 이 산림 의학 전문가들은 아래의 낙엽수들이 우리의 면역 체계를 강화하는 테르펜을 특히 다량으로 내뿜는다는 사실을 발견했다.[11]

- 너도밤나무 Beech
- 참나무 Oak
- 자작나무 Birch
- 개암나무 Hazel

공간이 충분하지 않다면, 여기에 제시된 침엽수와 낙엽수의 작은 품종들을 선택하라. 예컨대 무고 소나무 mugo pine라고도 불리는 산 소나무 mountain pine, 난쟁이 구주 소나무, 난쟁이 가문비나무, 난쟁이 소나무, 향나무 juniper, 난쟁이 자작나무는 많은 공간을 차지하지 않는다. 개암나무의 가지를 쳐서 작은 크기로 유지할 수도 있다.

사과와 배, 살구, 자두, 체리, 사워 체리 sour cherry, 복숭아는 비타민이 풍부한 과일이기 때문에 항암 정원을 구성하기에 좋다. 이런 식물들은 아름다운 나무갓을 형성하며, 겨울마다 잘라낼 수 있어서 비교적 작은 정원을 구성하기에 적합하다. 매우 협소한 공간에서는 기둥형 과일나무 column fruit tree에 의지할 수 있다. 이 모든 나무를 육묘장에서 수직으로만 자라고 폭넓은 나무갓을 만들지 않는 기둥형 과일나무의 형태로 구할 수 있으며, 엄청난 공간을 절약하는 기둥형 과일나무는 키가 크면서도 우아하다.

지금까지는 과일나무들이 면역 체계를 강화하는 테르펜을 얼마나 많이 내뿜는지 연구한 전례가 없다. 모든 연구가 숲 나무를 대상으로 해 왔지만 산림 의학 전문가들은 모

---

11) Tatsuro Ohira and Naoyuki Matsui, "Phytoncides in Forest Atmosphere" in: Qing Li, ed., *Forest Medicine* (New York: NOVA Biomedical, 2013), 32.

든 식물이 테르펜을 내뿜는 원천이며 무엇보다도 교목이 그러함을 알고 있다.

관목 선택하기

정원이 위치한 곳에서 자연스럽게 자라나는 관목들을 좀 선택하면 그 지역의 조류 세계가 당신에게 고마워할 것이다. 이런 야생의 관목들은 토종 새들의 다양성에도 이바지하지만, 숲 정원에 진정한 자연의 분위기를 만들어 주기도 한다. 집에 있을 때도 야생 환경 속에 '동떨어져 있는' 기분을 키울 수 있는 것이다. 또한 이렇게 다양한 새들을 집으로 초대하면 개인적인 혜택도 있을 것이다. 정원에서 울려 퍼지는 새소리가 심신의 이완과 안녕에 기여할 텐데, 이것도 일종의 항암 효과다. 많은 야생 관목들에 열리는 맛있는 베리와 과일은 비타민 C가 풍부한 만큼 우리의 면역 체계를 강화시켜 준다. 그런 베리와 과일로 잼과 주스를 만들 수도 있다. 관목들은 그 꽃과 향기로 우리의 감각에 전일적인 경험을 제공한다.

나는 3월부터 5월 중순까지 숲이나 그 언저리에서 나의 정원에 심을 야생 관목들을 캐낸다. 물론 땅주인에게 허락을 받고서 말이다. 정원에 심을 식물들을 자연에서 선택하고 그것들이 나의 '초록 거실'에서 어떻게 자랄지 상상하는 과정이 즐겁다. 나는 더 큰 관목들을 해치지 않은 채 개개의 식물들만 신중하게 파내는데, 작고 어린 관목 한 그루의 뿌리 밑으로 깊이 삽을 넣어 그걸 들어낸다. 뿌리 덩어리에 달린 흙을 최대한 유지한 채 비닐봉지로 감싸 묶어 위쪽으로는 식물이 뻗어 나오게 해야 한다. 집에 오자마자 전체적으로 물을 주고 봉지에 담긴 채로 그늘에 놔뒀다가 정원에 심으면 된다.

지역의 야생 관목들을 꼭 당신이 직접 파낼 필요는 없다. 대개는 독립적으로 운영되는 육묘장에서 지역의 야생 식물들을 판매한다. 공구점이나 대형 정원 체인점에서는 원하는 품종을 찾기가 쉽지 않을 것이다.

채소와 열매 선택하기

숲 정원에서 교목 층과 관목 층을 형성하는 게 침엽수·낙엽수와 과일나무라면, 초본 식물 층과 뿌리 식물 층을 대표하는 것은 초본 식물과 채소다. 베리 식물은 숲속과 마찬가지로 교목을 타고 자라난다. 항암 정원에서 중요한 것은 항암 효과가 있는 식용 식물이다.

뤼디거 달케는 이 책의 추천 서문에서 이를 다음과 같이 요약했다. "전체가 늘 부분들의 합보다 크다." 이는 특히 우리가 음식을 섭취할 때 명백하게 드러난다. 예컨대 사과 하나를 전부 먹으면 비타민 C를 약 10밀리그램 흡수하게 될 것이다. 하지만 사과 하나의 전체적인 항산화 효과는 알약 하나로 섭취하는 비타민 C 2천 3백 밀리그램의 효과와 같다. 비타민 C의 함량만이 아니라 사과의 전체적인 구성이 중요한 것이다.

항산화제는 몸에서 유리기(遊離基)free radical를 포획하는, 건강에 유익한 물질이다. 유리기는 짝을 이루지 못한 전자가 하나 이상인 분자의 일부분으로서, 분자의 반응성을 높인다. 유리기는 다른 원자의 전자를 '훔치기' 때문에 우리 몸에 상당한 해를 일으킬 수 있다. 무엇보다도 유리기는 DNA를 훔치기 때문에 암을 유발한다. 우리는 음식의 항산화 효과를 통해 유리기를 차단할 수 있는데, 사과의 예에서 보듯이 우리 몸은 자연적이고 균형 잡힌 식사에 의존하여 건강을 유지한다. 우리를 암으로부터 보호해 주는 것은 제약 산업이 유통하는 비타민 C 2천 밀리그램이 아니라, 항암 정원에서 딴 사과에 담긴 헤아릴 수 없는 성분들의 전체적인 효과다. 그 사과에 담긴 비타민 C가 알약에 든 것보다 훨씬 적은데도 말이다. 항암 정원에 사과나무를 빠뜨려서는 안 된다.

다른 모든 유형의 과일도 전체적인 구성상 사과와 비슷한 항암 효과를 낸다. 단지 항산화 효과 때문에 그런 게 아니라, 과일이 일반적으로 우리의 면역 체계를 강화해 주기 때문이다. 따라서 과일은 가장 중요한 항암 식품 중 하나다. 공간이 부족하다면 좁은 곳에서 높이 자라나는 기둥형 과일나무들을 활용할 수 있음을 기억하라.

베리는 항산화제를 비롯한 항암 물질로 가득해서 암과 종양의 가장 큰 적으로 여겨진다. 예컨대 많은 베리에 담긴 엘라그산ellagic acid은 우리의 DNA를 공격하는 세포 독소들을 무해하게 만든다. 엘라그산은 블랙베리와 라즈베리에서, 특히 그 씨에서 주로 발견된다. 요즘 농업은 씨 없는 라즈베리를 재배하면서 식품 산업을 자연에서 훨씬 더 멀어지게 하고 있는 게 사실이다. 건강에 좋은 물질들을 몸에 더 쉽게 흡수시키려면 당신의 항암 정원에서 수확한 라즈베리의 씨앗들을 잘 씹어 먹어라. 딸기와 크랜베리에는 쉽게 소화할 수 있는 으깬 상태의 항암 엘라그산이 존재한다. 개암hazelnut에도 이런 물질이 담겨 있다.

많은 베리와 채소에서 볼 수 있는 빨강, 파랑, 자주, 핑크, 오렌지 색소들도 암을 예방하는 데 도움이 된다. 안토시아닌anthocyanin이라고 불리는 이 색소 물질들에는 이중의 항암 효과가 있는데, 항산화제로 작용하는 동시에 손상된 DNA의 증식을 막아 비정상적인 세포의 성장을 차단한다.

토마토의 붉은 색소인 리코펜lycopene도 항산화제로서 암의 예방을 돕는다. 토마토는 생과일로 먹어도 좋고, 익혀 먹어도 좋다. 우리의 소화관은 토마토 생과일보다 요리된 토마토의 리코펜을 더 잘 흡수할 수 있다. 한편 미네랄은 생과일의 토마토에 더 잘 남아 있고, 요리하면 변질이 일어난다. 포도도 레스베라트롤resveratrol이라는 항산화제를 함유하고 있어서 항암 정원에 추가하면 아주 좋다.

양파와 샬롯shallot, 리크leek 그리고 마늘은 잠재적인 암세포의 성장을 막고 우리의 세포들을 보호하는 물질을 함유하고 있다. 가장 효과적인 섭취는 생마늘을 으깨자마자 먹는 것인데, 시간이 갈수록 몸에 좋은 성분들의 효과가 사라지기 때문이다.

양배추와 그 동류의 채소들도 이에 못지않은 항암의 무기들이다. 이런 채소들에 들어 있는 수많은 화합물은 우리가 먹을 때 결합하여 매우 효과적인 항암 물질을 만들어 낸다. 양배추에서 만들어지는 항암 물질 중 하나인 설포라판Sulforaphane은 특히 효과가 강력하다고 여겨진다. 양배추 말고도 그와 같은 종류인 브로콜리, 콜리플라워, 방울 다다기 양배추, 케일과 같은 채소들도 항암 정원에서 길러야 한다. 추위를 잘 견디는 양배추 품종들을 봄철에 심어두면, 추운 계절에도 신선한 비타민과 항산화제, 항암 성분들을 제공받게 될 것이다.

당신이 주로 당신만의 항암 정원에서 수확한 과일과 베리와 채소를 먹는다면, 더 이상 슈퍼마켓에서 파는 유해한 농약을 함유한 채소에 의존하지 않는 것이다. 이것도 암을 예방하는 방법인데, 우리 몸에 다양한 농약이 쌓일 때 일어나는 '칵테일 효과'가 전 세계적으로 급격한 암 증가에 기여한다는 의심이 제기되고 있기 때문이다. 게다가 당신만의 정원에서는 더 이상 채소 가게에서 찾기 힘든 품종들을 심을 수도 있다.

항암 정원에는 아래와 같은 식용 식물들을 가급적 많이 길러야 한다.

- 사과, 배, 체리, 자두, 홍무화과, 복숭아, 살구, 감, 아로니아
- 양조용 포도
- 라즈베리, 블랙베리, 로건베리loganberry, 테이베리tayberry, 곰딸기Japanese wineberry
- 블루베리(특히 항산화제가 많다!)와 크랜베리
- 레드 구스베리gooseberry

- 토마토
- 스쿼시
- 마늘, 양파, 샬롯, 리크
- 초록색 양배추와 케일(역시 내한성 품종으로)
- 브로콜리, 콜리플라워, 방울 다다기 양배추
- 배추, 다채, 경수채, 적갓, 얼청갓, 청갓 등 양배추와 관련된 초록색 채소들

항암 정원을 배치하기

정원에 항암 식물을 배치하는 방법은 당신이 얼마나 창조성을 발휘하느냐에 달려 있다. 숲의 전형을 따르고 싶다면, 달리 말해 숲 정원을 도입하고 싶다면 숲의 자연적인 층위들을 다시 만들어 낼 수 있을 것이다. 이런 작업은 소규모로도 가능하다.

대략 6미터, 9미터마다 교목이나 비교적 큰 관목을 심는다. 작은 정원에서는 난쟁이 수종이나 기둥형의 교목을 활용하거나 교목의 가지를 쳐서 규모를 작게 유지한다. 관목들은 교목들의 사이사이에 배치하거나 통행로들을 따라 심는다.

나무갓에서는 공기 중으로 테르펜이 나온다. 게다가 숲속과 마찬가지로, 당신의 정원에서도 나무갓들이 있으면 건강에 좋은 식물 성분들이 풍부한 공기 상태를 유지할 수 있다. 나무갓들은 그런 성분들이 햇볕에 노출되어 파괴되지 않도록 보호하는 역할도 한다.

정원의 외곽 경계를 따라 침엽수로 울타리를 구성하면 좋은 공기를 정원 안에 유지하면서 나쁜 공기는 밖으로 배출하는 효과가 저절로 일어날 것이다. 침엽수들로 만든 울타리에서도 테르펜이 나온다. 사이프러스는 높이 자라는 울타리로서 효과가 좋다. 내

뿜는 테르펜의 양으로 치자면 일본 사이프러스 수종인 편백나무를 알아보라. 레이란디 측백나무Leyland cypress와 같은 대안도 좋은 선택이다. 이런 나무들은 육묘장에서 쉽게 찾아볼 수 있다. 사이프러스는 6미터 높이까지 자라난다.[12] 마당 주위를 이런 상록수들로 두르면 바깥에서 들여다볼 수 없는 사적 공간이 만들어질 뿐만 아니라, 바깥의 도로 등지에서 오는 매연을 막는 장벽 역할도 한다. 비교적 규모가 큰 정원에는 시더와 소나무, 구주 소나무, 가문비나무, 전나무 같은 침엽수들이 경계를 두르기에 적합하며, 오히라 타쓰로와 마쓰이 나오유키에 따르면 그런 나무들에서는 테르펜도 많이 나온다.

구역 전체를 교목과 관목으로 덮을 필요는 없다. 예컨대 마당의 외곽 경계를 따라 관목들을 심을 수 있다. 블랙베리처럼 그늘에서 자라는 베리 식물들이 교목들을 기어오르며 자랄 수 있게 한다. 숲속과 비슷하게 교목들 사이에 블랙베리와 크랜베리를 심을 수도 있다. 이런 관목들은 항암을 위한 기적의 무기들이다. 블랙베리와 크랜베리를 심을 때는 그런 나무들이 산성 토양을 좋아한다는 사실을 기억하라. 통행로와 햇볕이 드는 구역을 따라서는 위에서 언급한 항암 정원 식물들과 함께 초본 식물과 채소의 화단을 심는다.

이 책에서 성(性)과 자연을 다룬 부분에서 영감을 받았다면, 바깥으로 갈수록 더 치밀해지고 사이프러스나 기타 울타리들로 차폐되는 숲 정원이 앞서 자세히 설명한 밀회 장소를 가리기에 특히 적합하다. 숲 정원은 당신의 인간적 본성을 전면적으로 통합시킬 수 있으며, 그렇기에 진정한 항암 정원이 된다.

인간 심리와 암의 발달을 다루는 학문인 심리 종양학psycho-oncology을 연구하는 일부

---

12) 역주. 여기서 말하는 사이프러스는 난쟁이 수종일 것이다. 숲속의 사이프러스는 40~45미터까지 자란다.

과학자들은 정신적으로나 신체적으로 억압된 욕구가 암 발달의 요인일 수 있다고 말한다. 숲 정원이 있으면 호모 사피엔스의 몇몇 욕구들, 심지어 원시적인 욕구들까지도 단번에 충족된다. 따라서 항암 정원의 계획 단계에서는 그것의 심리적 측면들도 고려해야 한다.

항암 정원은 당신의 영혼을 위한 공간이다

우리의 마음, 심지어 상상력도 우리의 면역 체계에 영향을 준다는 데에는 의문의 여지가 없다. 이는 이 책에서 이미 거론한 이야기다. 또한 우리의 마음과 정신적인 삶이 암을 예방하는 역할을 수행할 수 있다는 점도 분명하다. 비정상적인 세포들을 탐지하고 종양과 싸우는 것은 바로 면역 체계다.

장기적인 스트레스가 암의 발달을 돕는다는 것은 심리 종양학에서 기정사실로 받아들여진다. 불안과 우울, 억압된 욕구가 면역 체계를 차단함으로써 암 발달에 기여할 수도 있는지의 여부는 여전히 논쟁거리다. 항암 정원은 우리에게 안도감과 예방 효과를 제공한다. 숲 정원은 스트레스를 줄이고, 우리가 일부를 구성하는 자연에 대한 갈망, 즉 우리 내면의 바이오필리아를 비롯한 인간적 욕구들을 충족할 장소를 대표한다. 당신은 당신만의 정원에 만들어진 야생의 분위기 속에서 떨어져 지내기 기분을 느끼면서 번잡한 일상생활과 거리를 둘 수 있다.

정원에서 숲의 생태계를 완벽하게 모방할 수는 없음을 이미 언급한 바 있다. 우리들 대부분이 빛과 양지바른 곳을 원한다는 사실은 차치하더라도, 숲 정원에 있는 큰키나무들의 나무갓이 숲속처럼 촘촘하게 그늘을 드리우는 일은 절대 없을 것이다. 일단 숲 정원에서는 나무들이 충분히 가까이 배치되지 않으며, 둘째로는 초본 식물과 채소의 경우 충분한 햇빛이 필요하기 때문이다. 또한 식물처럼 햇빛 없이 살아갈 수 없는 존재인 우리 인간에게도 햇빛은 필요하다. 햇빛을 받지 못하면 우리의 심신이 필요로 하는 비타민 D도, 기분 좋게 해 주는 호르몬인 세로토닌도 부족해진다.

당신의 정원이 치밀한 숲을 이루지 않을 때는 우리에게 대초원을 연상시키는 풍경이 된다. 나무들이 흩어져 있고, 그 사이로 시야가 확보될 수 있다. 이 책에서 앞서 나온 이야기가 떠오른다면, 맞다. 바로 그것이다. 우리의 파충류 뇌와 변연계는 숲 정원을 사랑한다. 우리는 쉼터와 그늘을 제공하는 식용 나무들로 둘러싸여 있고, 그것들을 타고 오르거나 그 속에서 나무로 집을 지을 수도 있다. 우리는 나무들을 가로질러 전체적인 환경에 대한 시야를 유지한다. 우리의 진화적인 경고 시스템의 관점에서 보자면, 덤불 속의 위험에 대해 걱정할 필요가 없는 것이다. 이는 우리의 원시적인 두뇌 부분들을 이완 상태로 전환하여 투쟁-도피 반응에서 벗어나기에 가장 좋은 조건이다. 따라서 우리는 숲 정원이 대초원 효과도 제공한다는 점을 이해할 수 있다.

항암 정원에서 스트레스를 줄이는 풍경 요소들을 추가로 도입하여 이완 가능성을 높일 수도 있다. 천연 수원(水原)이 있다면 물이 졸졸 떨어지는 분수를 설치한다. 이를 조용한 개울로 연장하여 지하수가 다시 땅으로 돌아가게 만들어라. 이렇게 하면 어떤 물도 소실되지 않는 생태 순환이 일어난다.

지하수가 흐르고 매력적인 식물들로 둘러싸인 작은 천연 연못을 만들 수도 있다. 지하수가 지표면 가까이 있어서 이런 연못을 만들기에 충분한 곳이 많다. 지하수에 접근할 길이 없는데도 마음을 안정시켜 주는 물을 찾는다면, 집수한 빗물을 정기적으로 채우는 작은 수역(분수나 연못)을 설치한다. 자연과 조화를 이루는 원예 형태인 영속 농업에서는 정원사들이 종종 홈통이나 우수관 또는 배수로에서 나온 빗물을 운반하는 배관 시스템을 운영하면서 그 속에 쌓이는 물이 수요에 맞춰 공급될 수 있게 한다. 이러한 생태적인 방식으로 작은 인공 연못이나 분수를 유지할 수 있다. 건조한 기간에는 수돗물에 의존해야 할 것이다.

수역 주위로 일종의 좌석을 지어라. 명상을 하거나 생각을 정리할 수 있는, 심지어 백일몽, 작곡, 작문, 또는 다른 사람들과의 만남도 가능한 좌석을 조성한다. 발리에 있는 뤼디거 달케의 정원처럼 당신의 숲 정원도 초록의 거실일 수 있다! 당신의 거실을 디자인하듯이 당신의 필요에 맞게 정원을 디자인하라. 당신이 좋아하는 꽃이 피는 식물들을 활용한다. 과일나무의 꽃은 관능적인 눈요깃거리. 라일락과 엘더베리 꽃은 황홀하고 달콤한 향을 내뿜는다. 장미는 봄부터 가을까지 다양한 색으로 피어나며, 인간이 태아일 때 어머니의 자궁에서 느끼는 따뜻함과 안락함을 무의식적으로 상기시킨다.

캔자스 주립 대학교의 연구자들은 붉은 제라늄이 여성에게서 감정적 스트레스의 해소를 촉진한다는 점을 밝혀냈다. 이는 뇌전도 검사를 비롯한 다양한 측정법을 통해 증명되었다. 여성에 비해 남성에게서는 꽃의 화려함이 감정의 균형을 맞추고 스트레스를 해소해 주는 효과가 덜했다. 같은 대학교의 과학자들은 라벤더의 외관과 향기 모두가 실험 참가자들의 두뇌에서 베타파를 유의미하게 감소시켰음을 확인했다. 집중력과 연관된 베타파는 스트레스가 많고, 지나치게 바쁘고, 걱정스러운 감정들과도 관련이 있다. 베타파의 활동이 많을수록 제대로 긴장을 풀기 어려워진다. 라벤더는 베타파를 줄일 뿐만 아니라, 스트레스 호르몬을 해소하고 부교감 신경 체계를 활성화하는 등 이완을 위한 요인들을 늘려 준다. 이런 효과도 남성보다는 여성에게서 더 많이 측정되었다. 하지만 그렇다고 남성에게는 소용없다고 단정할 일이 아니다. 흥미로운 것은 꽃들이, 심지어 꽃꽂이도 남성의 경쟁적 사고를 줄였다는 게 같은 연구에서 밝혀진 사실이

다.[13)]

정원에서 경험하고 싶은 식물들을 선택하는 일은 재미있고 창조적인 과정이다. 정원에서 감각의 이완을 더 잘 경험하려면 관목과 포도나무, 꽃을 각각 어디에 심고 싶은지 신중하게 생각한다.

모닥불을 피우는 작은 구덩이, 말하자면 화로도 빼놓아선 안 된다. 모닥불이 선사 시대부터 사람들의 사회적 만남이 이뤄진 장소이자 영혼을 여는 열쇠였음을 나는 이미 몇 차례 언급한 바 있다. "집에서 진짜 불을 피우지 못하는 사람들은 참 안타깝다고 느껴져요. 어떻게 모닥불 없이 살 수 있는지 이해를 못하겠어요." 앞서 언급한 웨일스의 커뮤니티에서 자급자족하며 사는 제인 페이스Jane Faith가 이렇게 말했다. 그녀의 천국 같은 정원에서 나와 함께 모닥불을 피우면서 말이다.

저녁에 모닥불 곁에서 사랑하는 사람들과 함께 불꽃들의 춤을 즐기거나, 자녀들에게 이야기를 건네거나, 친구들이나 가족과 함께 음악을 연주하며 휴식을 취할 수 있다. 어떤 사람들에게는 스트레스를 주는 경험과 생각을 적은 쪽지를 모닥불에 던져 넣으며 스트레스를 잊는 게 도움이 된다. 물론 이렇게 하는 게 내적 갈등이나 사회적 갈등에 대한 기적의 해법이 아님은 분명하지만, 뭔가를 잊으려는 당신만의 의지를 상징적으로 재현할 수는 있다. 정신 건강을 위한 이런 의례가 효과를 보는 사람도 있지만, 그렇지 않은 사람도 있다. 개인적으로 나는 기억과 생각, 갈등을 태워 버리는 이런 의례에서 거의 소용을 느끼지 못한다. 하지만 이 책을 위한 조사 과정에서 내가 만난 수많은 사람들은 이러한 상징적 행위가 자신과 타인을 받아들이는 데 도움을 주었다고 말했다. 어떤 식으로든 모닥불은 인간에게 태곳적부터 필요했을 뿐만 아니라, 영혼의 경험이

---

13) Schneiter-Ulmann, ed., *Lehrbuch Gartentherapie*, 123-24.

기도 하다. 모닥불은 나이를 불문하고 스트레스에 대처하고 매료를 일으키는 데 도움이 된다.

그리고 이와 함께 우리는 다음 핵심어에 이르게 된다. 매료는 항암 정원이 우리의 마음에 영향을 주는 또 다른 측면이다. 우리는 무언가에 매료되었을 때 심적 에너지가 되살아나고, 문젯거리와 심지어 고통에도 주목하지 않게 되며, 두뇌에서 끊임없는 걱정이 잠시 멈춘다는 사실을 이미 알고 있다. 이상적인 상황에서는 정원에 대한 매료가 몰입의 경험을 촉발할 수도 있으며, 우리는 감각 작용에 완전히 빠져들게 된다. 당신의 정원에 매력적인 요소들을 도입하라. 예컨대 나의 정원에서는 믿을 수 없을 정도로 다양한 곤충들이 나를 매료시킨다. 여름철에는 우아하고 전투적인 모양새의 어느 사마귀에게 넋을 빼앗기지 않고 넘어간 날이 단 하루도 없다. 나는 매일같이 모든 무지개빛 그늘 속에서 반짝이는 잠자리들의 밝은 색에 홀린다. 잠자리들은 내가 만든 작은 연못에서 산다. 그런 곤충들은 이미 멸종 위기에 처한 종까지 포함해서 당신의 숲 정원에 자연스럽게 나타날 것이다. 숲 정원은 다양한 식물과 교목, 관목을 포함할 뿐만 아니라 수많은 생태적 틈새들이 생겨나기 때문에, 척박한 장식용 정원보다 작은 생물들이 생활할 만한 공간을 훨씬 더 많이 제공한다. 따라서 생태적으로도 생물 다양성에 기여하게 되고, 당신의 숲 정원은 통상적인 생태계가 된다. 정원의 일부분에서 잔디가 높이 자라게 놔두고 봄과 가을에만 잔디를 깎으면 나비들도 찾는 쉼터가 될 것이다. 잔디와 야생화의 씨를 섞어서 파종하라. 그렇게 하면 여러 가지 색상과 향기로 당신의 감각이 보상받을 것이고, 당신의 정원에서 자연에 대한 매료가 저절로 일어나게 될 것이다.

유익한 생물들을 끌어들이고 싶다면 양지바른 곳에 작은 석벽을 지어서 벌과 딱정벌

레와 도마뱀이 서식할 수 있게 한다. 이런 생물들은 정원에 있는 해충을 퇴치하여 당신의 채소와 과일을 보호할 것이다. 숲에서 가져온 꺾인 나무줄기나 고목의 그루터기 또는 근재를 정원 안에 배치한다. 이렇게 하면 더 숲의 분위기가 나고 자연스럽게 앉을 곳이 생길 뿐만 아니라 유익한 곤충들의 서식지도 마련된다.

당신의 과거사나 목적과 어떤 관계가 있는 개인적인 상징들을 정원에 두어라. 다양한 분위기를 위한 다양한 구역을 디자인하라. 예를 들면 돌 위에 페인트로 당신에게 의미 있는 상징이나 단어를 칠할 수 있다. 나는 한때 암 환자들을 위한 병원에 있는 정원을 방문한 적이 있다. 조용한 장소의 한 돌 위에 희망^{hope}이라는 단어가 페인트로 칠해져 있었다. 환자들과 방문객들은 그곳에 앉아 침묵을 즐길 수 있었다. 그 근처에는 옹이가 많은 나이든 자작나무가 자라고 있었는데, 그 껍질에 힘^{strength}이라는 단어가 새겨져 있었다. 당신의 항암 정원에서 자신을 창조적으로 표현함으로써 정원과 하나가 되어 보라. 이제 당신은 정원의 일부이고, 정원은 당신이 머무는 서식지의 일부다. 그곳은 당신의 영혼과 심신을 위한 힘의 장소이자, 스트레스를 줄이고 다시 활력을 불어넣는 당신의 에덴동산이며, 일상생활의 분주함과 업무 스트레스에서 해방되는 은신처가 된다. 거기서 당신의 면역 체계가 도움을 받을 것이다.

또 하나의 조언

항암 정원에 배치한 채소와 초본 식물, 베리의 화단들을 한 층의 뿌리 덮개로 덮어 숲 생태계 모델을 훨씬 더 모방하는 시도를 해 보라. 이를 위해 깎인 잔디나 건초 또는 지푸라기를 활용할 수 있다. 뿌리 덮개 층은 대략 10센티미터 깊이로 덮어야 한다. 그렇게 하면 토양이 마르지 않게 보호할 수 있으므로, 물을 주는 횟수를 줄일 수 있다. 뿌리 덮개는 햇볕이 작열할 때 토양의 과열과 건조를 막아 주고, 추운 날씨에는 지온을 따뜻하게 유지한다. 비가 올 때는 토양을 안전하게 잡아줘서 침식을 방지하기 때문에 화단에서 토양과 양분이 떠내려가지 않게 된다.

뿌리 덮개 층은 숲속의 낙엽 층처럼 토양의 생기를 돋우고, 당신의 정원으로 지렁이들을 초대한다. 아울러 그 유기 물질 밑에서 일어나는 활동을 통해서도 테르펜이 공기 중으로 발산된다. 자연은 사막을 제외한 모든 생태계에 벌거벗은 나대지가 없는 이유를 이미 알고 있다. 당신의 숲 정원에 뿌리 덮개 층을 만들면 숲속 낙엽 층의 모든 장점을 도입할 수 있다.

또 다른 세계로 가는 다리로서 정원: 정원에서 이승과 작별하기

죽는다는 것은 내가, 즉 사랑의 한 입자가,
사랑의 보편적이고 영원한 원천으로 돌아감을 뜻한다.
레오 톨스토이[14]

"저는 제가 원할 때 죽을 권리를 갖고 싶어요." 오스트리아 배우 롤란트 뒤링거는 풍요의 땅이여, 잘 있거라에서 이렇게 말했다. 그는 인공호흡기에 매달린 채 절박한 생명 연장 수단에 기대어 이 세상을 뜨고 싶어하지 않는다. "저는 제가 원하는 곳에서 죽고 싶어요. 제가 태어난 곳을 선택할 수는 없었죠. 선택할 수 있었다면 빈의 카이저 프란츠 요제프 병원이 아닌 다른 곳을 골랐을 테고요. 하지만 병원에서 세상을 뜨고 싶지는 않네요. 그보다 숲에서 이승과 작별하고 싶습니다."

이스라엘 작가인 에프라임 키숀은 이렇게 말했다. "제가 스스로 늙었다고 느끼는 이유는 아주 오랜 세월을 살아서가 아닙니다. 앞으로 살 날이 아주 적게 남았기 때문이죠."[15] 키숀은 1924년부터 2005년까지 살았다. 심리학자들은 우리가 대부분 '불멸성의 환영' 속에서 살아간다고 말한다. 대개 우리는 자신의 덧없음을 자각하지 못하는데, 이것은 우리 두뇌의 방어

---

14) Leo Tolstoy, *War and Peace*, trans. Constance Garnett (New York: Random House, 2002), 1120.
15) Ephraim Kishon, quoted in Johannes Kugel, *Die besten Zitate der Welt* (Stoughton, WI: Books on Demand, 2009).

기제다. 만약 우리가 일상생활에서 자신의 덧없음을 유념하며 모든 순간을 인생의 마지막 순간처럼 대하려 했다면, 아마도 삶과 그 소중한 순간들에 더 많은 관심을 뒀을 것이다. 2010년의 전기 영화 끝이 나의 시작이다(The End Is My Beginning)에서 브루노 간츠Bruno Ganz가 연기한 이탈리아 작가 티치아노 테르차니Tiziano Terzani는 아들에게 이렇게 묻는다. "우리를 앞서간 그 많은 이들이 이미 죽음을 보여줬는데 왜 우리는 그리도 죽음을 두려워할까?" 이 영화는 테르차니의 생애 마지막 순간을 묘사한다. "이 지구에서 얼마나 무수한 생물이 죽었을지 상상할 수 있겠니?" 티치아노 테르차니는 잠시 멈췄다가 계속 말했다. "그들은 모두 거기에 있단다."

테르차니는 2004년 7월 아페닌 산맥에 있는 자신의 오두막에서 66세의 나이로 숨을 거뒀다. 그의 정원 한복판에서, 동식물과 그의 가족이 함께한 가운데 말이다.

살아 있는 모든 것이 죽는 큰 공동묘지 같은 장소가 야생 환경에만 있는 것은 아니다. 정원에서도 삶과 죽음은 늘 존재한다. 자연은 우리에게 정원을 통해 삶이 순환한다는 교훈을 준다. 식물은 씨앗에서 발아하여 무럭무럭 자라며 번성하다가 시들고 죽는다. 식물들의 몸체는 땅으로 되돌아가 다음의 여러 세대에게 양분을 제공하고 그 후예들은 삶을 이어간다. 가장 강력하고 오래된 나무조차도 어느 날이 되면 더 이상 서 있지 못할 것이다. 동물들도 우리의 운명을 공유한다. 모든 생물이 같은 배를 타고 있다. 마이클 잭슨이 자신의 '아낌없이 주는 나무'라고 불렀던 영감을 주는 나무는 그 오래된 숲만큼 오랫동안 강력하게, 영원히 서 있지는 못할 것이다. 어느 시점에 그 나무줄기의 힘은 멈추고 생명의 즙들은 빠져나갈 것이다. 그것은 죽을 것이다. 하지만 우리 모두가 그렇듯, 그 나무도 아무런 흔적을 남기지 않은 채 이 세상을 떠나진 않을 것이다. 그 나무는 그 팝의 왕이 지닌 영혼에 영향을 주었고, 그의 일생을 대표하는 작품에 영향을 주었으며, 세계적인 스타의 수많은 히트곡 속에서 불멸화되었다. 삶은 관계다. 마이클 잭슨의 자녀들은 돌아가신 아버지의 기억이기도 한 나무와의 관계를 계속 키워 갈 것이다. 아무도 이 세상을 흔적 없이 떠나지는 않는다.

야생 환경과 비슷한 자연스러운 정원은 삶과 죽음, 발달과 쇠락, 성장과 수확의 장소다. 정원은 삶의 과정을 상징한다. 바이오필리아, 즉 삶에 대한 사랑은 결국 죽음과 화해해야 한다. 죽음도 삶의 일부이기 때문이다. 아무도 죽음 없는 삶을 살지 못한다. 이런 점에서는 살아 있는 모든 존재가 평등하다.

롤란트 뒤링거가 숲에서 죽고 싶어하듯이, 나도 정원에서 죽음을 맞이하고 싶다. 나는 마지막 숨을 거둘 때까지 삶의 거대한 세계적 연결망의 일부임을 느끼다가 죽음을 통해 나의 연대를, 언젠가 같은 길을 가게 될 정원 속 모든 생물과의 연대를 선언하고 싶다. 티치아노 테르차니는 자신의 정원에서 살아 있는 것들에 둘러싸인 채 자연의 위대한 신비에 놀라워하다가 마지막 숨을 거뒀다. "저 모든 걸 다 누가 관리할까, 누가 아니면 무엇이? 누가 저 새들이 재잘거리게 할까? 어떤 우주적인 존재가 있단다. 그리고 네가 그 일부라고 느끼기만 하면 다른 건 아무것도 필요 없어." 테르차니는 죽는 순간 이렇게 확신했다. "끝이 나의 시작이야. 이제 내게 일어날 일은 나의 인생 경험 중 가장 새로운 것일 테지. 죽음이야말로 지금 내게 일어날 수 있는 유일하게 새로운 일이야."

우리의 마지막 여정은 자연과 삶 자체만큼이나 말로 표현할 수 없는 비밀이다. "오직 시간뿐이다. 빌어먹을 시간. 그것은 늘 죽는다. 우리는 산다. 우리는 늘 산다." 1898년에 태어나 1970년에 죽은 독일계 미국인 작가 에리히 마리아 레마르크는 그렇게 썼다.[16]

당신이 종교인이든 아니든, 당신이 영원한 의식을 믿든 아니면 두뇌가 죽을 때 당신의 존재도 끝난다고 생각하든, 정원에서 생명에 둘러싸여 있으면 작별 인사를 더 쉽게 할 수 있다. 불치병을 받아들이고 죽음과 작별 인사를 준비할 때, 정원은 치유의 정원이기보다 영혼의 공간이 되는 경향이 있다. 적어도 신체적 수준에서는 늘 치유가 이뤄지는 것은 아니다.

미국의 정원 디자이너인 존 시그문드John Siegmund와 톰 루나Tom Runa는 죽어가는 사람들을 위한 정원 설계 작업을 맡았다. 그들은 아이다호의 보너 제너럴 헬스 커뮤니티 호스피스Bonner General Health Community Hospice에 정원을 설계했는데, 이런 종류의 호스피스 정원을 전 세계 여러 곳에서 찾아볼 수 있다. 호스피스는 불치병에 걸린 사람들을 간호하는 시설이다. 호스피스에서 하는 일은 임종 간호end-of-life care라고 불린다. 간호 받는 사람들은 모든 연령 집단에 걸쳐 있다. 아이도, 중년의 사람도, 오랜 삶을 산 노인도 있을 수 있다.

존 시그문드와 톰 루나가 아이다호에 설계한 호스피스 정원은 2004년에 개관했고, 모든 예산을 기부금에 의존했다. 디자이너에게 매우 특별한 요건을 부과하는 시한부 환자들을 위한 정원인 만큼, 여기에는 모든 정원에 있지는 않은 요소들이 몇 가지 포함되었다. 디자이너들은 목재와 석재를

---

16) Erich Maria Remarque, *Arch of Triumph* (New York, Random House, 2014), 191.

비롯한 자연 재료로 마치 땅에서 자라난 것처럼 만든 예배당을 정원에 통합시켰다. 예배당은 지붕 위로 뻗은 나뭇가지들의 보호를 받고, 사방에서는 수많은 꽃들이 장대하게 피어난다. 이 예배당은 모든 종교와 교파의 일원들뿐만 아니라 종교적 신앙이 없는 이들에게도 호소력을 지닐 수 있도록 설계되었다. 종교와 문화를 가로지르는 예배당인 것이다. 이 정원에는 사람들이 명상과 묵상을 할 수 있는 하나의 고립된 명상실과 몇 군데의 야외 구역이 있다. 보너 제너럴 병원의 최고 경영자였던 진 톰트는 이 호스피스 정원의 디자인 철학을 '모든 신앙과 배경의 사람들을 위한 치유와 기억, 묵상의 정원 안식처를 의료 환경 안에 만들어 내는 것'이라고 설명했다.[17]

 아이다호의 이 정원은 병들어 죽어가는 사람들에게 종종 행해지는 일상적인 임상 절차와 대비되는 위안과 평온의 장소를 제공한다. 시그문드와 루나는 이 정원을 설계할 때 자연성과 야생성에 면밀한 관심을 두었다. 이 정원은 경작된 자연의 작품이다. 이곳에 들어가는 사람은 누구든 이 구역에서 다음 구역으로 옮겨 걷는 동안 강렬한 감각의 여정을 겪는다. 이런 구역들은 제각각 예술적이고 상징적인 요소들을 통해 삶과 죽음에 관한 주제를 다룬다. 자연 자체가 삶과 사멸에 대해 생각할 기회를 충분히 제공한다. 정원 속의 어떤 식물도, 심지어 가장 오래되고 장엄한 나무조차도 영원히 살지는 못할 것이다. 모든 존재가 동일한 운명을 공유한다. 호스피스 정원의 혜택을 숙고할 때는 이런 측면을 무시하지 말아야 한다. 살아 있는 모든 존재들 간의 연대가, 필멸성에 대한 공유된 경험이 존재한다. 호스피스 정

---

17) Gene Tomt, quoted in Clare Cooper Marcus and Naomi Sachs, *Therapeutic Landscapes: An Evidence-Based Approach to Designing Healing Gardens and Restorative Outdoor Spaces* (Hoboken: Wiley, 2014), 172.

원에서는 거기서 번성하고, 기어 다니고, 기어오르고, 명상하고, 음악을 연주하는 모든 생물들의 덧없음이 금기시되는 주제가 아니라 지구상에서 일어나는 자연스러운 사건들의 일부이다.

정원의 일부 구역에서는 이 세상을 떠난 사람들을 기억하는 추모관이 중심을 이룬다. 거기서는 그들의 이름과 상징물, 시, 사랑의 메시지가 돌과 금속에 새겨져 불멸성을 부여받는다.

전체적인 정원 디자인은 침묵과 평온뿐만 아니라 힘과 끈기의 측면도 암시한다. 따라서 대지 전체가 힘찬 나무들로 가득하며, 가장 아름다운 식물들이 빈터에서 피어나는 숲의 풍경을 닮았다. 폭포와 개울 그리고 고요한 물이 흐르는 구역도 보게 될 것이다. 사적인 잡담과 사회적 모임을 위해 찻집을 이용할 수도 있다.

이 정원은 모든 연령대의 환자들뿐만 아니라 그들의 친지와 친구, 의료진도 사용한다. 눈에 띄는 이 호스피스 정원은 슬픔과 역경에 집중된 곳이 아니어서, 결혼식과 콘서트를 비롯한 축하 의례도 열리는 곳이다. 이곳은 '희생자들'이나 가련한 사람들의 정원이 아니다.

죽음이 임박한 이들은 삶의 이 단계를 미지와 불확실성의 영역으로 접어드는 일종의 이행 과정으로 경험한다. 아이다호 호스피스 정원에 일상생활을 초월하는 요소들도 있는 이유가 바로 그 때문이다. 죽음은 결코 일상적인 경험이 아니다. 티치아노 테르차니가 말했듯이, 죽음은 사람들이 자신의 몸에서 경험하는 최후의 새로운 것이다.

떨어져 지내기는 일반적으로 우리의 영혼에 유익한 자연 경험의 중요한 부분이다. 이에 대해서는 이미 이 책에서 몇 번 설명한 바 있다. 환자들에게 부담스러운 일상생활로부터 멀리 벗어날 기회를 제공하는 호스피스 정원은 병원 정원처럼 생기지 않았다. 예를 들어 존 시그문드와 톰 루나가 아이다호에 설계한 호스피스 정원에서는 진료실조차 볼 수 없다.

우리의 청각은 죽어가는 과정에서 작동하는 마지막 감각이다. 달리 말해 우리의 모든 감각 중 청각은 죽기 전까지 가장 오랫동안 남아서 작동한다. 시한부 환자들에게는 죽는 순간까지 동반되는 음풍경soundscape이 중요하다. 마음을 누그러뜨리는 소리는 치유 정원에서 중요한 요인일 수 있지만, 호스피스 정원에서는 반드시 있어야 할 필수 조건이다. 자연의 소리는 우리의 기분을 침착하게 만들고 이완시킬 수 있다. 죽음을 앞두고 호스피스 정원을 이용하는 많은 사람들은 가급적 거기서 의식적으로 죽고 싶어한다. 병원 침상이 아닌 그 정원에서 말이다. 아이다호 호스피스 정원에는 새소리나 지저귀는 귀뚜라미, 졸졸 흐르는 폭포수, 바스락거리는 나뭇잎, 부드럽게 흔들리는 잔디, 그리고 나무갓들 사이로 부는 바람 소리 등 마음을 누그러뜨리는 소리들이 많다. 흐르며 잔물결이 이는 물의 소리들은 특히 마음을 누그러뜨리기 때문에, 방문객들은 이 정원의 어떤 곳에서도 그런 소리를 들을 수 있다.

먼 미래의 어느 날 내가 나의 숲 정원에서 죽음을 맞이할 때, 나의 청각은 가장 오랫동안 남아서 작동할 것이다. 나는 죽는 순간에, 즉 내 삶에서 가장 새로운 경험을 하는 순간에 새소리가 함께하면 좋겠다.

아마도 내가 생전에 할 마지막 생각은 18세기 독일 시인 마티아스 클라우디스의 다음과 같은 인용문에 나온 바와 같을 것이다. "나무에서 떨어지는 낙엽처럼, 한 사람이 세계에서 떨어진다. 새들은 계속 노래한다."[18]

---

18) Matthias Claudius, *zitate.net*, 2015년 1월 5일 접속, zitate.de/autor/Claudius%2C+Matthias.

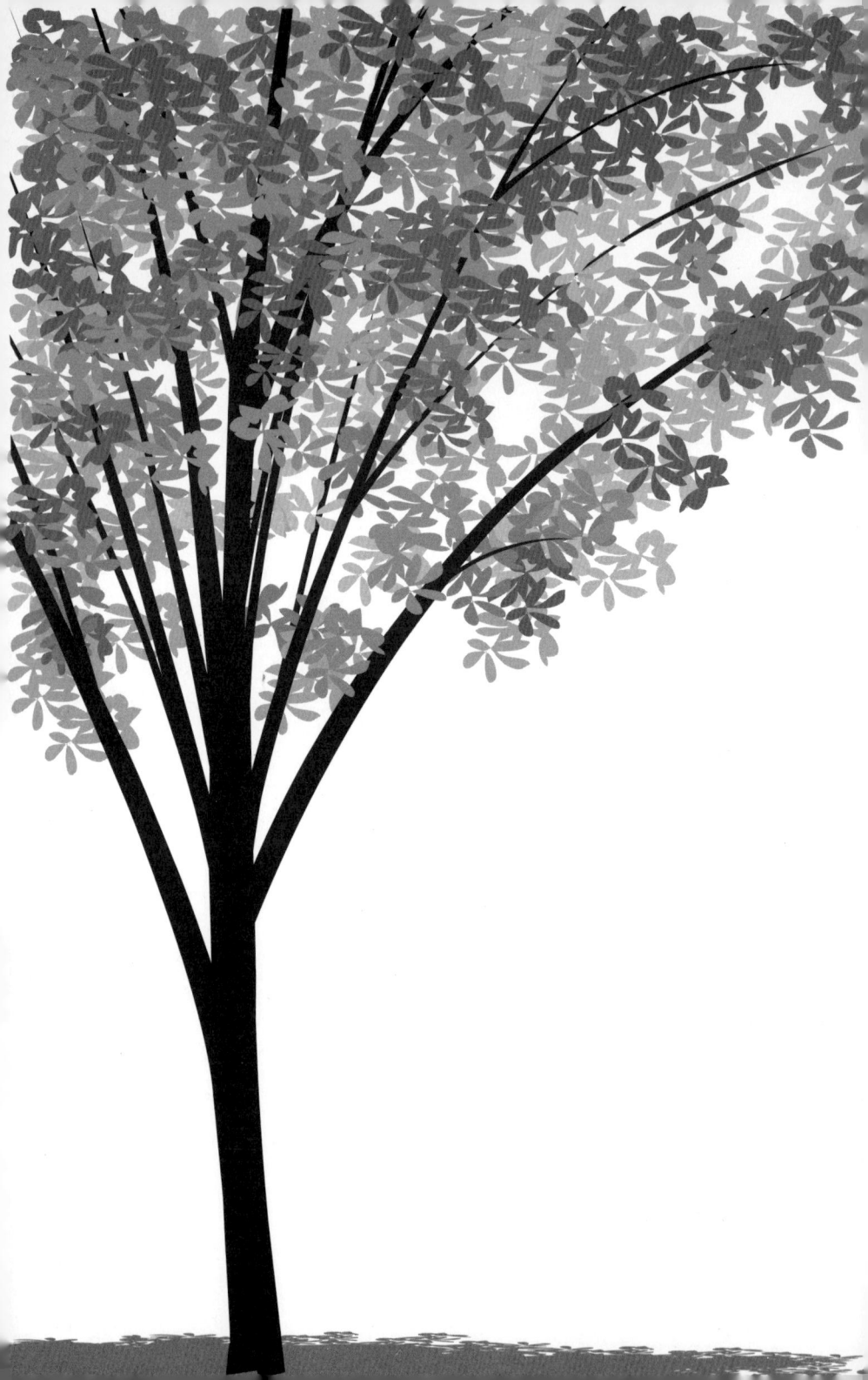

찾아보기

1,8-시네올 50

감각 과부하 87
강 205
게오르크 단처 30
경력 위기 201
계절성 정서 장애 221
고든 오리언스 86, 93
곤충 42
공생 115
공포증 85
공황 104
공황 장애 201
과학 심리학 112
관점 상실 201
굴집 101
그래눌리신 53
그랜자임 53
그린 지브라 244
그림자 심리 치료 26

나무 93
낙엽수 221, 258
냄새 103
노르아드레날린 147
노인과 정원 249
농작물 230
높임 식재 화단 252

뇌간 83

다니엘 윌리엄스 150
다니엘 코헨 61
다양성 195, 222
달 161
당뇨병 139
대사 이상 장애 139
대자연 74
대초원 95, 266
데이비드 콜 150
데이비드 W. 오어 73
도리스 크리스팅거 194
돌로레스 라샤펠 239
돌연변이 230
동물 212
두뇌 81
디제리두 246
떨어져 지내기 152, 168, 193, 277

레네타 슈나이터-울만 229, 236
레드 지브라 244
레스베라트롤 261
레오 톨스토이 272
레이 돌란 82
로저 울리크 21, 78, 141
로저 하트 242, 247
로키산맥 연구소 149

롤란트 뒤링거 87, 89, 164, 272
루트거 렌싱 144
뤼디거 달케 20, 28, 218, 260, 267
리 샤오추 58
리처드 루브 118
리 칭 22, 51, 146
리코펜 244, 261
리탈린 118
릭 핸슨 122

마당 217, 256
마르쿠스 란츠 91
마쓰이 나오유키 257, 264
마음 챙김 명상 122
마이클 잭슨 29
마이클 코 144
마크 베코프 19
마티아스 클라우디스 278
만성 스트레스 16, 99, 201
만성 스트레스 증후군 104
맛 234
매료 112, 142, 157, 221, 242, 269
맨발 222
면역 체계 37, 44, 56, 136
면역학 46
명상 122, 213
명상적 시각화 62
모닥불 165, 268
몰입 120, 169

무의식 69, 81, 106, 111
무의식의 언어 69
무의식적 마음 73
물 97
물 치료 243
뮌헨 감자 콤비나트 222
미각 103
미네랄 261
미주 신경 22
미학 89
미학적 정동 이론 89

바바라 휴슨 바우어 62
바이오 185
바이오필리아 31, 185
바이오필리아 가설 32, 240
바이오필리아인 15
바이오필리아 효과 15, 32, 53, 211, 228
박 245
반다나 시바 168
방향감 장애 201
방향 요법 104
방황 253
배 230
베른트 로트쉬 114
베른하르트 리페 144
베타파 267
베타피넨 50

변연계 83, 198, 266
병원 정원 278
볼크하드 리페 144
볼프람 피르히너 99
부교감신경계 147
부섭집 101
불꽃 200
불안 104
불안 장애 201
브루노 간츠 273
블랙 프린스 244
비타민 D 221, 266
빌헬름 볼랜드 43

사과 230
사포 185
산 161
산림욕 47, 256
산림 의학 47, 257
삼목유 148
상상 69, 241
상상 여행 211, 213
상징 212, 236
새로워짐 196
생물망 32
생태심신의학 135, 137, 138
생태정신신경면역학 136
샤를 보두앵 64
샤머니즘 211

설포라판 262
섭식 장애 157, 195
성생활 185
세로토닌 84, 142, 220, 266
섹슈얼리티 185
소나무 221
소리 91, 235
소진 증후군 16, 99, 201, 205
소통 41, 43
수역 90, 97
수잔 프라이 110
숲 100, 102
숲 정원 256
스트레스 86, 103, 105, 143, 144
스트레스 해소 106
시각 103
시타르 246
식량 91
식물 38, 42, 231
식물 어휘 43, 47, 146
식물 육종 230
식수 91, 97
식용 식물 234
식재 열 250
신경증 장애 111
신린요쿠 47
심리 종양학 145, 264
심박 변이 105
심신의학 60, 137
심신 증상 60

심인성 신체 증상 111
심층 심리학 69, 82, 111

아드레날린 22, 146
아르네 외만 82
아서 쇼펜하우어 133
아스클레피오스 134
아스클레피온 134
아야와스카 23
아이와 자연 239
안드레아 마리아 히르처 174
안드레아스 단처 29
안전 98
안젤라 메이어 154
안토시아닌 261
알버트 아인슈타인 19
알파-피넨 50
알프레드 셀라허 217
암시 64
애완동물 237
야생 식물 229
약초학 38
양극성 기분 장애 85
에드워드 O. 윌슨 32, 240
에리히 마리아 레마르크 275
에리히 프롬 31, 196
에프라임 키숀 272
엘라그산 261
열린 모니터링 명상 122

영속 농업 253, 266
예방 헬스 케어 134
오두막 101, 165, 199
오히라 타쓰로 257, 264
옥수수 229
옥스하트 244
외모 콤플렉스 157, 195
요시노리 오츠카 139
요하네스 하인리히 슐츠 106
우울감 142, 201, 209, 227
우울증 16, 85, 99, 104, 142, 206, 221
울프-디터 스톨 91, 221, 224
울프람 피르치너 202
원예 22, 223, 225
위기 대처법 203
윌리엄 보리 159
윌리엄 제임스 112
유도된 주의 112
유리기 260
유전자 변형 작물 244
율리카 스틱스도터 144
음풍경 278
이소프렌 50
이안 포스터 159
이완 98, 100, 105, 106, 198
이완 모드 144
이완-회복 상태 88
인간 관계 혼란 201
인돌 233

임종 간호 275

자기 분석법 111
자기 암시 64
자기애 183
자기 인식 173
자연 100, 117, 166
자연 명상 125
자연살해세포 49, 256
자연 이완법 106
자연 체험 144
자연 치료법 149
자연 치유 134
자율 심리 치료 111
자율 훈련법 106, 211, 213
자조 모임 184
자크-이브 쿠스토 112
잔 모로 249
잠재 의식 81
재야생화 15
적응 장애 202
적자생존 97
전구체 148
전두엽 103
전방 대상 피질 127
정동 89
정신 분석 69
정신신경면역학 136
정신 장애 85

정원 120, 134, 198, 217, 219
정원 속 도시 13
정원 식물 229
정원 치료 143, 236, 253
정체성 혼란 201
제2형 당뇨 139
제인 페이스 268
제임스 린치 24
조건 반사 82
조엘 딤스데일 46
조울증 85
조현병 85, 145
존 시그문드 275
존 포크 98
주디스 히어왜건 93
주의력결핍 과잉행동장애 118
주의 회복 이론 116, 122
중립 156
즉각적 의식 경험 150
지각 234
지그문트 프로이트 69
진화 86
집중된 주의 명상 122
집중 명상 123

차크루나 23
청각 103, 278
초록 냄새 233
촉각 103

최면 이후에 효과가 나타나는 명령들 111
치유 154, 211, 255
치유 정원 278
침엽수 257

카렌 올네스 61
카타팀 상상 심리 요법 69, 215
칵테일 효과 262
칼라바시 245
칼림바 246
커뮤니티 지원 농업 223
코르티솔 104, 146
크랜베리 261
크리스티안 마켈 222

타만가 20
테르페노이드 44
테르펜 16, 44, 49, 136, 221, 257
테리 하르티그 117
테오신트 229
토마스 만 60
토마토 230, 244
톰 루나 275
통증 104
통증 완화 141
투쟁-도피 반응 86, 107, 266
티치아노 테르차니 273

파라켈수스 23
파충류 뇌 83, 86, 266
파트리크 그란 119
패트리샤 노리스 60
퍼포린 53
펠리시아 루퍼티 225
푸르게 하는 힘 38, 59, 231
풍경 16
프리드리히 노이하우저 253
플로리안 쾨힐린 40, 44
피로 201
피스 푸드 24
피터 드러먼드 62
필리아 185

하워드 재니저 149
항산화제 260
항암 단백질 49, 53, 256
항암 정원 255
항암 테르펜 50, 54
향기 43, 91
헛간 101
헨리 데이비드 소로 102
헨리 버그비 149
현실감 상실 206, 209
혈당 139
혈압 16, 103, 148
형태발생령 25
호리병박 245

호박 230
호스피스 정원 275
호중구 63
호흡 운동 58
홍적세 73
화로 177, 199, 268
환경 심리학 101
황야 149, 155
황야 수련회 167, 170
황야 치유 167
회복 속도 141
후각 103, 233
휴식 100
히포크라테스 81, 134
힐데가르트 폰 빙엔 37, 231
힐링 본드 18

ADHD 118
adrenaline 146
aesthetic affective theory 89
aesthetics 89
affect 89
Albert Einstein 19
Alfred Selacher 217
Andrea Maria Hirzer 174
Andreas Danzer 29
Angela Meyer 154
anterior cingulate cortex 127
anthocyanin 261

anticancer terpene 50
Arne Öhman 82
aromatherapy 104
ART 116
Arthur Schopenhauer 133
asclepeion 134
Asclepius 134
attention deficit hyperactivity
    disorder 118
attention restoration theory 116
autogenic training 106, 211
ayahuasca 23

Barbara Hewson-Bower 62
being away 152
Bernd Lotsch 114
Bernhard Rippe 144
bio 185
biophilia 31
biophiliacs 15
biophilia effect 15, 53
biophilia hypothesis 32
Black Prince 244
bottle gourd 245
brain stem 83
Bruno Ganz 273
burnout symptoms 99

calabash 245
cedar oil 148
chacruna 23
Charles Baudouin 64
Christian Mackel 222
communication 41
community supported
　　　agriculture 223
concentration meditation 123
coping skills 203
cortisol 146

d-리모넨 50
Daniel Kohen 61
Daniel Williams 150
David Cole 150
David W. Orr 73
depth psychology 82
DHEA 16, 148
didgeridoo 246
directed attention 112
DNA 261
Dolores LaChapelle 239
Doris Christinger 194
ecopsychoneuroimmunology
　　　137
ecopsychosomatics 138
Edward O. Wilson 32, 240
ellagic acid 261

end-of-life care 275
Ephraim Kishon 272
Erich Fromm 31, 197
Erich Maria Remarque 275

fascination 112
Felicia Ruperti 225
fight-or-flight response 86
Florianne Koechlin 40
flow 120, 169
focused attention meditation 122
forest bathing 47
free radical 260
Friedrich Neuhauser 253

genetically modified organism
　　　244
Gene Tomt 276
Georg Danzer 30
GMO 244
Gordon Orians 86, 93
gourd 245
greening power 38, 59
Green Zebra 244

healing bond 18
heart rate variability 105

Henry Bugbee 149
Henry David Thoreau 102
herbal medicine 38
Hildegard von Bingen 37, 231
Hippocrates 81
Howard Zahniser 149
HRV 105
hydrotherapy 243

Ian Foster 159
ICE 150
Immediate Conscious Experience 150
indole 233

Jacques-Yves Cousteau 112
James Lynch 24
Jane Faith 268
Jeanne Moreau 249
Joel E. Dimsdale 46
Johannes Heinrich Schultz 106
John Falk 98
John Siegmund 275
Judith Heerwagen 93

Karen Olness 61
Kartoffelkombinat 222

Katathym imaginative psychotherapy 69, 215

Leo Tolstoy 272
limbic system 83
Ludger Rensing 144
lycopene 244, 261

Marc Bekoff 19
Markus Lanz 91
Matthias Claudius 278
Michael Jackson 30
Michael Koch 144
mindfulness meditation 122
morphogenetic field 25
Mother Nature 74

Naoyuki Matsui 257
natural killer cell 49, 256
neutrality 156
NK세포 49
noradrenaline 147

open monitoring meditation 122
Oxheart 244

Paracelsus 24
Patricia Norris 60
Patrik Grahn 119
peace food 24
permaculture 253
Peter Drummond 62
Philia 185
plant row 250
plant vocabulary 43, 146
posthypnotic commands 111
precursor 148
psychoneuroimmunology 136
psycho-oncology 145, 264
Psychosomatic medicine 60
psychosomatics 137
psychosomatic symptoms 60

Qing Li 22, 51, 146

raised planting bed 252
Ray Dolan 82
Red Zebra 244
relaxation mode 144
Renata Schneiter-Ulmann 229, 236
renewal 196
reptilian brain 83
resveratrol 261

rewilding 15
Richard Louv 118
Rick Hanson 122
Ritalin 118
Rocky Mountain Research Station 149
Roger Hart 242
Roger Ulrich 78, 141
Roland Düringer 87, 164

Sappho 185
savanna 96
self-awareness 173
self-help group 184
self-love 183
sensory overload 87
sexuality 185
shadow psychotherapy 26
shed 101
shinrin-yoku 47
Sigmund Freud 69
soundscape 278
subconscious 81
Sulforaphane 262
Susanne Frei 110

TamanGa 20
Tatsuro Ohira 257

teosinte 229
terpene 16, 44, 49, 221
Terry Hartig 117
Thomas Mann 60
Tiziano Terzani 273
Tom Runa 275

Ulrika Stigsdotter 144
unconscious 81

Vandana Shiva 168
Volkhard Rippe 144

wandering 253
web of life 32
wilderness retreat 167
Wilhelm Boland 43
William Borrie 159
William James 112
Wolf-Dieter Storl 91
Wolfram Pirchner 99

Xiaoqui Li 58

Yoshinori Ohtsuka 139

차밍시티
우리가 사는
도시 시리즈

차밍시티는
매력적인 도시를
만들기 위한
방법론이 담긴 책들을
출간합니다.

이번 책

#지속가능한 도시

바이오필릭 라이프
: 자연, 정원, 동물, 식물과의 교감이 주는 바이오필리아 효과

'인간은 본성적으로 자연 환경 가운데에 있을 때 건강하고 행복하다'는 바이오필리아 이론을 기반으로, 자연과 교감하고 매료될 때 몸과 마음과 정신에서 일어나는 회복과 치유의 변화가 어느 정도인지를 과학적, 체험적으로 규명하였습니다. 그리고 이론에 거치지 않고 바이오필릭 라이프를 실천할 수 있는 방법들을 제시합니다.

시리즈 키워드

#지속가능한 도시

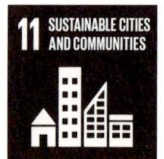

UN 지속가능발전목표(UN SDGs) 11번인 지속가능한 도시와 커뮤니티를 추구합니다.

UN 지속가능발전목표(UN SDGs)란?
UN 지속가능발전목표(UN SDGs)는 전 세계의 지속가능발전을 실현하기 위해 유엔과 국제사회가 달성해 나가야 할 목표입니다.

#금융투자

매력적인 도시를 만들기 위해서는 선진화된 부동산 금융투자가 필요합니다. 리츠, 펀드, 임팩트 투자, 핀테크 등을 다룹니다.

#IT기술

기술의 발전이 우리가 사는 도시를 더 나은 곳으로 만드는 데 기여할 거라 믿습니다. 도시와 IT 기술 간의 만남에 대해 고민합니다.

지난 책

투자 퀀트와 함께하는 위험 헤지
: 헤지로 기업과 투자 수익 N배 올리기

#금융투자

헤지 펀드들이 헤지를 이용하여 매우 높은 수익을 올렸고, 그들이 사용했던 헤지 기법을 경영과 투자에 이용하면 기업과 개인도 고수익을 올릴 수 있다는 전제하에서 이 책이 저술되었습니다. 현재, 사례는 찾기 어렵습니다. 위험 헤지 기법을 선도적으로 도입하는 순간 해당 기업과 투자자는 이미 높은 경쟁력을 확보한 셈이 됩니다.

SDGs X 지방창생 X ESG 지속가능한 지역 만들기
: 지역 활성화를 위한 '사람과 경제 생태계' 디자인 바이블

#지속가능한 도시

지속가능한 개발 목표(SDGs)의 17가지 목표별로 지역이 해결해야 할 이슈들을 소개하고, 지속가능한 지역을 만들기 위해 지역 구성원들이 할 수 있는 방법들을 제시합니다. '누구 하나 남겨두지 않는다'라는 SDGs의 기본 이념을 실천하여 풍요로운 삶이 있는 커뮤니티를 만들 수 있습니다.

아이디얼 시티
: 이상적인 도시를 찾아서

#지속가능한 도시

지속가능한 도시 분야 연구로 세계적 명성을 지닌 스페이스10에서 기획한 책입니다. 전 세계적으로 도시화가 심화되고 있습니다. 오늘날 도시는 많은 문제를 야기하고 있으며 인류의 지속가능성을 위협하고 있습니다. 하지만 슬기롭게 대처한다면 현재 인류가 직면한 여러 문제에 대한 해결책이 될 수도 있습니다. 우리가 사는 도시를 유토피아와 같은 이상적인 도시로 만들기 위한 담대한 여정을 담고 있습니다.

LIFESTYLE & SPACE
: 사람들이 원하는 홈 라이프스타일의 현재와 미래 전망

#지속가능한 도시

홈코노미에 소비가 집중되고 있습니다. 국내 홈퍼니싱 시장은 어떻게 성장해 왔을까요? '집'과 '홈퍼니싱'에 대한 소비자의 니즈, 그리고 홈퍼니싱 콘텐츠의 성장에 대해 설명합니다.
홈퍼니싱 브랜드가 하나의 라이프스타일로 소비되기 위해 어떤 전략이 필요할까요? 소비자에게 그 상징성을 인정받는 해외 홈퍼니싱&라이프스타일 브랜드를 들여다보고, 그들이 운영하는 공간은 어떤 차이를 만들어내는지를 살펴봅니다.

새로운 금융이 온다
: 핀테크, 가상자산, 인공지능이 바꿀 디지 금융

#금융투자   #IT기술

모든 산업이 디지털화되어 가고 있으며 금융 산업에서도 커다란 변화가 일어나고 있습니다.
이 책은 핀테크, 가상자산, 인공지능이 주도할 디지털 금융에 대해 설명합니다.

지난 책

바이오필릭 디자인
: 당신의 공간에 자연 가져오기

`#지속가능한 도시`

'인간은 본성적으로 자연 환경 가운데에 있을 때 건강하고 행복하다'는 바이오필리아 이론을 기반으로, 사람이 머무르는 일상의 공간인 집과 오피스에 자연을 가져오는 디자인 방법론을 소개합니다.

뉴스케이프
: 콘텐츠로 만들어가는 오프라인 공간 비즈니스의 새로운 모습

`#지속가능한 도시`

오프라인 공간은 자신만의 콘텐츠를 담아 '특별한 경험'에 대한 고객의 기대를 충족시켜주어야 합니다. 콘텐츠로 고객의 시간을 채우고 소비를 이끌어 내는 방법을 담고 있습니다.

부동산 디벨로퍼의 사고법
: 도시를 만들어 가는 사람들의 이야기

`#지속가능한 도시`

우리가 사는 도시를 기획하는 부동산 디벨로퍼가 어떠한 일을 수행하는지 설명합니다.
디벨로퍼는 다양한 이해관계를 조율하며 도시, 커뮤니티, 이웃의 미래를 상상하고 만들어 가는 기업가입니다.

소프트 시티
: 사람을 위한 일상의 밀도, 다양성, 근접성

`#지속가능한 도시`

사람을 위한 건축 및 도시계획으로 세계적 명성을 지닌 겔 아키텍트에서 기획한 책입니다.
고밀도-중층 구조의 이웃환경에 공간적 다양성을 가져와 소프트한 도시환경을 만들 것을 제안합니다.

바이오필릭 시티
: 자연과 인간이 공존하는 지속가능한 도시

`#지속가능한 도시`

'인간은 본성적으로 자연 환경 가운데에 있을 때 건강하고 행복하다'는 바이오필리아 이론을 기반으로, 도시 내 다양한 생명체, 자연, 인간이 공존하는 지속가능한 도시계획 모델을 담고 있습니다.

싱가포르의 기적
: 아시아 부동산 금융의 중심지

`#지속가능한 도시`
`#금융투자`

독립 후 반세기 만에 가난한 항구 도시에서 '아시아에서 가장 발전된 부동산 금융 시장을 갖춘 선진화된 도시 국가'로 성장한 싱가포르의 기적 같은 이야기를 담고 있습니다.